Visual 栄養学テキスト

食べ物と健康 III
# 食品衛生学
## 食品の安全と衛生管理

編集
**岸本 満**

監修
**津田謹輔**
京都大学名誉教授／前帝塚山学院大学学長

**伏木 亨**
甲子園大学学長・栄養学部教授

**本田佳子**
女子栄養大学栄養学部教授

中山書店

Visual栄養学テキストシリーズ

# 刊行にあたって

　近年，栄養学はますますその重要性を増しています．わが国は少子化と同時に超高齢社会を迎えていますが，健康で寿命をまっとうするには毎日の食事をおろそかにはできません．わたしたちの物質としての体は，おおよそ7年で細胞が総入れ替えになるといわれています．毎日食べているもので入れ替わっていくのです．まさに"You are what you eat."なのです．このような営みが，生まれた時から生涯を終えるまで続きます．

　胎児の栄養状態は，成人になってからの健康や疾病に大きな影響をもたらす─すなわちDOHaD（ドーハッド：Developmental Origin of Health and Diseases）という考え方が，最近注目されています．学童期には心身の健全な発達のため，また将来の生活習慣病予防のために，「食育」という栄養教育が始まっています．青年期から中年期にかけての生活リズムは，たとえば50年前と今とでは大きく変化しており，生活リズムの変化が栄養面に及ぼす影響は，近年の「時間栄養学」の進歩によって明らかにされつつあります．高齢者では，たんぱく質・エネルギー不足が注目されており，身体活動低下とともに，サルコペニアやフレイルが問題となっています．このように栄養は，ヒトの一生を通じて大変に大切なものなのです．

　このような時期にふさわしい栄養学の教科書として，このたび「Visual栄養学テキスト」シリーズを刊行いたします．栄養士・管理栄養士養成校の授業で使えるわかりやすい教科書ですが，単なる受験書ではなく，栄養学の面白さや魅力が伝わるようなテキストをめざしています．また，単なる知識ではなく，現場で役立つ観点を盛り込んだものにしたいと願っています．

　そのほかに，本シリーズの特徴として，次のようなものがあります．
① 新しい管理栄養士養成カリキュラムと国家試験ガイドラインに沿った内容．
② 冒頭にシラバスを掲載し，授業の目的や流れ，学習内容を把握できる．
③ 各章（各項目）冒頭の「学習目標」「要点整理」で，重要ポイントを明示．
④ 文章は簡潔に短く，図表を多くしてビジュアルでわかりやすくする．
⑤ サイドノート欄の「豆知識」「用語解説」「MEMO」で，理解を深められる．
⑥ シリーズキャラクター「にゅーとり君」が本文中の重要ポイントをつぶやく．
⑦ 関係法規などの参考資料はネットに掲載し，ダウンロードできるようにする．

　栄養士・管理栄養士の果たす役割は，今後もますます重要になっていくことでしょう．この新しいシリーズが，その育成に少しでも貢献できれば幸甚です．

2016年2月吉日

監修　津田謹輔・伏木　亨・本田佳子

| | | | |
|---|---|---|---|
| 監修 | 津田 | 謹輔 | 京都大学名誉教授 |
| | 伏木 | 亨 | 甲子園大学 |
| | 本田 | 佳子 | 女子栄養大学栄養学部 |

| | | | |
|---|---|---|---|
| 編集 | 岸本 | 満 | 名古屋学芸大学管理栄養学部環境衛生学研究室 |

| | | | |
|---|---|---|---|
| 執筆者（執筆順） | 岸本 | 満 | 名古屋学芸大学管理栄養学部環境衛生学研究室 |
| | 桝田 | 和彌 | 昭和女子大学食健康科学部管理栄養学科 |
| | 朝倉 | 宏 | 国立医薬品食品衛生研究所食品衛生管理部 |
| | 村松 | 朱喜 | 昭和女子大学食健康科学部健康デザイン学科 |
| | 宮地 | 竜郎 | 静岡理工科大学理工学部物質生命科学科食品安全学研究室 |
| | 臼井 | 宗一 | 岐阜女子大学健康栄養学科 |
| | 堀 | 光代 | 岐阜市立女子短期大学健康栄養学科 |
| | 横山 | 佳子 | 京都女子大学家政学部食物栄養学科 |
| | 伊藤 | 智 | 神戸学院大学栄養学部栄養学科 |
| | 伊藤 | 勇貴 | 名古屋学芸大学管理栄養学部公衆衛生学研究室 |
| | 上野 | 有史 | 元（株）ウエノフードテクノ 事業企画室技術開発部 |
| | 田中 | 幹雄 | （株）クレハ 樹脂加工事業所技術部 |
| | 渡辺 | 信吾 | わたなべコンサルタントオフィス |
| | 前田 | 直樹 | 花王プロフェッショナル・サービス（株） |
| | 日置 | 祐一 | 花王プロフェッショナル・サービス（株） |
| | 照山 | 由梨奈 | 花王プロフェッショナル・サービス（株） |
| | 濱﨑 | 芳活 | 味の素（株）品質保証部品質保証推進グループ |

食べ物と健康 III
食品衛生学

# はじめに

　近年，高齢者や共働き世帯，単身世帯割合が増え，調理食品や外食・中食の需要は増加の傾向が続いている．社会構造や生活様式などが変化するなか，食品事業者は消費者の多様なニーズに応え，健康，栄養，利便性，旬，地域性，イベント性などをテーマに製品・献立を開発してきた．見栄えがよく，おいしくて，楽しさも感じられる食品は話題になり多くの人々に選ばれる．しかし，製造・調理工程で食品が不衛生に扱われ，衛生管理が徹底されないと「安全」が損なわれ，健康被害，いわゆる食中毒事故が発生する．

　わが国では輸入食品が増加するなど食をとりまく環境が変化してきたことをうけ，2018年6月，15年ぶりに食品衛生法を改正し，事業者が行う衛生管理を国際基準に引き上げることを目指し「HACCPに沿った衛生管理」を制度化した．さらに，食品による健康被害情報の把握や対応を的確に行う「広域連携協議会」を設置することとした．

　WHOは「食品衛生とは，生育，生産，製造から最終的に人に消費されるまでのすべての段階における食品の安全性，完全性，健全性を保障するのに必要なあらゆる手段を意味する」とし，フードチェーンすべての工程で知識，知恵，技術，システムを用いて食品の安全性を保障することは重要であると述べている．しかし，実際のところ世界中で食中毒や異物混入，食品の回収問題など人々を不安にさせる事件，事故はあとを絶たない．管理栄養士は，食を通じて人の健康を支える使命・役割をもつため，食の安全に対する知識，技術を習得することは重要である．特に微生物（ウイルス，細菌，真菌など）による食中毒や経口感染症を予防するための衛生管理は管理栄養士の責任のもとで実施されることが多く，微生物やその他の食品の危害要因に対して科学的かつ客観的な知識を身につける必要がある．このような知識を身につけたうえで，さらに食品を扱うプロとしての考え方，問題解決の仕方を主体的に考える能力を養うことが大切である．

　本書は，管理栄養士国家試験出題基準やコアカリキュラムに準拠しつつ，食品衛生管理の実務で求められる知識やスキルが習得でき，さらに実践（マネジメント）に役立つ内容を積極的に取り入れて編集した．本書の著者は大学，国立研究所，企業研究所，企業品質保証部門などで食品衛生や衛生管理を教育，研究，実践，指導する方々である．管理栄養士や食品衛生監視員・管理者，さらに食品安全技術者や衛生管理実践者として知っておくべき内容を解説していただいた．大学等の教科書としてはもちろん，企業等の品質管理，品質保証担当者が食品衛生の基礎を学ぶ際にも役立つテキストになっている．

　本書で学んだ管理栄養士・栄養士を目指す学生が，衛生管理，品質管理，品質保証などに関心をもち，将来，食品安全分野で活躍されることを期待している．

2018年11月吉日

編者　岸本　満

Visual栄養学テキストシリーズ

# 食品衛生学

シラバス

| | |
|---|---|
| 一般目標 | ●食品の生産から加工，流通，貯蔵，調理を経て人に摂取されるまでの過程における安全性の確保について学ぶ．<br>●食品安全関連法規を学び，食品衛生行政について理解する． |

| 回数 | 学習主題 | 学習目標 | 学習項目 | 章 |
|---|---|---|---|---|
| | 食品の安全 | ●食品の安全とは何かを学ぶ<br>●食品衛生学を学ぶ目的を理解する | ●食品の安全の確保<br>●食品衛生の目的 | 1 |
| 1 | 食品衛生と微生物 | ●微生物の種類，増殖の様式の違いを理解する<br>●細菌の増殖に及ぼす6要因と細菌により至適条件が異なることを理解する<br>●食品由来または食品を汚染する微生物の由来について理解する<br>●衛生指標菌の種類と意義，その試験法の概要を理解する | ●微生物の種類（細菌，真菌，ウイルス），食品中で増殖する要因<br>●土壌微生物，水生微生物，ヒト・動物由来微生物，空中浮遊微生物<br>●衛生指標菌，一般細菌，腸内細菌科菌群，サルモネラ属菌，大腸菌群，試験法，微生物規格基準 | 2 |
| 2 | 食品の変質 | ●食品成分の変化，腐敗にかかわる因子について理解する<br>●腐敗，鮮度の判定法を理解する<br>●油脂の変敗とその判定法について理解する | ●食品の変質，微生物による変質（腐敗）<br>●腐敗・鮮度の判別，化学的試験（揮発性塩基窒素，トリメチルアミン，pH，K値），生物学的試験，官能試験<br>●化学的変質（酸化），油脂の酸敗，酸敗の判別（酸価，過酸化物価，チオバルビツール酸価，カルボニル価，ヨウ素価）<br>●有害物質（トランス脂肪酸，ヘテロサイクリックアミン，アクリルアミド），消費期限，賞味期限 | 3 |
| 3 | 変質の防止 | ●食品のさまざまな変質防止法の原理を理解する<br>●生物的・化学的・物理的環境因子による制御法のメリットとデメリットを理解する<br>●食品製造においては種々の制御法を併用することで変質の防止が達成されていることを理解する | ●食料安全保障，食品ロス，5大劣化要因，変質防止<br>●生物的環境因子による制御（発酵食品，乳酸菌，プロテクティブルカルチャー）<br>●化学的環境因子による制御（水分活性，pH，酸素の除去・遮断，食品添加物）<br>●物理的環境因子による制御（冷却，加熱，紫外線，放射線） | 4 |
| 4〜6 | 食中毒 | ●食中毒の分類と発生状況について理解する<br>●細菌性食中毒菌の種類，特徴，病原性，臨床症状，分布について学ぶ<br>●細菌性食中毒の原因食品，汚染経路，予防対策について学ぶ<br>●食中毒の原因となるウイルスや寄生虫の種類と特徴，汚染経路，予防対策について学ぶ<br>●自然毒食中毒の種類，発生時期，原因食品，発生要因について学ぶ<br>●化学性食中毒の原因物質の種類やその発生要因について学ぶ | ●食中毒の定義・分類，発生状況（年次別，月別，原因施設別，原因物質別，原因食品別）<br>●サルモネラ属菌，病原大腸菌，O157食中毒，カンピロバクター，腸炎ビブリオ，ナグビブリオ，ビブリオ・バルニフィカス，ウェルシュ菌，ガス壊疽，セレウス菌，黄色ブドウ球菌，ボツリヌス菌，エルシニア，リステリア<br>●ウイルス性食中毒（ノロウイルス，A型肝炎ウイルス，E型肝炎ウイルス，ロタウイルス），寄生虫性食中毒<br>●植物性自然毒（毒キノコ），動物性自然毒（フグ毒，シガテラ，ビタミンA急性過剰症，異常脂質，貝毒），化学性食中毒（ヒスタミン，酸敗油脂，有害元素）<br>●マスターテーブル | 5 |
| 7 | 食品と寄生虫疾患（経口的寄生虫疾患） | ●食品から感染する寄生虫の種類を学ぶ<br>●寄生虫の生態を学び，予防法を知る<br>●主な寄生虫症の症状を知る<br>●海産魚介類，淡水魚介類，野菜，獣肉から感染する寄生虫を学ぶ<br>●どのような食品から感染するのか，生活環や汚染経路を学び，予防対策を知る | ●外部寄生虫，内部寄生虫，宿主，原虫，蠕虫<br>●アニサキス，クドア，日本海裂頭条虫（サナダムシ），横川吸虫，肺吸虫，肝吸虫，顎口虫，旋尾線虫，回虫，エキノコックス，鉤虫，肝蛭，ランブル鞭毛虫，サイクロスポーラ，クリプトスポリジウム，赤痢アメーバ，トキソプラズマ，サルコシスティス・フェアリー，有鉤条虫，無鉤条虫，旋毛虫 | 6 |
| 8 | 食品と感染症 | ●経口感染症と病原体について理解する<br>●人獣共通感染症と病原体について理解する<br>●プリオンたんぱく質の性質と伝達性海綿状脳症について理解する | ●経口感染症，コレラ，細菌性赤痢，輸入感染症，腸チフス，パラチフス<br>●人獣共通感染症，炭疽，ブルセラ症，結核<br>●伝達性海綿状脳症（牛海綿状脳症，スクレイピー） | 7 |

| 回数 | 学習主題 | 学習目標 | 学習項目 | 章 |
|---|---|---|---|---|
| 9 | 食品汚染物質・残留物質 | ●カビ毒の種類とその作用について理解する<br>●農薬などのポジティブリスト制度を理解し，残留基準や一律基準について学ぶ<br>●PCBやダイオキシン類の種類，毒性，規制について学ぶ<br>●食品を汚染する可能性のある有害元素の種類と特徴，規制について学ぶ<br>●内分泌攪乱化学物質とは何かを理解する<br>●放射性物質と放射線について正しく理解し，食品を汚染したときの健康影響を理解する<br>●異物の種類やその対策法を学ぶ | ●カビ毒，アスペルギルス属，ペニシリウム属，フザリウム属，アフラトキシン，ステリグマトシスチン，オクラトキシン，シトリニン，パツリン，デオキシニバレノール，ニバレノール，ゼアラレノン，エルゴタミン，アルカロイド<br>●ポジティブリスト制，農薬，動物用医薬品，飼料添加物，抗菌性物質<br>●PCB，ダイオキシン，有害元素（水銀，カドミウム，ヒ素，スズ，鉛），水俣病，イタイイタイ病，内分泌攪乱化学物質，ビスフェノールA，放射性物質（ヨウ素，セシウム，ストロンチウム）<br>●混入異物，外来性異物，食品異物の検出，異物混入対策 | 8 |
| 10 | 食品添加物 | ●食品添加物の種類や性質，役割を理解する<br>●食品添加物の安全性の評価と使用基準について学ぶ<br>●食品添加物の表示のルールを学ぶ | ●食品添加物の法的取り扱い，食品衛生法，食品添加物公定書，食品安全委員会，マーケットバスケット方式，ポジティブリスト制<br>●毒性試験，無毒性量，一日摂取許容量，食品添加物の使用基準，モニタリング調査<br>●指定添加物，既存添加物，天然香料，一般飲食物添加物，添加物の表示<br>●保存料，日持ち向上剤，殺菌料，防かび剤，酸化防止剤，着色料，発色剤，漂白剤，光沢剤，香料，香辛料抽出物，甘味料，酸味料，調味料，苦味料，軟化剤，凝固剤，かんすい，酵素，pH調整剤，乳化剤，増粘剤，安定剤，ゲル化剤，糊料，膨張剤，イーストフード，ガムベース，製造用剤，栄養強化剤 | 9 |
| 11 | 食品の包装 | ●食品の包装に求められる機能を理解する<br>●包装材料の種類と性質および包装技法を理解する<br>●容器包装の衛生性・安全性の担保，環境への配慮の必要性を理解する | ●個装，内装，外装，ガスバリア性，適正包装<br>●アルミ缶，スチール缶，アルミ箔，ガラス瓶，紙パック，プラスチック，多層フィルム・多層容器<br>●レトルト包装，無菌包装（アセプティック包装），無菌化包装（セミアセプティック包装），真空包装，ガス置換包装，脱酸素剤封入包装，CA貯蔵，MA包装<br>●容器包装リサイクル法，3R，再商品化義務，材料の識別表示 | 10 |
| 12 | 食品衛生管理 | ●衛生管理の重要性を理解する<br>●コーデックス「食品衛生の一般原則」「管理運営基準」「前提条件プログラム」を理解する<br>●施設設備や従業員に対する衛生管理の重点ポイントについて学ぶ<br>●洗浄剤，殺菌剤の役割とその種類について学ぶ<br>●HACCPシステムとは何かを理解し，HACCPに基づく衛生管理手法について学ぶ<br>●各種FSMSの種類，要求事項の違い，認証制度の概要について学ぶ<br>●衛生検査の意義と役割について学ぶ<br>●給食調理での衛生管理（大量調理施設衛生管理マニュアル），家庭での衛生管理，企業における品質管理と品質保証について学ぶ | ●食品衛生管理，コーデックス，食品衛生の一般原則，管理運営基準，一般衛生管理（PRP），前提条件プログラム<br>●施設・設備・機械・器具の管理，従業員の衛生，洗浄・殺菌<br>●食品安全の国際標準，HACCPシステム，危害要因，フローダイアグラム，食品安全マネジメントシステム（FSMS），ISO，PDSAサイクル，衛生検査，微生物検査<br>●大量調理施設衛生管理マニュアル，家庭における衛生管理，品質管理，品質保証，食品事業者の5つの基本原則，食品防御，GFSI承認規格 | 11 |
| 13 | 食品の表示 | ●食品表示法の概要を理解する<br>●食品表示基準に基づく栄養成分表示について理解する<br>●健康や栄養に関する表示の制度を理解する | ●食品表示法，食品表示基準，賞味期限，消費期限，アレルギー表示，特定原材料，遺伝子組換え表示<br>●栄養成分表示，保健機能食品，特定保健用食品，食品安全委員会，栄養機能食品，機能性表示食品，特別用途食品 | 12 |
| | 食品の規格基準 | ●主な食品の規格基準，成分規格を理解する | ●規格基準（成分規格，製造基準，保存基準，使用基準，加工基準，調理基準，製品の管理）<br>●微生物学的基準，化学的基準，洗浄剤，保存温度基準 | 13 |
| 14 | 食品安全行政 | ●食品安全行政の対象と範囲について理解する<br>●リスクアナリシスの概要とそれを担う機関について理解する<br>●コーデックス規格とその目的を理解する | ●食品表示，食品安全基本法<br>●リスクアナリシス，リスク評価（リスクアセスメント），リスク管理（リスクマネジメント），リスクコミュニケーション<br>●食品安全委員会，消費者庁，農林水産省，厚生労働省，地方自治体，食品衛生監視指導計画<br>●世界保健機関（WHO），国際連合食糧農業機関，コーデックス委員会 | 14 |
| 15 | 食品安全関連法規 | ●食品安全基本法の概要について理解する<br>●食品衛生法の規制のしくみとその内容を理解する<br>●その他の食品の安全にかかわる法律の概要について理解する | ●食品安全基本法，食品関連規制法<br>●食品衛生法，食品衛生監視員，食品衛生管理者<br>●食品表示法，農薬取締法，肥料取締法，と畜場法，食鳥処理の事業の規制及び食鳥検査に関する法律，水道法，健康増進法<br>●調理師法，製菓衛生師法 | 15<br>付録 |

Visual栄養学テキストシリーズ
食べ物と健康Ⅲ　食品衛生学─食品の安全と衛生管理

# 目　次

刊行にあたって　iii
はじめに　v
シラバス　vi

## 1章　食品の安全　岸本 満　1

1　食品の安全 …………………………… 1
2　食品衛生の目的 …………………………… 2

## 2章　食品衛生と微生物　4

### 1　食品中の微生物（微生物に関する基本的事項）　桝田和彌　4
1　微生物の種類 …………………………… 4
2　微生物の増殖様式 …………………………… 7
3　細菌の増殖に影響を及ぼす要因 …………… 8

### 2　食品微生物の由来　桝田和彌　10
1　食品と微生物 …………………………… 10
2　微生物の分布 …………………………… 10

### 3　衛生指標菌　朝倉 宏　12
1　衛生指標菌の定義と分類 ……………… 12
2　試験法 …………………………… 13
3　衛生指標菌の用途，規格基準等への適用 …………… 14

## 3章　食品の変質　村松朱喜　16

1　食品の変質とは …………………………… 16
2　微生物による変質（腐敗） ……………… 16
3　腐敗・鮮度の判別 ……………………… 19
4　化学的変質（食品成分の酸化） ……… 20
5　食品成分の変化により生ずる有害物質 … 22
6　消費期限と賞味期限 …………………… 23

## 4章　変質の防止　宮地竜郎　25

1　食品の変質防止法 ……………………… 25
2　生物的環境因子による制御 …………… 26
3　化学的環境因子による制御 …………… 27
4　物理的環境因子による制御 …………… 29

## 5章　食中毒　33

### 1　食中毒の定義と分類　臼井宗一　33
1　食中毒の定義 …………………………… 33
2　食中毒の臨床症状と対応 ……………… 33
3　食中毒の分類 …………………………… 34

### 2　食中毒の発生状況　堀 光代　36
1　年次別発生状況 ………………………… 36
2　月別発生状況 …………………………… 36
3　原因施設別発生状況 …………………… 37
4　病因物質別発生状況 …………………… 37
5　原因食品別発生状況 …………………… 38

### 3　細菌性食中毒

#### 3-1　サルモネラ属菌　村松朱喜　40
1　特　徴 …………………………… 40
2　分　布 …………………………… 40
3　病原性および臨床症状 ………………… 40
4　原因食品および汚染経路 ……………… 40
5　予防対策 ………………………………… 41
6　事　例 …………………………… 42

### 3-2 病原大腸菌 ───── 村松朱喜 42
- 1 特　徴 …… 42
- 2 分　布 …… 42
- 3 腸管出血性大腸菌 …… 42
- 4 その他の病原大腸菌 …… 44

### 3-3 カンピロバクター ───── 朝倉　宏 45
- 1 性状など …… 45
- 2 疫　学 …… 45
- 3 原因食品 …… 46
- 4 臨床症状など …… 47
- 5 検査・診断法 …… 47
- 6 治療法 …… 47
- 7 対　策 …… 47

### 3-4 腸炎ビブリオ，ナグビブリオ，ビブリオ・バルニフィカス ───── 岸本　満 48
- 1 腸炎ビブリオ …… 48
- 2 ナグビブリオ …… 48
- 3 ビブリオ・バルニフィカス …… 49

### 3-5 ウェルシュ菌 ───── 桝田和彌 50
- 1 分　布 …… 50
- 2 生育条件 …… 50
- 3 細菌の特徴 …… 50
- 4 毒　素 …… 50
- 5 食中毒の特徴 …… 51
- 6 予防対策 …… 51

### 3-6 セレウス菌 ───── 横山佳子 52
- 1 細菌の特徴 …… 52
- 2 食中毒の特徴 …… 52
- 3 原因食品 …… 53
- 4 臨床症状 …… 53
- 5 発生状況 …… 53
- 6 予防対策 …… 54

### 3-7 黄色ブドウ球菌 ───── 横山佳子 54
- 1 細菌の特徴 …… 54
- 2 食中毒の特徴 …… 55
- 3 原因食品 …… 55
- 4 臨床症状 …… 55
- 5 発生状況 …… 56
- 6 予防対策 …… 57

### 3-8 ボツリヌス菌 ───── 朝倉　宏 57
- 1 細菌の特徴 …… 57
- 2 疫　学 …… 57
- 3 原因食品 …… 57
- 4 臨床症状 …… 58
- 5 予防対策 …… 58
- 6 試験法 …… 59

### 3-9 エルシニア，リステリア ───── 桝田和彌 59
- 1 エルシニア …… 59
- 2 リステリア …… 59

## 4 ウイルス性食中毒 ───── 岸本　満 62

### 4-1 ノロウイルス ───── 62
- 1 特　徴 …… 62
- 2 症　状 …… 63
- 3 感染・伝播様式 …… 63
- 4 発生状況 …… 63
- 5 予防法 …… 65

### 4-2 A型肝炎ウイルス ───── 65
- 1 症　状 …… 65
- 2 感染・伝播様式，発生状況 …… 66
- 3 予防法 …… 66

### 4-3 E型肝炎ウイルス ───── 66
- 1 症　状 …… 66
- 2 感染・伝播様式，発生状況 …… 66
- 3 予防法 …… 66

### 4-4 ロタウイルス ───── 67
- 1 特　徴 …… 67
- 2 症状，感染・伝播様式 …… 67
- 3 予防法 …… 67

## 5 寄生虫性食中毒 ───── 伊藤　智 68

## 6 自然毒食中毒

### 6-1 植物性自然毒 ───── 堀　光代 69
- 1 発生状況 …… 69
- 2 毒キノコによる食中毒 …… 69
- 3 じゃがいもによる食中毒 …… 71
- 4 その他 …… 71

### 6-2 動物性自然毒 ───── 伊藤　智 72
- 1 フグ毒による食中毒 …… 72
- 2 シガテラ …… 73

|   |   | 3 | ビタミンA急性過剰症 ……………… 73 |   | 5 | 貝毒による食中毒 ………………… 74 |
|---|---|---|---|---|---|---|
|   |   | 4 | 異常脂質（ワックス）による食中毒 …… 74 |   |   |   |

## 7 化学性食中毒 ─── 岸本 満 77

| 1 | ヒスタミン ……………………………… 77 | 3 | 有害元素（重金属） …………………… 78 |
|---|---|---|---|
| 2 | 酸敗油脂 ………………………………… 77 | 4 | その他 …………………………………… 78 |

## 8 マスターテーブル ─── 臼井宗一 79

| 1 | マスターテーブルとは …………………… 79 | 2 | 食中毒発生時の疫学調査と |
|---|---|---|---|
|   |   |   | マスターテーブル ……………………… 79 |

# 6章 食品と寄生虫疾患（経口的寄生虫疾患） 伊藤 智 80

| 1 | 寄生虫の生態 ……………………………… 80 | 5 | 水と寄生虫 ……………………………… 83 |
|---|---|---|---|
| 2 | 寄生虫の感染経路 ………………………… 81 | 6 | 獣肉と寄生虫 …………………………… 83 |
| 3 | 魚介類と寄生虫 …………………………… 81 | 7 | 寄生虫感染の予防法 …………………… 84 |
| 4 | 野菜と寄生虫 ……………………………… 82 |   |   |

# 7章 食品と感染症 横山佳子 86

| 1 | 経口感染症 ………………………………… 86 | 3 | その他 …………………………………… 89 |
|---|---|---|---|
| 2 | 人獣共通感染症（動物由来感染症）……… 88 |   |   |

# 8章 食品汚染物質・残留物質 91

## 1 カビ毒 ─── 村松朱喜 91

| 1 | アフラトキシン …………………………… 91 | 6 | デオキシニバレノール，ニバレノール |
|---|---|---|---|
| 2 | ステリグマトシスチン …………………… 92 |   | ………………………………………… 93 |
| 3 | オクラトキシン …………………………… 92 | 7 | ゼアラレノン …………………………… 94 |
| 4 | シトリニン ………………………………… 93 | 8 | エルゴタミン …………………………… 94 |
| 5 | パツリン …………………………………… 93 |   |   |

## 2 農薬などとポジティブリスト制 ─── 宮地竜郎 94

| 1 | ポジティブリスト制 ……………………… 94 | 3 | 農薬，動物用医薬品・飼料添加物 …… 96 |
|---|---|---|---|
| 2 | 残留基準 …………………………………… 95 |   |   |

## 3 PCB，ダイオキシン類 ─── 岸本 満 97

| 1 | PCB ……………………………………… 97 | 2 | ダイオキシン類 ………………………… 97 |
|---|---|---|---|

## 4 有害元素 ─── 伊藤勇貴 98

| 1 | 水銀（Hg）………………………………… 98 | 4 | スズ（Sn）……………………………… 100 |
|---|---|---|---|
| 2 | カドミウム（Cd）………………………… 98 | 5 | 鉛（Pb）………………………………… 100 |
| 3 | ヒ素（As）………………………………… 99 |   |   |

## 5 内分泌撹乱化学物質 ─── 伊藤 智 100

| 1 | 内分泌撹乱化学物質とは ……………… 100 | 2 | 内分泌撹乱化学物質に対する |
|---|---|---|---|
|   |   |   | 国内の取り組み ……………………… 101 |

## 6 放射性物質（食品中の放射性物質）─── 桝田和彌 101

| 1 | 放射性物質とは ………………………… 101 | 3 | 放射性物質による食品の汚染 ……… 103 |
|---|---|---|---|
| 2 | 放射線の種類と特徴 …………………… 102 |   |   |

## 7 混入異物 ─── 宮地竜郎 103

| 1 | 異物とは ………………………………… 103 | 3 | 食品工場・調理施設における |
|---|---|---|---|
| 2 | 食品異物の検出 ………………………… 104 |   | 異物混入対策 ………………………… 104 |

## 9章 食品添加物　　　　　　　　　　　　　　　　　　　　　　　　　　　上野有史　106

1 食品添加物の概念 …………………… 106
2 食品添加物のメリットとデメリット … 109
3 安全性評価 …………………………… 110
4 食品衛生法による分類と表示 ………… 113
5 食品添加物の種類と用途 ……………… 115

## 10章 食品の包装　　　　　　　　　　　　　　　　　　　　　　　　　　　　田中幹雄　119

1 包装の目的と必要な機能 ……………… 119
2 包装材料の種類と性質 ………………… 120
3 各種包装技法 ………………………… 122
4 器具・容器包装の衛生性と安全性 …… 123
5 容器包装の環境配慮 …………………… 124

## 11章 食品衛生管理　　　　　　　　　　　　　　　　　　　　　　　　　　　　　　　126

### 1 衛生管理の重要性 ─────────────────────────── 渡辺信吾 126
1 食品衛生管理の重要性 ………………… 126
2 食品衛生管理の基本 …………………… 127
3 食品衛生管理とHACCPシステム …… 127

### 2 食品衛生の一般原則 ──────────────────────── 渡辺信吾 128
1 コーデックス「食品衛生の一般原則」とは … 128
2 Chapter1を前提条件プログラムとして引用する際の注意点 … 128
3 Chapter2の「指針」の「7原則12手順」 … 128

### 3 「HACCP制度化」に向けた関連法の変化 ──────────── 渡辺信吾 129
1 コーデックス「食品衛生の一般原則」と食品衛生法の関係 … 129
2 「HACCPに沿った衛生管理」に向けた食品衛生法の改正 … 129

### 4 一般的衛生管理（PRP） ────────────────────── 渡辺信吾 130
1 前提条件プログラムの重要性 ………… 130
2 前提条件プログラムを適正かつ省力的に作成するには … 130
3 前提条件プログラムの比較 …………… 130

### 5 施設・設備・機械・器具の管理 ──────────────── 渡辺信吾 131
1 施設・設備・機械・器具の管理の重要性 … 131
2 施設・設備・機械・器具の管理における留意点 … 131
3 保守・点検記録の重要性 ……………… 132

### 6 従業員の衛生 ───────────────────────────── 渡辺信吾 132
1 清潔な作業服の着用や身だしなみ …… 132
2 健康状態 ……………………………… 133
3 意識・行動 …………………………… 133
4 従業員の衛生に関連した施設等の整備 … 133

### 7 洗浄・殺菌 ───────────────────── 前田直樹・日置祐一・照山由梨奈 133
1 洗浄の役割 …………………………… 133
2 洗浄不足による危害 ………………… 136
3 殺菌の役割 …………………………… 136

### 8 PRPとHACCPによる衛生管理 ──────────────── 渡辺信吾 138
1 HACCPシステムとは ……………… 138
2 PRPとHACCPプランの関係 ……… 138
3 HACCPシステムの弱点とその対策 … 138
4 HACCPシステム構築の7原則12手順 … 140

### 9 FSMS（ISO22000/FSSC22000/国際認証・地域認証）─── 渡辺信吾 141
1 FSMSとは …………………………… 141
2 FSMSの種類と構造, 特徴 …………… 142

### 10 衛生検査 ──────────────────────────────── 朝倉　宏 144
1 食　品 ………………………………… 144
2 飲料水 ………………………………… 144
3 浴場水 ………………………………… 144
4 作業者等 ……………………………… 144

| 11 | 微生物検査とその意義 ──── 朝倉 宏 145 |
| 12 | 大量調理施設衛生管理マニュアル ──── 岸本 満 146 |

  1 マニュアルの趣旨 ……… 146  3 改正の要点 ……… 146
  2 2017年改正の背景 ……… 146

| 13 | 家庭における衛生管理 ──── 岸本 満 147 |

  1 食中毒予防の原則 ……… 147  2 家庭で行うHACCP ……… 149

| 14 | 企業における品質管理と品質保証 ──── 濱﨑芳活 149 |

  1 品質管理と品質保証 ……… 149  3 全社的取り組み ……… 152
  2 食品事業者の5つの基本原則 ……… 150

## 12章 食品の表示
伊藤勇貴 154

 1 食品表示制度 ……… 154  2 健康や栄養に関する表示の制度 ……… 156

## 13章 食品の規格基準
堀 光代 164

 1 食品一般の規格基準 ……… 164  2 その他の規格基準 ……… 165

## 14章 食品安全行政
169

 1 食品安全行政の対象と範囲 ……… 臼井宗一 169  3 食品安全行政組織 ……… 臼井宗一 172
 2 リスクアナリシス ……… 臼井宗一 170  4 国際機関 ……… 堀 光代 173

## 15章 食品安全関連法規
臼井宗一 176

 1 食品安全（衛生）関連法規 ……… 176  4 食品の安全を守るためのその他の法律 ……… 179
 2 食品安全基本法 ……… 176
 3 食品衛生法 ……… 177

## 付 録
臼井宗一 182

食品安全基本法（抄） ──── 182
食品衛生法（抄） ──── 185
食品，添加物等の規格基準（抄） ──── 192
食品添加物の使用基準及び保存基準（抄） ──── 193

索 引 ──── 194

### Column

● たんぱく質の構造 … 16　● ミリ当量数 … 22　● LDLコレステロールとHDLコレステロール … 23　● 予測微生物学（predictive microbiology）… 27　● 殺菌工学モデル … 31　● 黄色ブドウ球菌による食中毒事例 … 55　● 調理従事者からノロウイルス汚染を防止することが難しい理由 … 65　● キノコの見分け方のウソ … 72　● 化学性食中毒の事例 … 78　● 腸チフスのメアリー … 88　● 日本におけるBSEの発生と対策 … 89　● 放射性物質に関連する単位 … 101　● 赤ワインと抗酸化剤 … 107　●「無添加プレミアム」という見えない負担 … 109　● 化学的合成品と天然物偏重 … 112　● 缶コーヒーの表示 … 115　● ポストハーベスト農薬とは … 116　● 子ども食堂における衛生管理のポイント … 149

# 第1章 食品の安全

- 食品の安全とは何かを学ぶ
- 食品衛生学を学ぶ目的を理解する

- ✓ 食品の安全とは，食品がそれを食べた人に害を与えないという保証である．
- ✓ 「リスク」とは，食品ハザードが健康に悪影響を及ぼす可能性とその程度をいい，リスクの大きさはハザードの毒性の程度と摂取量（吸収量）で決まる．
- ✓ 食品衛生の目的は，飲食によって発生する健康上の危害を防止することである．
- ✓ 食品衛生学は微生物などのハザードやそれらによる健康被害の予防を扱う科学であり，リスクを低減させ健康被害を予防する実践ができる学問である．

## 1 食品の安全

- 人は成長，栄養摂取，健康維持・増進のため食品を摂取する．食生活は生命と健康を支える基本であり，コミュニケーションや幸福感を高め，こころを豊かにする．
- 日々の食生活のなかで私たちは摂取する食品が安全であることを望み，安全が最も重要な品質要素であることを認識している．
- 食品は第一義的に安全であることが求められるが，食中毒や異物混入，回収問題など健康被害や社会的不安を発生させる事件，出来事があとを絶たない．

### ハザードとリスク
- 食品の安全とは「予期された方法や意図された方法で作ったり，食べたりした場合に，その食品が食べた人に害を与えないという保証」（Codex「食品衛生に関する一般原則」General Principles of Food Hygiene CAC/RCP 1-1969）である．
- 「害」には食中毒などの急性毒性や長期間食べ続けることで発症する慢性毒性による健康被害などがあるが，食品を不適切に取り扱ったり，不適切な食べ方をしても「害」は生じる．成長や健康維持に必要な栄養素でも摂取不足や過剰摂取で健康障害を起こすことがある．したがって，食品の安全は摂取量に起因することも忘れてはならない．
- また，「害」を引き起こす物質がどの程度の毒性があり，摂取する食品の中にどれくらい含まれているかという視点も，食品の安全を考えるうえで重要な要素である．
- 「害」を引き起こす物質や状態をハザード（危害要因）と呼ぶが，摂取するハザードの量と体への吸収量により健康への悪影響の程度が異なってくる．食品の安全を評価するとき，ハザードのもつ有毒性の程度だけではなく，摂取量や吸収量についても考慮しなければ正しい評価はできない．
- 食品ハザードが健康に悪影響を及ぼす可能性とその程度を「リスク」という概念で表すが，リスクの大きさはハザードの毒性の程度と摂取量（吸収量）で決まる．

### 法律の整備，人材の育成
- わが国では国民の健康の保護の向上を図るため，食品の安全の確保のための施策を充実させることを目的に2003年に食品安全基本法が制定され，新しい食品安全の取り組みを始めた．

 豆知識
コーデックス（Codex）とは，食品規格委員会，通称「コーデックス委員会」（Codex Alimentarius Commission：CAC）のこと．消費者の健康を保護し，公正な食品貿易を推進させることなどを目的に，国際的に採用できる食品等の規格基準の策定を行う委員会で，国連食糧農業機関（FAO）と世界保健機関（WHO）合同の食品規格計画の実施機関．世界的に通用する食品規格はこの規格だけで，これをコーデックス規格と呼ぶ．

リスクの大きさはハザードの毒性の程度と摂取量（吸収量）で決まるんだ！

- 国民の健康の保護を確保するには，事故を未然に防ぎ，リスクを最小限にすることが重要であり，「リスクアナリシス」という手法を導入した．
- 食品安全基本法では，国，地方自治体および食品関連事業者の責務や消費者の役割を明らかにするとともに，①内閣府に設置する食品安全委員会が科学的知見に基づく食品健康影響評価（リスクアセスメント）を行い，その結果に基づき②関連行政機関がリスクマネジメントを実施する．そして，③施策の策定にあたり関係者相互間の情報・意見の交換（リスクコミュニケーション）を行うことなどが規定された．
- このようにわが国では食品安全を確保するための法律が整備され，食品安全委員会をはじめとする実行組織も設置されているが，フードチェーンの各現場ではリスクアナリシスの理念・方法論を理解し実践する人材が求められており，その人材育成は急務である．
- とりわけ食品事業者は，健康リスクを低減させ，事件・事故を予防するために，有害微生物，天然毒素，汚染物質，アレルゲンなどの健康危害要因のほか，食料の安定供給や，栄養摂取や食事習慣による健康影響（肥満，やせすぎ，偏食など）についても幅広く学び，高い意識で衛生管理を実践することが重要である．
- 2018年6月に食品衛生法が一部改正され，2021年6月以降，原則としてすべての食品事業者は一般の衛生管理に加えHACCPに沿った衛生管理を実施することが制度化された．食品安全専門人材や現場指導者の養成に加えて食品従事者の意識改革を含めた食品安全の教育訓練の徹底が重要な課題となっている．

**【用語解説】**
リスクアナリシス：リスク分析ともいう．食品中に含まれる危害要因（ハザード）を摂取することによってヒトの健康に悪影響を及ぼす可能性がある場合に，その発生を防止し，またはそのリスクを低減するための考え方．リスクマネジメント，リスクアセスメントおよびリスクコミュニケーションの3要素から成っており，これらが相互に作用し合うことでより良い成果が得られる．

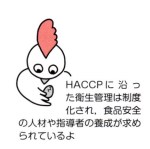

HACCPに沿った衛生管理は制度化され，食品安全の人材や指導者の養成が求められているよ

## 2 食品衛生の目的

### 食生活をとりまく状況の変化

- わが国は，総人口は2008年に減少に転じたが，65歳以上人口は増加し続けており超高齢社会である．また，2010年に「一人世帯」が総世帯数の1/3となる一方で，働く女性の増加とともに，共働き世帯数も増加傾向にある．
- 総務省の全国消費実態調査によると「食料」支出総額に占める「調理食品」や「外食」は増加傾向にあり，特に一人世帯での増加率が高く，妻が正規職員の共働き世帯と65歳以上の高齢者世帯でも増加率が高かった．このような消費傾向は外食，中食産業の市場規模が年々増加していることからも裏づけられている．
- 食生活において健康志向，簡便化志向，安全志向を強くもつ人々は多く，特に高齢者は生活習慣病の予防と健康寿命延伸のために健全な食生活を実践していこうという意識が高い．
- 一方で，輸入食品は安全面に問題があるという認識をもつ消費者は多いが，わが国の食料自給率はカロリーベースで40％を下回っており，食糧の多くを輸入，そして食のグローバル化は進展，輸入届け出件数は年々増加傾向にある．
- また，健康志向の高い層は健康食品への関心も高い傾向にあり，約6割の消費者が健康食品を利用しており，特に50～70歳代の利用頻度が高い．しかし，全国の消費生活センターが受け付けた健康食品に関する相談件数は増加傾向にある．

### 食品の安全を確保するために

- このような社会構造，社会事象のなかで食品衛生法が2018年6月に改正された．この改正は，わが国の食をとりまく環境変化や国際化などに対応して，食品の安全を確保するため，広域的な食中毒事案の対策を強化し，事業者による衛生管理を向上させ，食品による健康被害情報等の把握や対応を的確に行うことを目指したものである．
- さらに，食品用器具等の衛生規制を国際的整合性のあるものに整備すること，食品事業者の営業許可・届出制度を見直すこと，食品リコール情報の報告制度を創設することが改正に盛り込まれている．
- 改正食品衛生法で「食品の安全性の確保のために公衆衛生の見地から必要な規制その

**【用語解説】**
食料自給率：国内の食料消費が国内でどの程度まかなえているかを示す指標で，品目別自給率と総合食料自給率の2種類がある．総合食料自給率は，熱量で換算するカロリーベースと金額で換算する生産額ベースの2つの指標があるが，両方とも長期的には低下傾向にあり生産額ベースでは60％を下回る．

- 他の措置を講ずることにより，飲食に起因する衛生上の危害の発生を防止し，もつて国民の健康の保護を図ることを目的とする」(第1条)と述べられているように，食品衛生の目的は，飲食によって発生する健康上の危害を防止することである．
- 食品安全基本法(2015年9月18日改正)で「科学技術の発展，国際化の進展その他の国民の食生活を取り巻く環境の変化に適確に対応することの緊要性にかんがみ，食品の安全性の確保に関し，基本理念を定め，並びに国，地方公共団体及び食品関連事業者の責務並びに消費者の役割を明らかにするとともに，施策の策定に係る基本的な方針を定めることにより，食品の安全性の確保に関する施策を総合的に推進することを目的とする」(第1条)と述べられているように，食品衛生の目的を達成するには行政，食品事業者，消費者がそれぞれの責務を果たすことが求められている．とりわけ食品事業者は「自らが食品の安全性の確保について第一義的責任を有していることを認識して，食品の安全性を確保するために必要な措置を食品供給行程の各段階において適切に講ずる責務を有する」(第8条)とされている．
- 食品衛生学は食中毒や食品事故の要因となる微生物，寄生虫，異物，食品に残留する化学物質，天然毒，それらによる健康被害の予防を扱う科学である．すなわち，危害要因や食品衛生管理を理解して，危害により発生するリスクをどのように低減させるかを科学的に評価し，効果的に健康被害を予防することが，食品衛生学を学ぶ目的である．

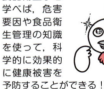

食品衛生学を学べば，危害要因や食品衛生管理の知識を使って，科学的に効果的に健康被害を予防することができる！

## カコモン に挑戦!!

### ◆ 第23回-60
CODEX(コーデックス)委員会についての記述である．正しいのはどれか．2つ選べ．
(1) FAO(国連食糧農業機関)とWHO(世界保健機関)が合同で設立した組織である．
(2) WTO(世界貿易機関)加盟国が国内規格を作成する際の基礎とする規格を策定している．
(3) 国際的な企業の利害調整をすることが目的である．
(4) 医薬部外品の規格を策定する．

### ◆ 第27回-58
食品の安全確保対策に関する記述である．誤っているのはどれか．1つ選べ．
(1) リスク分析の3要素は，リスク評価，リスク管理，リスクコミュニケーションである．
(2) リスク評価は，危害要因判定，曝露評価，リスク判定からなる．
(3) リスクコミュニケーションとは，関係者の間で情報や意見をお互いに交換することである．
(4) わが国においてリスク評価は，消費者庁が行う．
(5) わが国においてリスク管理は，行政の責務である．

## 解答&解説

### ◆ 第23回-60　正解(1)(2)
正文を提示し，解説とする．
(1) ○
(2) ○
(3) 消費者の健康を保護し，公正な食品貿易を推進させることなどが目的である．
(4) 食品等の規格基準を策定する．

### ◆ 第27回-58　正解(4)
正文を提示し，解説とする．
(1) ○
(2) ○
(3) ○
(4) わが国においてリスク評価は，食品安全委員会が行う．
(5) ○

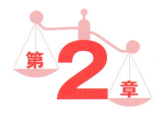

# 第2章 食品衛生と微生物

 **学習目標**
- 微生物の種類，増殖の様式の違いを理解する
- 細菌の増殖に及ぼす6要因と細菌により至適条件が異なることを理解する
- 食品由来または食品を汚染する微生物の由来について理解する
- 衛生指標菌の種類と意義，その試験法の概要を理解する

 **要点整理**
- ✓ 食品衛生上，重要な微生物は原核生物（細菌），真核生物（真菌，原虫），ウイルスに分類される．
- ✓ 加熱，乾燥，消毒剤などにも高い耐久性をもつ芽胞を形成する細菌がある（芽胞形成細菌）．
- ✓ 水分，栄養分，温度，酸素，pH，浸透圧は微生物の生育に影響を及ぼすが，微生物によって至適条件は異なる．
- ✓ 食品を汚染する微生物は原材料由来の一次汚染菌と二次汚染菌がある．
- ✓ 微生物は自然界のどこにでも存在し，土壌，水，空気，動物から分離される微生物はその種類や量に特徴がみられる．
- ✓ 環境や食品の微生物学的衛生状態を評価する際，衛生指標菌が計測されることが多い．
- ✓ 衛生指標菌には一般細菌（一般生菌），腸内細菌科菌群，大腸菌群などがあり，食品衛生法などで微生物学的規格基準が設定されている食品もある．

## 1 食品中の微生物（微生物に関する基本的事項）

### 1 微生物の種類

- 微生物とは「肉眼では観察できず，顕微鏡を使わなくては観察できない，きわめて小さな生物の総称」である．目には見えないものの土壌や海をはじめとした自然界の至るところに存在し，最も身近な例としては生物の表皮や粘膜上に存在している．
- 微生物の一部は人間に対し病原性を示し，なかには食中毒の原因になるものもあり，食品衛生上重要な生物である．
- 微生物の分類は❶に示すように細胞構造の有無により大きく異なり，細胞構造をもつ微生物は，原核生物である細菌，真核生物である真菌類に分類される．一方，細胞構造をもたず他の生物に寄生して増殖するものがウイルスである．

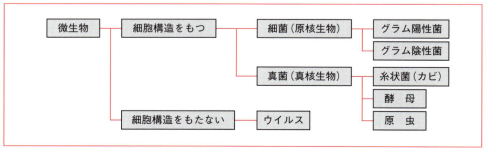

❶ 微生物の種類

# 1 食品中の微生物（微生物に関する基本的事項）

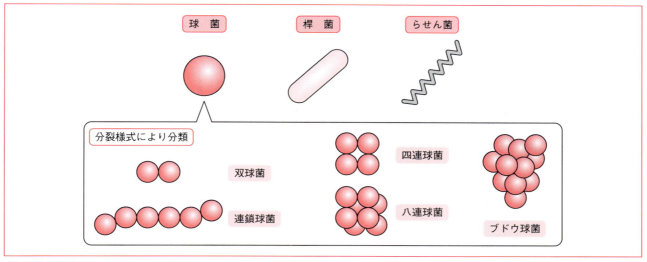

❷ 細菌の形態

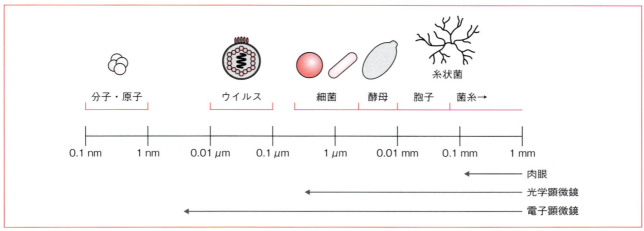

❸ 微生物の大きさ
（文部科学省．カビ対策マニュアル 基礎編；2008．www.mext.go.jp/b_menu/shingi/chousa/sonota/003/houkoku/08111918/002.htm より作成）

## 細菌

- 細菌の形態は主に3つに大別される．球状の球菌，細長い棒状の桿菌，らせん状にねじれたらせん菌である（❷）．
- 球菌は分裂様式により双球菌，連鎖球菌，四連球菌，八連球菌，ブドウ球菌に分かれる（❷）．
- 細菌により大きさは異なるが，おおむね球菌は直径0.5〜1.0 $\mu$m，桿菌は0.5〜1.0×2.0〜4.0 $\mu$m，らせん菌はらせんの回数によりさらに分類され，大きさもそれにともない異なる（❸）．
- 細菌の細胞は，内部から細胞質，細胞質膜，細胞壁で構成される（❹）．細胞質にはたんぱく質を合成するリボソームが存在する．遺伝情報をもつDNAは核様体に存在し，DNAを覆う膜は存在しない．このような原始的な核構造をもつ生物を原核生物と呼び，細菌，古細菌が代表例である．
- 細菌の細胞壁はペプチドグリカンを主体としており，細胞壁の構造は大きく2つに分かれる（❹）．この細胞壁の構造の差は細胞の染色性に影響を与え，グラム染色により分類される．細胞壁の厚い細菌はグラム染色により青く染まり，グラム陽性菌と呼ばれる．一方，細胞壁の薄い細菌はグラム染色により赤く染まり，グラム陰性菌と呼ばれる．
  - グラム陽性菌は厚いペプチドグリカンや細胞表層にタイコ酸をもつことが特徴であ

●MEMO●
微生物の大きさの単位
1 $\mu$m = $10^{-3}$ mm
1 nm = $10^{-3}$ $\mu$m = $10^{-6}$ mm

【用語解説】
**細菌と古細菌**：生物の分類はDNAの塩基配列に基づき，細菌，古細菌，真核生物の3ドメインが提唱されている．真核生物はヒトをはじめとした動物や植物，酵母や糸状菌が属している．古細菌は極限環境に分布するものが多く，細胞構造は核をもたない原核生物であるものの，真核生物と共通する部分が多くみられる．細菌は単細胞の原核生物でミトコンドリアのような細胞小器官をもたない生物である．食中毒原因細菌は細菌ドメインに属している．

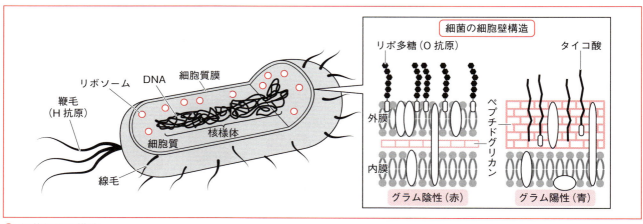

❹ 細菌細胞の構造

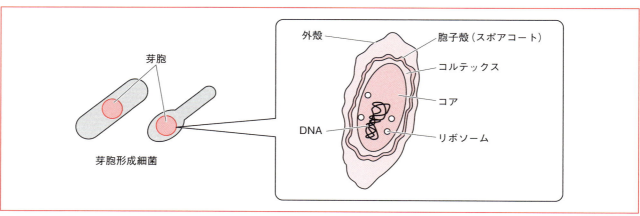

❺ 芽胞の構造
(Madigan MT, et al. Brock Biology of Microorganisms. 10th ed. Prentice Hall；2002. Figure 4.59より作成)

　　る．食中毒の原因細菌としては黄色ブドウ球菌やクロストリジウム（*Clostridium Salmonella*）属などがグラム陽性菌である．
- グラム陰性菌はペプチドグリカン層が薄く，細胞表層にリポ多糖をもち，細胞膜は内膜と外膜という二重の細胞膜構造をもつ．食中毒の原因細菌としては病原性大腸菌やサルモネラ属菌など多くの細菌が属する．
- 一部の細菌は細胞表面に細胞への接着に関与する線毛，運動性を付与する鞭毛，哺乳類の免疫系からの防御因子莢膜などを有する．また，グラム陰性菌は共通してリポ多糖と呼ばれる糖鎖をもつ．
- 鞭毛，莢膜，リポ多糖は細菌を分類する際の指標（血清型）として用いられ，それぞれH抗原（鞭毛），K抗原（莢膜），O抗原（リポ多糖）と呼ばれる．細菌は個体により病原性が異なることがあり，その識別に用いられている．腸管出血性大腸菌O157：H7などが代表例である．
- 細菌のなかには生息環境が悪化した際，細胞内に温度，乾燥，消毒，放射線などに対する耐久性の高い芽胞と呼ばれる構造物を形成し生存を図るものがある（❺）．芽胞は中心部に核酸や種々の酵素を含んでおり，生息環境が改善すると芽胞が発芽し元の細菌の状態へ戻り増殖を開始する．

### 真　菌
- 真菌は糸状菌（カビ），酵母，キノコの総称である．
- 真菌は増殖方法や形態により分類されるが，細胞が糸状になり集合体を形成する真菌が糸状菌（カビ）であり，単細胞性の菌類が酵母と呼ばれる（❻a）．

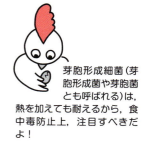

芽胞形成細菌（芽胞形成菌や芽胞菌とも呼ばれる）は，熱を加えても耐えるから，食中毒防止上，注目すべきだよ！

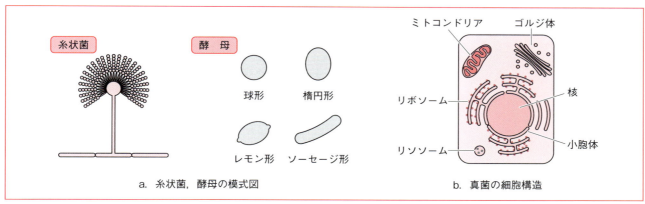

❻ 真菌の形態

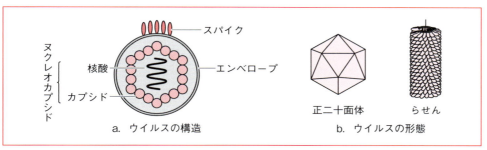

❼ ウイルスの構造，形態
(Klug A. The tobacco mosaic virus particle：structure and assembly. Philos Trans R Soc Lond B Biol Sci 1999；354（1383）：531-5より作成）

- 糸状菌は糸状の管（幅2～10 μm，菌糸は先端を伸長させ成長することから長さは多様）の菌糸が集合し，菌糸体を形成する．
- 酵母は楕円形，レモン形，球形などさまざまな形をとり，大きさは5.0～10 μm×3～5 μm程度である．
- 真菌の細胞構造は細菌よりも複雑であり，DNAは核膜に包まれ（核），ミトコンドリアをはじめとした細胞小器官をもつ（❻b）．

### ウイルス

- ウイルスは自力で増殖せず他の生物の細胞に寄生することから（偏性細胞内寄生性），細菌や真菌のような細胞構造をもたない．
- ウイルスの最小構成単位は一般に核酸（DNAかRNA）と核酸を覆うカプシドである（ヌクレオカプシド）．多くのウイルスはヌクレオカプシドの周りにエンベロープと呼ばれる脂質の膜をもつ（❼a）．エンベロープの表面には，しばしばスパイクと呼ばれる（糖たんぱくの）突起があり，他の細胞に吸着するなどのはたらきがある．
- ウイルスの形態は，エンベロープをもたないウイルスはヌクレオカプシドの形状によって決まり，正二十面体構造とらせん形をとることが知られている（❼b）．
- ウイルスの種類により大きさは異なるが，一般に0.02～0.3 μm程度のきわめて小さな粒子であり，電子顕微鏡を使ってはじめて観察が可能である（❸）．

## 2 微生物の増殖様式

### 細 菌

- 細菌は二分裂により増殖する．この2つに分裂するまでの時間を倍加時間や世代時間と呼び，腸炎ビブリオのような増殖速度の速い細菌は増殖最適条件下では8分程度で分裂する．食中毒は発症条件に感染菌量が大きくかかわることから，細菌の世代時間の把握は微生物制御において重要な項目である．

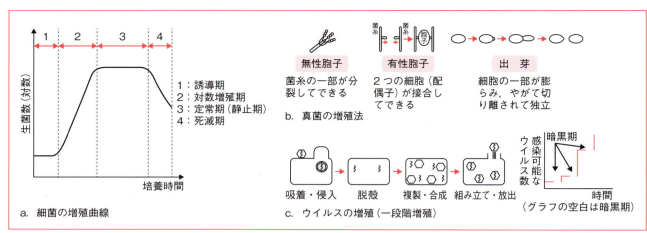

❽ 微生物の増殖

- 細菌の増殖と時間の関係を表で示したものが増殖曲線である（❽a）．細菌の増殖は誘導期，対数増殖期，定常期（静止期），死滅期の4段階に分かれる．誘導期はこれからの増殖に向けた準備を整える期間であり，増殖はわずかである．増殖準備を整えた細菌は，急速に増加する対数増殖期に入る．その後，増加する菌数と死滅する菌数が同程度の，見かけ上菌数の増減がみられない定常期に入り，そして徐々に死滅する菌が増加する死滅期に入る．

### 真菌

- 糸状菌の場合胞子を形成するが，無性生殖と有性生殖に分けられる．
- 無性生殖は菌糸の先端が体細胞分裂し胞子を形成する（❽b）．
- 有性生殖は菌糸が接合し胞子を形成する（❽b）．
- 酵母の場合，大部分は出芽により増殖するが，一部の酵母は細菌のように分裂して増殖する（❽b）．

### ウイルス

- ウイルスは細胞構造をもたないことから，自身のみでは増殖できず，他の生物の細胞に感染することで増殖可能になる．
- ウイルスが感染した細胞の内部では，ウイルスの核酸やカプシドが増幅，組み立てられ，最終的に複数のウイルスが細胞から放出される．したがって細菌のように分裂による$2^n$個の増殖をする対数増殖期は存在せず，段階的に増殖することから一段階増殖と呼ばれる（❽c）．

## 3 細菌の増殖に影響を及ぼす要因

- 微生物が食品中で増殖するには以下の6つの要因が大きく影響する（❾）．

### 水分[*1]

- 微生物の細胞は80％が水であり，栄養分や老廃物は水に溶けた状態で吸収・排泄されるため，微生物の生育に水は不可欠である．
- 食品中の水分は微生物が利用可能な自由水と，食品成分に結合している結合水の2種類に分かれる．食品に含まれる自由水の割合を示したものが水分活性（water activity：Aw）である．
- 水分活性は0〜1の値で食品ごとに示され，微生物の種類により必要な水分活性は異なる．一般に細菌は0.9以上，酵母は0.88以上，カビは0.7以上の水分活性が生育に必要である．

### 栄養分

- 大部分の微生物は生育に有機物が必要な従属栄養生物である．食品中の炭水化物や有

●MEMO●
ウイルスの増殖過程で，ウイルスが感染可能なウイルスとして検出されなくなる期間を暗黒期という．脱殻中のウイルスはただの核酸として存在し，感染性が失われているため，暗黒期として観察される．

[*1] 第3章「2 微生物による変質（腐敗）」の「腐敗にかかわる因子」(p.17)を参照．

【用語解説】
水分活性：水に食塩などの溶質を溶解させると，水分子の一部は溶質との水和に使われる．水和に使われた水分子は結合水と呼ばれる．一方，水和に使われていない水分子は自由水と呼ばれ，微生物などが利用可能な水である．水分活性（Aw）とは，食品の含有する自由水の多少を示す指標である．純水のAwは1であり，自由水が少ない食品ほどAwは低い値となる．

## 1 食品中の微生物（微生物に関する基本的事項）

### ❾ 微生物の生育に影響を与える因子

| 生育に必要な要素 | 微生物との関係 | |
|---|---|---|
| 水　分 | 水分要求性　　細菌＞酵母＞カビ<br>必要水分活性　0.9　0.88　0.7 | |
| 栄養分 | 炭水化物，たんぱく質，ビタミン，ミネラル類など | |
| 温　度 | 高温菌 | 耐熱性有芽胞細菌など |
| | 中温菌 | 多くの腐敗菌や食中毒菌 |
| | 低温菌 | リステリアやエルシニアなど−5～5℃で増殖可能な細菌 |
| 酸　素 | 好気性 | バチルスや糸状菌など増殖に酸素が必要な微生物 |
| | 微好気性 | カンピロバクターのような微量の酸素存在下でのみ生育可能な微生物 |
| | 通性嫌気性 | ほとんどの微生物が該当し，酸素の有無にかかわらず増殖可能な微生物 |
| | 偏性嫌気性 | ボツリヌス菌やウェルシュ菌など酸素存在下では生育が困難な微生物 |
| pH | 一般に細菌pH 7～8，糸状菌・酵母pH 5～6が生育至適pH | |
| 浸透圧 | 耐浸透圧　　カビ＞酵母＞細菌 | |

機酸を炭素源として，たんぱく質を窒素源として吸収し生育する．

### 温　度 [*2]

- 微生物は種類により生育に適した温度が異なり，生育温度帯により高温菌，中温菌，低温菌に分類される．生育最高温度より高い温度帯では死滅し，生育最低温度より低い温度帯では活動を停止する．
  - 高温菌（thermophiles）：50～60℃を至適生育温度とするが，90℃でも生育可能な細菌が存在する．
  - 中温菌（mesophiles）：25～45℃を至適生育温度とし，多くの腐敗菌や食中毒細菌が属する．
  - 低温菌（psychrophiles）：至適生育温度は15～25℃程度であるが，生育最低温度が通常の細菌では活動を停止するような−5～5℃でも緩やかながら増殖が可能である．シュードモナス（*Pseudomonas*），リステリア（*Listeria*）やエルシニア（*Yersinia*）が代表的な低温菌である．

### 酸　素 [*3]

- 高等生物は呼吸の際に酸素が必須であるが，微生物の場合，酸素の利用以前に生死にかかわる要因である．
  - 好気性菌：増殖に酸素が必要な微生物であり，カビやバチルス（*Bacillus*）属などが代表的な微生物である．
  - 微好気性菌：大気中の酸素濃度下では生育が困難であり，微量の酸素存在下でのみ生育可能な微生物である．カンピロバクター（*Campylobacter*）のような細菌が代表的である．
  - 通性嫌気性菌：酸素の有無にかかわらず増殖可能な微生物である．酵母やほとんどの細菌が該当する．
  - 偏性嫌気性菌：酸素存在下では生育が困難な微生物で，食中毒の原因細菌としてはボツリヌス菌やウェルシュ菌が代表的である．これらの細菌は真空包装のような酸素が存在しない食品でも増殖可能である．

### 水素イオン濃度（pH） [*4]

- 一般にpH 3以下，pH 10以上の環境下では，ほとんどの微生物が生育不可能である．
- 生育が可能なpHは微生物の種類により異なり，おおむね細菌の場合pH 7～8付近，真菌はpH 5～6といった領域を生育至適pHとすることが多い．

### 浸透圧

- 微生物の細胞膜は半透膜であることから，周囲の浸透圧の影響を受ける．

---

[*2] 第3章「2微生物による変質（腐敗）」の「腐敗にかかわる因子」(p.17)を参照．

**豆知識**

**微生物の耐熱性指標**：多くの微生物は加熱により死滅するが，その加熱や温度条件の指標としてD値とZ値が用いられている．
**D値**：ある温度において細菌が90％死滅するのに必要な加熱時間（分）を表す．
**Z値**：D値を90％短縮するのに必要な加熱温度を表す．

[*3] 第3章「2微生物による変質（腐敗）」の「腐敗にかかわる因子」(p.17)を参照．

好気性菌，微好気性菌，通性嫌気性菌，偏性嫌気性菌の違いと特徴をしっかり理解しよう！

[*4] 第3章「2微生物による変質（腐敗）」の「腐敗にかかわる因子」(p.17)を参照．

- 高張液中では細胞は収縮し，低張液中では細胞は膨張する．
- 多くの微生物は0.9％食塩水（生理食塩水）程度の濃度が等張であるが，好塩性の腸炎ビブリオや，耐塩性の高い黄色ブドウ球菌のような細菌も存在する．

**参考文献**
- 藤井建夫編著．食品微生物学の基礎．講談社；2013.
- 伊藤　武，古賀信幸編著．Nブックス 新版食品衛生学．第2版．建帛社；2017.

# 2 食品微生物の由来

- 微生物は自然界の至るところに存在している．
- 食品は滅菌処理や無菌的な加工工程を経ていない場合，環境由来の微生物が存在する．
- 食品中の微生物は食品の保存環境や期間によっては食品中で増殖し，腐敗や変敗の原因になる．その結果，食品の可食性が失われる．
- 食品中に病原微生物が存在した場合，食品中での増殖は感染型食中毒あるいは毒素産生による毒素型食中毒のリスクが増加する．

## 1 食品と微生物

- 食品を汚染する微生物は主に食材が収穫される環境や加工工程に由来するものが多い．原材料由来の汚染を一次汚染，製造・加工・貯蔵などの取り扱い時の汚染を二次汚染として区別する．
- 食品を汚染した微生物は，環境や加工工程により増減し，最終的な環境に適応できた微生物群が主体となる．このとき存在する微生物は1種類とは限らず複数の微生物群が存在することが多い．このようなさまざまな微生物の集団のことを微生物叢（ミクロフローラ）と呼ぶ．
- 食品に存在する微生物は主に土壌，水，動物，空中に由来する（）．

## 2 微生物の分布

### 土壌微生物
- 土壌には一般に$10^5 \sim 10^9$個/gの微生物が存在し，微生物の分布としては細菌が最も多く，次いで糸状菌・酵母などの真菌が検出される．
- 細菌のなかでは特に放線菌やバチルス（*Bacillus*）やクロストリジウム（*Clostridium*）などのグラム陽性，芽胞形成細菌が多い．

### 水生微生物
- 水由来の水生微生物も細菌が主体であり，河川などに生息する淡水細菌と，海水に存在する海水細菌に分けられる．
- 河川などの地表水（淡水）の微生物叢はシュードモナス（*Pseudomonas*）などのグラム陰性菌が多くみられる．
- 河川はその性質上，土壌微生物や動物の糞便，生活排水など他の環境由来の微生物の影響を受ける．したがって，河川上流は生菌数が少ないのに対し，下流の河口付近は他の環境由来の微生物の影響を受けやすく，生菌数の増加や腸内細菌科菌群などが検出されることがある．
- 地下水に存在する微生物は深さの影響を受け，浅い場合，地表の細菌汚染状態の影響を受けやすい．一方，深い場合，地層の濾過作用により検出される細菌数は減少する．
- 海水の細菌叢はグラム陰性の低温菌が主体である．外洋と沿岸では生菌数に差がみられ，沿岸部は$10^3 \sim 10^6$個/mL程度であるのに対し，外洋では$10^3$個/mL以下である．

**豆知識**
**放線菌**：細菌であるがカビのように糸状に生育し，先端には胞子を形成する．病原性をもつ放線菌も存在するが，ストレプトマイシンをはじめとした抗生物質の産生生物として知られる株も存在する．

●MEMO●
淡水は塩分濃度0.05％以下の水で，湖水や河川などの地表水と地下水に大きく分けられる．

## ❿ 自然界および動物における微生物の分布

| | | 細菌 | | 真菌 | |
|---|---|---|---|---|---|
| | | グラム陽性菌 | グラム陰性菌 | 糸状菌 | 酵母 |
| 土壌 | | バチルス (Bacillus)<br>クロストリジウム (Clostridium)<br>コリネバクテリウム (Corynebacterium)<br>ミクロコッカス (Micrococcus)<br>ストレプトマイセス (Streptomyces) | シュードモナス (Pseudomonas)<br>セラチア (Serratia)<br>アシネトバクター (Acinetobacter) | アスペルギルス (Aspergillus)<br>ペニシリウム (Penicillium)<br>リゾプス (Rhizopus) | サッカロミセス (Saccharomyces)<br>ロドトルラ (Rhodotorula)<br>カンジダ (Candida) |
| 水 | 淡水 | | シュードモナス (Pseudomonas)<br>エロモナス (Aeromonas)<br>フラボバクテリウム (Flavobacterium)<br>アシネトバクター (Acinetobacter) | | |
| | 海水 | 沿岸<br>バチルス (Bacillus)<br>コリネバクテリウム (Corynebacterium)<br>ミクロコッカス (Micrococcus) | ビブリオ (Vibrio)<br>シュードモナス (Pseudomonas) | | |
| 空気 | | バチルス (Bacillus)<br>クロストリジウム (Clostridium)<br>ミクロコッカス (Micrococcus)<br>ブドウ球菌 (Staphylococcus)<br>連鎖球菌 (Streptococcus) | | クラドスポリウム (Cladosporium)<br>アスペルギルス (Aspergillus)<br>ペニシリウム (Penicillium) | カンジダ (Candida) |
| 動物 | 皮膚 | コリネバクテリウム (Corynebacterium)<br>連鎖球菌 (Streptococcus)<br>ブドウ球菌 (Staphylococcus) | | | |
| | 鼻腔咽喉 | ブドウ球菌 (Staphylococcus)<br>コリネバクテリウム (Corynebacterium) | | | |
| | 糞便 | ルミノコッカス (Ruminococcus)<br>ビフィドバクテリウム (Bifidobacterium)<br>ラクトバチルス (Lactobacillus)<br>エンテロコッカス (Enterococcus)<br>ユウバクテリウム (Eubacterium) | バクテロイデス (Bacteroides)<br>プレボテラ (Prevotella)<br>クロストリジウム (Clostridium)<br>腸内細菌科菌群 (Enterobacteriaceae) | | |

また，河川が汚染されていた場合，沿岸部の細菌叢や生菌数は変化する．

- 海水は3%程度の塩分濃度であることから，検出される細菌は腸炎ビブリオ（*Vibrio parahaemolyticus*）をはじめとした好塩性や耐塩性のものが多い．

### ヒト・動物由来微生物

- 動物の組織は無菌的であるが，表皮や消化管などの粘膜上には細菌を中心に数多くの微生物が常在している．
- 動物の腸管には$10^{10}$～$10^{11}$個/gの微生物が存在し，バクテロイデス（*Bacteroides*）やクロストリジウムなどの偏性嫌気性細菌が多くみられる．次いで大腸菌をはじめとしたグラム陰性の腸内細菌やエンテロコッカス（*Enterococcus*）が多い．
- 家畜の肉は健康状態が良好であれば本来無菌であることが多いが，解体処理工程で腸管内容物や使用器具などに付着した病原微生物に汚染される可能性がある．
- かつてノロウイルスは二枚貝が原因食品として多く報告されていたが，現在はむしろその他の食品の占める割合が多く，調理従事者などの保菌したヒトからの汚染ルートが考えられる（⓫）．ノロウイルスは**不顕性感染者**でも一定数のウイルス排出が確認されることから注意が必要である．

微生物汚染は，食肉では特に解体などの加工時に，ヒトからは食品の加工や調理の際に起こりうるよ！

【用語解説】
**不顕性感染者**：病原微生物の感染が成立した状態であるが，病的症状が現れない状態にある者．症状はないものの保菌した状態であることから，気がつかないうちに感染源となりうる．

**⓫ ノロウイルス食中毒の原因食品（平成24〜令和4年）**

|  |  | 平成24年 | 平成25年 | 平成26年 | 平成27年 | 平成28年 | 平成29年 | 平成30年 | 令和元年 | 令和2年 | 令和3年 | 令和4年 |
|---|---|---|---|---|---|---|---|---|---|---|---|---|
| 総件数 |  | 416 | 328 | 293 | 481 | 354 | 214 | 256 | 212 | 99 | 72 | 63 |
| 原因 | 二枚貝 | 41 | 25 | 24 | 68 | 30 | 3 | 19 | 13 | 7 | 1 | 2 |
|  | 複合調理食品 | 40 | 23 | 27 | 35 | 31 | 15 | 32 | 19 | 14 | 9 | 9 |
|  | その他 | 282 | 245 | 214 | 333 | 262 | 180 | 172 | 168 | 76 | 52 | 51 |
|  | 不明 | 32 | 20 | 16 | 35 | 23 | 11 | 27 | 4 | 0 | 4 | 0 |

（厚生労働省．ノロウイルスに関するQ＆Aより作成）

### 空中浮遊微生物

- 空中に存在する微生物は固有の微生物叢はもたず，主に土壌などから風によって舞い上げられた微生物が主体である．したがって，場所により検出される微生物や菌数は異なり，草原や農地では$10^2$個/m$^3$，都市部では$10^3$個/m$^3$程度である．
- 一般に大気中では紫外線や乾燥の影響を強く受けることから，耐性をもつグラム陽性球菌や，芽胞，糸状菌の胞子が多く検出される．これらの微生物は落下し食品を汚染する可能性がある．

**参考文献**
- 小久保彌太郎編著．現場で役立つ食品微生物Q＆A．第3版．中央法規出版；2005.
- 細貝裕太郎ほか編．食べ物と健康・食品と衛生 新食品衛生学要説2017年版．医歯薬出版；2017.
- 伊藤　武，古賀信幸編著．Nブックス 新版食品衛生学．第2版．建帛社；2017.
- 西島基弘，山本茂貴編著．管理栄養士講座 新版食品衛生学．第2版．建帛社；2016.
- 村田容常，渋井達郎編著．新スタンダード栄養・食物シリーズ16 食品微生物学．東京化学同人；2015.

# 3 衛生指標菌

- 食品製造環境や最終製品の微生物学的衛生状況を確認するとき，汚染が懸念される特定の病原微生物（例：サルモネラ属菌）を対象に試験を行うこともあるが，複数の病原微生物汚染が懸念される場合が多く，個別の病原体に対応して検査を行うことは合理性に欠け，費用や労力などの面で負担が大きい．こうした状況から，食品取扱施設（製造，加工，調理，流通など）では，衛生指標菌を用いた微生物試験・検査を行い，効率的な品質管理を行っている場合が多い．

## 1 衛生指標菌の定義と分類

- 衛生指標菌とは，「食品や調理器具，手指等の微生物の汚染状況を把握したり，衛生管理の適否を客観的に評価するために検査対象となる細菌」を指す．
- 多くの国では数値化して規格基準が設定されており，日本でも乳等省令や食品，添加物等の規格基準などで食品ごとに細菌数の限界値が定められている（⓬）．

### 一般細菌

- 食品が製造加工過程において衛生的に取り扱われたか，あるいは食品の保存性の判定，さらには病原微生物混入の予測など，大局的に調べるために用いられる一般的な指標である．
- 一般生菌数（生菌数）あるいは一般細菌数などとして，数値で結果を表記する．
- 食品中に含まれる病原細菌の多くは25〜45℃で発育可能な中温菌であるため，一般細菌数が多い検体については，病原細菌の汚染の可能性も高いと考えられ，何らかの対策を講じるか，より詳細な検査成績を求める場合が多い．

【用語解説】
**一般生菌数（生菌数）**：一定条件（35℃前後）の中温度帯で好気条件下で増殖し標準寒天培地で成育する細菌の菌数．

## ⓬ 日本における食品の微生物規格基準の例

| 衛生指標菌 | 食品 | 規格基準 |
|---|---|---|
| 一般細菌 | 粉末清涼飲料 | 3,000/g以下 |
|  | 氷雪 | 100/mL以下 |
|  | 氷菓 | 10,000/mL以下 |
|  | ゆでだこ，ゆでがに | 100,000/g以下 |
|  | 生食用かき | 50,000/g以下 |
|  | 牛乳 | 50,000/g以下 |
|  | 常温保存可能な牛乳 | 陰性 |
| 腸内細菌科菌群 | 生食用食肉（牛肉） | 陰性（25検体/ロット） |
| 大腸菌群 | 粉末清涼飲料，清涼飲料水，氷雪，氷菓，ゆでだこ，ゆでがに，鯨肉製品，魚肉練り製品，冷凍食品，牛乳 | 陰性 |
| 大腸菌 | 食肉製品（包装後加熱製品および生食用食肉以外），冷凍食品（凍結直前未加熱） | 陰性 |
|  | 生食用かき | 230/100 g以下 |
| 黄色ブドウ球菌 | 食肉製品 | 1,000/g以下 |
| クロストリジウム属菌 | 食肉製品 | 1,000/g以下 |
| サルモネラ属菌 | 食鳥卵（殺菌液卵・鶏卵） | 陰性/25 g |
|  | 食肉製品 | 陰性 |

### 腸内細菌科菌群
- 腸内細菌科菌群とは，「Violet Red Bile Glucose（VRBG）寒天培地上で赤，ピンク，紫色の集落を形成する，ブドウ糖発酵性でオキシダーゼ陰性の細菌」を指す．
- 腸内細菌科菌群は，細菌分類学上のエンテロバクテリアセアエ（*Enterobacteriaceae*）とほぼ同義とされ，国際的な細菌分類学書であるBergey's Manual of Systematic Bacteriologyには，*Enterobacteriaceae*として，42属約170種が掲載されている．
- 腸内細菌科菌群には，後述の大腸菌群の定義からはずれるサルモネラ属菌や赤痢菌なども含まれるため，国際的には乳肉食品に対する衛生指標菌として広く用いられている．

腸内細菌科菌群は，俗称として用いられる"腸内細菌"とは異なるものであることに注意！

### 大腸菌群
- 大腸菌群とは，「グラム陰性の無芽胞桿菌で，乳糖を分解してガスを産生する好気性または通性嫌気性の細菌」と定義される．
- 主に腸内に含まれる細菌群を対象とする衛生指標菌であるが，衛生学領域でのみ用いられ，細菌分類上の定義ではない．
- 大腸菌群に含まれる代表的な細菌としては，大腸菌（エシェリキア・コリ〈*Escherichia coli*，*E. coli*〉）のほか，サイトロバクター（*Citrobacter*）属，クレブシエラ（*Klebsiella*）属などがあるが，サルモネラ属菌や赤痢菌は含まれない．

### 大腸菌
- 衛生指標菌として取り扱われる"大腸菌"とは，「大腸菌群のうち，インドール産生能，メチルレッド反応，VP（Voges-Proskauer）反応，およびシモンズのクエン酸塩利用能から成る4つの生化学性状試験（IMVIC試験）の結果が「＋＋－－」または「－＋－－」となり，44.5℃で発育するもの」を指す．
- 衛生指標菌としての"大腸菌"が陽性の場合には，大腸菌群陽性の場合よりも，糞便汚染が生じていることをより直接的に示している．
- 海外，特にヨーロッパで衛生指標菌として用いられる"大腸菌"の試験法は，β-グルクロニダーゼ産生性という性質を大腸菌（*E. coli*）の多くが保有することをふまえて設定されている．

 **豆知識**

衛生指標菌としての"大腸菌"と細菌分類上の大腸菌は同一ではないので，英語で表記する際には，細菌学的なイタリック表記（*E. coli*）ではなく，ノンイタリック表記（E. coli）とする．

● MEMO ●

試験法は『食品衛生検査指針 微生物編 改訂第2版（2018）』に，公定検査法（告示，通知など）のほか，標準法として認められている検査法が収載されている．

## 2 試験法

- 日本の食品検査では，公定法を第一選択肢として，これがないものについては，食品

衛生検査指針に準じた試験法が採用されている．
- 一般的には，25 gの検体を確保できる場合には，9倍量（225 mL）の緩衝ペプトン水などの液体培地を用いて検体混和液を作製した後，それぞれの試験方法に沿って試験が進められる．

### 一般細菌

- 上記の検体混和（希釈）液を，ペプトン，酵母エキス，ブドウ糖などを含む標準寒天培地に接種し，35〜37℃で48時間好気培養を行い，発育集落数を求めた後，検体1 gあたりの数値として換算・表記する．
- 国際的な試験法であるISO法では，30℃，72時間を採用している．

### 腸内細菌科菌群

- 上記の検体混和（希釈）液を，緩衝ブリリアントグリーン胆汁ブドウ糖ブイヨン（EEブイヨン）に接種し，VRBG寒天培地を用いて培養を行い，赤またはピンク色の発育集落が出た場合に陽性として計数する．それ以外の集落のみが発育した検体については，少なくとも3集落を釣菌し，オキシダーゼ試験およびブドウ糖発酵試験などに供して確認を行う．

### 大腸菌群

#### 定性法

- 一般的に定性法は，菌数が少ないと思われる食品に対して用いられる．
- 大腸菌群の検出には，牛胆汁末，乳糖，ペプトン，ブリリアントグリーンなどを含むBGLB（液体）培地による選択的な培養が行われる．まずBGLB培地とダーラム管を入れた試験管に食品混和液を接種し，35℃±1℃で24〜48時間好気培養して，ガスの産生と培地の混濁を確認する推定試験を行う．培養後に陽性が推定される場合には，同培養液を，ペプトン，乳糖，リン酸一水素カリウム，メチレンブルー，エオジンYなどを含むEMB寒天平板培地に白金耳を用いて画線塗抹し，35℃±1℃で24時間好気培養する．
- 定型的な大腸菌群は，乳糖を分解して多様な酸を産生するため，メチレンブルーとエオジンYの作用により選択的に染色され，金属光沢のある黒褐色〜紫赤色の集落として検出される（確定試験）．
- 最終確認には，乳糖ブイヨン培地中でのガス産生とグラム染色などを行う（完全試験）．

#### 定量法

- 菌数が多いと想定される食品に対しては，定量法が適用される．
- 日本ではデソキシコーレイト寒天培地などが用いられるが，海外ではこれは流通しておらず，VRBL寒天培地などを用いた試験法が採用されている．

### 大腸菌

- 日本では，本指標菌の検出にあたり，ペプトン，乳糖，塩化ナトリウム，リン酸一水素カリウム，リン酸二水素カリウム，胆汁酸塩などを含むEC培地を用いて，他の大腸菌群が増殖できない44.5℃で24時間培養した後のガス産生および培地の混濁を確認する方法を採用している．計数には，最確数法（Most Probable Numbers〈MPN〉法）が用いられる．
- これらの試験により検出される指標菌は，必ずしも大腸菌（E. coli）のみではなく，IMVIC試験などを行うことで，より詳細な情報が得られる場合も多い．

## 3　衛生指標菌の用途，規格基準等への適用

- 衛生指標菌は，複数の病原微生物を対象とする場合を含め，食品の製造加工段階あるいは最終製品の衛生状況を総合的に判断する目的で使用される．
- 日本において食品等の規格基準に設定される主な衛生指標菌を⑫にまとめた．腸内細

**豆知識**

海外で汎用される大腸菌（E. coli）の試験法として，ISOでは特定酵素基質培地を用いた方法を設定している．

菌科菌群を用いる規格基準は，日本では初めて検体の重量や採取方法，ロットあたりの試験検体数などを定めるサンプリングプランを含めた内容となっており，同基準に適合するためには1ロットあたり25検体を試験対象として陰性であることが求められている．
- 国際的な食品流通が進む今後の動向をふまえると，食品の微生物規格基準の設定については，国際調和の観点で検討が進められると考えられる．

## カコモンに挑戦!!

◆ **第33回-55**
**細菌性及びウイルス性食中毒に関する記述である．正しいのはどれか．1つ選べ．**
(1) ウェルシュ菌は，通性嫌気性芽胞菌である．
(2) 黄色ブドウ球菌の毒素は，煮沸処理では失活しない．
(3) サルモネラ菌による食中毒の潜伏期間は，5～10日程度である．
(4) ノロウイルスは，乾物からは感染しない．
(5) カンピロバクターは，海産魚介類の生食から感染する場合が多い．

◆ **第37回-52**
**細菌性食中毒に関する記述である．最も適当なのはどれか．1つ選べ．**
(1) カンピロバクター食中毒の潜伏期間は，1～5時間程度である．
(2) サルモネラ食中毒の原因食品は，主に発酵食品である．
(3) ウェルシュ菌は，好気的条件で増殖しやすい．
(4) セレウス菌の嘔吐毒であるセレウリドは，耐熱性である．
(5) 乳児ボツリヌス症の原因食品は，主に粉乳である．

## 解答＆解説

◆ **第33回-55　正解(2)**
正文を提示し，解説とする．
(1) ウェルシュ菌は，偏性嫌気性芽胞菌である．
(2) ○
(3) サルモネラ菌による食中毒の潜伏期間は，6～48時間である．
(4) ノロウイルスは，乾物からも感染する．
(5) カンピロバクターは，鶏肉や肝臓の生食から感染する場合が多い．

◆ **第37回-52　正解(4)**
正文を提示し，解説とする．
(1) カンピロバクター食中毒の潜伏期間は，2～7日程度である．
(2) サルモネラ食中毒の原因食品は，主に鶏卵や食肉(特に鶏肉)である．
(3) ウェルシュ菌は，嫌気的条件で増殖しやすい．
(4) ○
(5) 乳児ボツリヌス症の原因食品は，主にはちみつである．

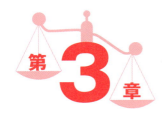

# 第3章 食品の変質

> **学習目標**
> - 食品成分の変化，腐敗にかかわる因子について理解する
> - 腐敗，鮮度の判定法を理解する
> - 油脂の変敗とその判定法について理解する

> **要点整理**
> - 食品の外観や内容が劣化し食べられなくなることを食品の変質といい，微生物の作用により悪臭や有害物質を生成し可食性を失うことを腐敗という．
> - 食品の変質機序には脱アミノ反応，脱炭酸反応があり，有機酸やアミンを産生し腐敗が進行する．食品の腐敗にかかわる因子には水分，温度，酸素，pHなどがある．
> - 腐敗や鮮度の判別には，化学的試験，微生物学的試験，官能試験などを行う．揮発性塩基窒素量やK値などが用いられる．
> - 油脂が酸化されて過酸化物が生成することを油脂の酸敗といい，酸価や過酸化物価によってその程度を判別する．

## 1 食品の変質とは

- 食品の変質とは，食品の外観や内容が劣化し，食に適さなくなる現象のことをいう．
- 変質を起こす原因としては，微生物，酵素，光，酸素などがある．
- 食品中のたんぱく質が微生物の作用により悪臭や有害物質を生成して可食性を失うことを腐敗という．
- 脂質や糖質が微生物や酸素，光などの作用により変質することを酸敗あるいは変敗という．これに対し発酵は，微生物により食品中の成分から有益な物質が生成される場合をいう．
- 一般的に食品はたんぱく質や糖質，脂質などの複数の成分を含有しており，腐敗や変敗を明確に区別するのは難しい．

## 2 微生物による変質（腐敗）

- 食品に付着した微生物が食品成分を栄養素として増殖し，腐敗が起こる．
- 腐敗現象では主にたんぱく質，アミノ酸などの窒素化合物が分解を受け，アンモニア，硫化水素，メルカプタン，アミン類などの有害物質が生成する．

**【用語解説】**
**脂質**：水に溶けず，有機溶媒に溶ける，生物由来の化合物の総称である．多くの種類があり，単純脂質（例：食用油脂のトリアシルグリセロール），複合脂質（例：卵黄のホスファチジルコリン），誘導脂質（例：動物組織のコレステロール）に大別される．
**糖質（炭水化物）**：ヒトのエネルギー源としても重要な成分である．カルボニル基と2個以上のヒドロキシ基をもつ化合物とその誘導体，縮合体と定義される．日本食品標準成分表2015年版（七訂）では，生体内で利用可能な糖質と利用できない糖質が区別できるよう，収載項目は炭水化物，利用可能炭水化物，食物繊維（水溶性，不溶性，総量）となっている．

---

> **Column　たんぱく質の構造**
>
> たんぱく質は多数のαアミノ酸がペプチド結合したポリペプチドである．ペプチドを構成しているアミノ酸をアミノ酸残基という．アミノ末端（N末端）を左に，カルボキシ末端（C末端）を右にして示す．

# 食品の変質

**脱アミノ反応**

| 酸 化 | R-CHNH$_2$COOH + 1/2O$_2$ → R-COCOOH + NH$_3$ |
|---|---|
| | アミノ酸　　　　　　　　　　α-ケト酸　　　アンモニア |
| 還 元 | R-CHNH$_2$COOH + H$_2$ → R-CH$_2$COOH + NH$_3$ |
| | 　　　　　　　　　　　　　　飽和脂肪酸 |
| 不飽和化 | R-CHNH$_2$COOH + H$_2$ → R-CH=CHCOOH + NH$_3$ |
| | 　　　　　　　　　　　　　　不飽和脂肪酸 |
| 加水分解 | R-CHNH$_2$COOH + H$_2$O → R-CHOHCOOH + NH$_3$ |
| | 　　　　　　　　　　　　　　ヒドロキシ酸 |

**脱炭酸反応**

R-CHNH$_2$COOH → R-CH$_2$NH$_2$ + CO$_2$
　　　　　　　　　　　アミン　　　二酸化炭素

例）アルギニン→アグマチン
　　チロシン→チラミン
　　ヒスチジン→ヒスタミン
　　リジン→カタベリン

**脱アミノ反応と脱炭酸反応の併行反応**

| 酸 化 | CH$_3$CHNH$_2$COOH + O$_2$ → CH$_3$COOH + NH$_3$ + CO$_2$ |
|---|---|
| | アラニン　　　　　　　　　酢酸 |
| 還 元 | CH$_2$NH$_2$COOH + H$_2$ → CH$_4$ + NH$_3$ + CO$_2$ |
| | グリシン　　　　　　　　　メタン |
| 加水分解 | (CH$_3$)$_2$CHCHNH$_2$COOH + H$_2$O → (CH$_3$)$_2$CHCH$_2$OH + NH$_3$ + CO$_2$ |
| | バリン　　　　　　　　　　　　　　イソブチルアルコール |

❶ アミノ酸分解の反応

### 変質の機序

- 脱アミノ反応（deamination）は，アミノ酸からアミノ基（-NH$_2$）が離脱する反応である（❶）．アミノ酸の酸化，還元，不飽和化，加水分解が起こり，アンモニアのほか，脂肪酸やケト酸などの有機酸を生じる．
- 脱炭酸反応（decarboxylation）は，アミノ酸からカルボキシ基（-COOH）が離脱する反応である（❶）．アミノ酸の脱炭酸により，アミン類と二酸化炭素を生じる．
- 脱アミノと脱炭酸の2つの反応が併行して起こる場合がある（❶）．酸化，還元，加水分解があり，アンモニアと二酸化炭素のほか，アルコールや脂肪酸などを生じる．
- その他，メチオニン，シスチン，システインなどの含硫アミノ酸が分解され硫化水素，メルカプタンなどを生成する．トリプトファンからはインドールやスカトールが生成する．

### 腐敗にかかわる微生物

- 食品を腐敗させる微生物を一般に食品腐敗菌という．主に細菌，カビ，酵母によって腐敗は引き起こされる．
- 食品は生産段階から加工，流通，販売などの過程で微生物による汚染を受ける．土壌微生物や水生微生物，空中浮遊微生物，動物寄生菌など，さまざまな微生物が腐敗菌となる（❷）．

### 腐敗にかかわる因子

- 食品の腐敗は水分，温度，酸素，pHなどの要因によって影響される．食品が微生物の生育に適した環境である場合，腐敗が進む．

### 水　分

- 食品中の水分には，微生物が利用できる自由水と，利用できない結合水がある．自由水の割合を示す水分活性（Aw）は，Aw＝P/P$_0$で示される（Pは食品中の自由水の蒸気圧，P$_0$は水の蒸気圧）．

**豆知識**

細菌がもつデカルボキシラーゼによって種々のアミンが生成される．そのうち，ヒスチジンからはヒスタミンが生成され，アレルギー様食中毒の原因物質となる．遊離のヒスチジンを多量に含むアジ，サンマ，サバなどは原因食品になりやすい．ヒスタミン生産菌としてはモーガネラ・モーガニイ（*Morganella morganii*）など複数の細菌が知られている．

かまぼこやソーセージの表面に形成されるスライム（ねと）も変質の一例で，これは細菌の集落なんだ．糸を引いて，においを発することが多いよ！

● MEMO ●

腐敗した食品では，微生物が産生する色素によって着色する場合がある．カロテノイド色素（黄色，橙色，赤色，褐色）が多く，酵母やカビのほかに，フラボバクテリウム（*Flavobacterium*），キサントモナス（*Xanthomonas*）などが産生菌として知られている．

### ❷ 食品の腐敗に関与する微生物

| 土壌微生物 | 土壌1g中におよそ$10^5$〜$10^9$程度存在 | |
|---|---|---|
| | 細菌 | バチルス（*Bacillus*），クロストリジウム（*Clostridium*），コリネバクテリウム（*Corynebacterium*）など |
| | 放線菌 | ストレプトマイセス（*Streptomyces*），ノカルジア（*Nocardia*）など |
| | 糸状菌（カビ類） | アスペルギルス（*Aspergillus*），ペニシリウム（*Penicillium*），リゾプス（*Rhizopus*）など |
| | 酵母 | サッカロミセス（*Saccharomyces*），ピキア（*Pichia*），ロドトルラ（*Rhodotorula*）など |
| | 原虫 | アメーバ，鞭毛虫類，旋毛虫類 |
| 水生微生物 | 環境水（河川水や湖水などの淡水と海水）中に存在．主に細菌 | |
| | 淡水細菌 | シュードモナス（*Pseudomonas*），フラボバクテリウム（*Flavobacterium*），アクロモバクター（*Achromobacter*）など |
| | 海水細菌 | ビブリオ（*Vibrio*） |
| 空中浮遊微生物 | 空中に飛散した土壌，塵埃由来．主に芽胞形成菌や真菌の胞子 | |
| 動物腸管内微生物 | 動物の糞便1g中におよそ$10^{13}$〜$10^{12}$程度存在 | |
| | 細菌 | バチルス（*Bacillus*），クロストリジウム（*Clostridium*），コリネバクテリウム（*Corynebacterium*）など |
| | 放線菌 | ストレプトマイセス（*Streptomyces*），ノカルジア（*Nocardia*）など |
| | 糸状菌（カビ類） | アスペルギルス（*Aspergillus*），ペニシリウム（*Penicillium*），リゾプス（*Rhizopus*）など |
| | 酵母 | サッカロミセス（*Saccharomyces*），ピキア（*Pichia*），ロドトルラ（*Rhodotorula*）など |
| | 原虫 | アメーバ，鞭毛虫類，旋毛虫類 |

### ❸ 食品の水分活性と微生物の増殖

| 水分活性（Aw） | 微生物 | 食品例 |
|---|---|---|
| 1.00〜0.95 | グラム陰性桿菌，芽胞菌の一部，ある種の酵母 | 食肉，鮮魚，卵，果実，野菜など |
| 0.95〜0.91 | サルモネラ，腸炎ビブリオ，多くの球菌，乳酸菌 | 半乾燥肉製品（生ハムなど），プロセスチーズ，パン |
| 0.91〜0.87 | 多くの酵母 | シラス干し，サラミソーセージ，塩サケ |
| 0.87〜0.80 | 多くのカビ，黄色ブドウ球菌 | 塩辛，米，豆類 |
| 0.80〜0.75 | 好塩細菌 | ビーフジャーキー，みそ，ジャム，はちみつ |
| 0.75〜0.65 | 耐乾性カビ | 干しエビ，ゼリー |
| 0.65〜0.60 | 好浸透圧酵母 | 煮干し，乾燥果実，キャラメル |
| 0.6以下 | 増殖しない | チョコレート，ココア，ポテトチップス，粉乳 |

- 微生物の生育には一定の水分活性が必要である（❸）．0.6以下では微生物は増殖が不可能となるので，食品の水分活性の低下は微生物の増殖を抑制し，保存性を高める．

#### 温　度

- 微生物の生育に適した温度は菌種や菌株によって異なる．食品の腐敗にかかわる微生物は，増殖可能な温度領域によって低温菌，中温菌，高温菌に分類される[*1]．
  - 低温菌は低温貯蔵の牛乳，畜肉，鮮魚介類などの腐敗の主な原因菌である．
  - 中温菌はヒトや哺乳動物の病原菌，多くの食中毒や腐敗の原因菌である．
  - 高温菌ではバチルス（*Bacillus*）やクロストリジウム（*Clostridium*）が知られ，缶詰の腐敗の要因となる．

[*1] 第2章「❶食品中の微生物」の「3 細菌の増殖に影響を及ぼす要因」（p.8）を参照．

#### 酸　素

- 微生物には，生育に酸素を必要とするもの，低濃度の酸素を必要とするもの，酸素の有無にかかわらず生育できるもの，酸素があると生育できないものなどがある．そのため，食品中の酸素濃度は汚染微生物の増殖に大きく影響する．
- 微生物を酸素の要求性により分類すると❹のようになる．

#### 水素イオン濃度（pH）

- 微生物は一般にpH 6.0〜9.0で増殖し，これは食品のpH範囲とほぼ一致する．
- pH 5.0以下では多くの微生物は増殖せず，芽胞の発芽もないとされているが，乳酸菌や真菌類は増殖する．

**豆知識**

水溶液中の水素イオン濃度は，1.0〜$10^{-14}$ mol/Lまで大きく変化する．水素イオン濃度の指数を簡易な形で表現したのがpHである．
pH＝−log（[$H^+$]）
たとえば，ヒトの胃液はpH 2程度で，水素イオン濃度は，2＝−log（[$H^+$]）＝$10^{-2}$＝0.01 mol/Lである．

### ❹ 酸素要求性による微生物の分類

| 分類 | 酸素要求性 | 微生物種 |
| --- | --- | --- |
| 好気性菌（aerobes） | 酸素がないと増殖しない | カビ，シュードモナス属，枯草菌，ミクロコッカスなど |
| 微好気性菌（microaerophiles） | 低い酸素濃度（3〜15％）で増殖する | カンピロバクターなど |
| 通性嫌気性菌（facultative anaerobes） | 酸素があってもなくても増殖する | 大腸菌，腸炎ビブリオ，酵母など |
| 偏性嫌気性菌（obligate anaerobes） | 酸素があると増殖しない | ボツリヌス菌，ウェルシュ菌，ビフィズス菌など |

## 3　腐敗・鮮度の判別

- 食品が腐敗して生じる変化（臭気，色調変化，弾力の低下，軟化など）は，ヒトが五感で感知することができる．しかし，より正確に腐敗や鮮度を判定するために，化学的試験，生物学的試験，官能試験などを行う．

### 化学的試験

- 食品中の成分は微生物の作用により分解され，化学物質が蓄積する．腐敗を検知するために，揮発性塩基窒素，トリメチルアミン，揮発性酸，ヒスタミン，インドール，pHなどの測定が行われる．下記に代表的なものを記す．

### 揮発性塩基窒素（volatile basic nitrogen）

- 食肉や魚介類などのたんぱく質を多く含む食品が腐敗すると，たんぱく質が分解されアンモニアやアミンを生じる．この揮発性塩基窒素の生成量を求め，腐敗の程度（主に初期腐敗）を判定する．
- 食品検体100 gに含まれる揮発性塩基窒素のmg数で表す．初期腐敗の判定は，肉類が20 mg/100 g，魚介類が30〜40 mg/100 gである．ただし，サメやアンコウなど尿素を多く含むものにはこの指標は適用されない．

### トリメチルアミン

- 魚介類はトリメチルアミンオキシドをもつ．これが腐敗細菌によって還元されてトリメチルアミンとなり，特有の生臭さの原因となる．
- 新鮮な魚介類のトリメチルアミン量はゼロである．初期腐敗の判定は，4〜5 mg/100 gである．

### pH

- 腐敗によって食品のpHは変化する．pHの変動は食品の成分によって異なる．
- でんぷん，グリコーゲン，糖類などの炭水化物が多い食品は微生物の作用により有機酸を生成するため，pHが低下する．
- 畜肉や魚肉などでは，はじめ炭水化物が自己消化されて，乳酸やリン酸が生成してpHが低下する．腐敗が進み，たんぱく質が分解されるとアンモニアやアミンが蓄積し，pHが再び上昇する．

### K値

- 魚肉中には核酸の構成成分であるヌクレオチドが多量に存在する．ヌクレオチドの一種であるATPは鮮度の低下とともに下記のように分解されていく．
  ATP（アデノシン三リン酸）→ADP（アデノシン二リン酸）→AMP（アデノシン一リン酸）→IMP（イノシン酸）→HxR（イノシン）→Hx（ヒポキサンチン）
- イノシンおよびヒポキサンチンが多いことは鮮度がわるいことを示す．
- ATPとその分解生成物の量を測定し，その総量に対するイノシンとヒポキサンチンの合計量の割合がK値となる．

$$K値(\%) = \frac{HxR + Hx}{ATP + ADP + AMP + IMP + HxR + Hx} \times 100$$

- K値は非常に感度がよく，魚介類の腐敗と鮮度判定に利用される．
  10％以下：死直後で鮮度良好

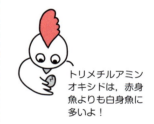

トリメチルアミンオキシドは，赤身魚よりも白身魚に多いよ！

● MEMO ●
生物は生体内の諸反応に必要なエネルギー源をATPの形で保持している．ATPの加水分解（ATP＋H₂O→ADP＋Pi）で生じる化学エネルギーを同化や物質輸送，運動などに利用している．

20％以下：刺身用
40～60％：加工原料用（かまぼこなど）
60％以上：初期腐敗

### 生物学的試験

- 食品の腐敗は，主に細菌の作用によって起こる．そのため，生菌数を測定することで腐敗の程度を判定することができる[*2]．
- 生菌数の測定は，適当な栄養培地を用いて培養し，食品1gまたは1mLあたりの生菌数を算出する．一般的には食品1gあたりに$10^7$～$10^8$個の菌数が検出された場合には初期腐敗とみなされる．
- しかし，食品によっては細菌の増殖分布が一様でなかったり，腐敗細菌以外も含まれたりするため，生菌数だけで腐敗を正確に判定することは難しい．

[*2] 衛生指標菌については，第2章「3 衛生指標菌」(p.12)を参照．

### 官能試験

- 食品が腐敗すると，においや色，味や物性に変化が生じる．ヒトの五感によりその変化をとらえることができる．食品の色調は視覚で，腐敗臭や刺激臭などの臭気は嗅覚で，異味や刺激味は味覚で，弾力性や粘稠度の変化は触覚で感知する．
- ただし，変化の感知には個人差があり，客観性を欠く場合があることが欠点である．

生物学的試験や官能試験で腐敗を判定するのは難しいんだ

## 4 化学的変質（食品成分の酸化）

- 食品の変質は微生物が原因となるものが大部分である．しかし，微生物滅菌処理をした缶詰や瓶詰，レトルト食品や油脂食品では，貯蔵中に起こる化学変化や空気中の酸素との反応（酸化）による変質が起こる．
- 特に，油脂や油脂を多く含む食品の変質は食品衛生学的に非常に重要である．

### 油脂の酸敗（変敗）

- 油脂や油脂を多く含む食品は酸素，光，熱，金属，酵素などの影響により異臭，着色，粘度の増加などの劣化が起こる．
- この原因は，油脂中の不飽和脂肪酸が酸化されて過酸化物が生成するためである．これを油脂の酸敗という（変敗という場合もある）．食すると下痢や嘔吐といった食中毒様症状を起こす場合がある．
- 油脂の酸敗は，次の機序によって起こる（❺）．まず，リパーゼや熱によって不飽和脂肪酸（RH）が遊離する．RHは光，金属，放射線などの作用により脱水素し，反応性の高い脂質ラジカル（R・）になる．R・は酸素と結合して脂質ペルオキシラジカル（ROO・）となる．ROO・が別のRHから水素を引き抜き，脂質ヒドロペルオキシド（ROOH）となる．このとき，新たにR・を生成するため，酸素の存在下で連続的に進行することから油脂の自動酸化という．ROOHは不安定であり，アルコール，アルデヒドやケトンなどの二次生成物を生じる．この反応が停止するのは，RRやROORの重合体を生成したときである．

### ●MEMO●
1960年代，油で揚げたインスタントめんによる食中毒事件が起こった．油脂の酸敗が原因であり，主な症状は下痢，嘔吐，腹痛，倦怠感，頭痛などであった．現在では，市販される油脂および油脂性食品の酸価，過酸化物価には規定が設けられている．

【用語解説】
**ラジカル**：電子が1個のみ入っている電子軌道をもった原子や分子をいう．不対電子をもつとも言い換えられる．電子軌道に電子が2個入ると軌道は安定となる．ラジカルは不安定で他のラジカルと共有結合して安定化する．

### 油脂の酸敗の防止

- 油脂の酸敗を促進させる因子として酸素，光（特に紫外線），熱，金属イオン，水分などがあり，これらによる影響をできるだけ排除することで油脂の酸敗を抑制できる．
- 酸敗の防止法として代表的なもの[*3]：真空包装，不活性ガス置換，脱酸素剤の使用で酸素に触れるのを防ぐ．不透明あるいは着色容器，包装により光を遮断する．金属との接触を避ける．低温で保管する．

[*3] 第10章「食品の包装」(p.119)を参照．

### 酸敗の判別

- 油脂の酸敗の程度を判定する方法として酸価，過酸化物価，チオバルビツール酸価，カルボニル価などを指標とする方法がある．
- 食品衛生法では，食用油や油脂で処理した食品に対し，酸価，過酸化物価の基準を設

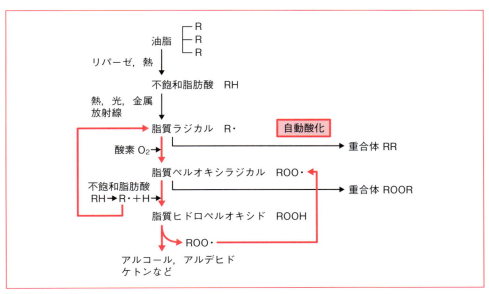

❺ 油脂の酸敗

### ❻ 油脂および油脂性食品の規格基準

| 食品 | 規格基準 | 内容 |
|---|---|---|
| 即席めん類（油脂で処理したもの） | 成分規格 | 含有油脂の酸価が3以下，または過酸化物価が30以下 |
|  | 保存基準 | 直射日光を避けて保存 |
| 食用油 | 規格 | 未精製油　酸価0.2～4.0以下 |
|  |  | 精製油　酸価0.2～0.6以下 |
|  |  | サラダ油　酸価0.15以下 |
| 食用精製加工油脂 | 規格 | 酸価が0.3以下，過酸化物価が3.0以下 |
| 油揚げ菓子（粗油脂10％以上） | 指導要領 | 酸価が3を超え，かつ過酸化物価が30を超えないこと<br>酸価が5を超えるか，または過酸化物価が50を超えないこと |
|  |  | 直射日光，高温多湿を避ける |

けている（❻）．

### 酸価 (acidic value：AV)

- 酸価とは，試料1gに含まれる遊離脂肪酸を中和するのに必要な水酸化カリウム量をmg数で表したものである．
- 油脂が酸敗すると遊離脂肪酸が増加するため酸価が上昇する．

### 過酸化物価 (peroxide value：POV)

- 油脂の自動酸化によって生じた過酸化物とヨウ化カリウムが反応すると，過酸化物に相当するヨウ素が遊離する．生成したヨウ素をチオ硫酸ナトリウムで滴定し求めた，油脂1kgあたりのヨウ素のmg数が過酸化物価である．
- 過酸化物価は酸敗の初期に上昇するが，その後，過酸化物の二次産物化により減少する．そのため油脂の初期段階の変敗の指標となる．

### チオバルビツール酸価 (thiobarbituric acid value：TBAV)

- チオバルビツール酸価は，酸敗した油脂の過酸化生成物であるマロンジアルデヒド（MDA）の量を示す．チオバルビツール酸（TBA）とMDAが反応すると赤色色素が生成する．この色素を比色定量し，油脂1g中のMDAのμmol数で表す．
- 簡便で広く用いられている酸敗の指標であるが，TBAがMDA以外にも反応する物質があるという問題点がある．

### カルボニル価 (carbonyl value)

- カルボニル価は，試料1kg中に含まれるカルボニル化合物をミリ当量数（mEq/kg）

> カルボニル価は自動酸化の中期から徐々に上昇するから，過酸化物価と併せて用いることで自動酸化の進行の程度を判断することができるよ！

❼ 不飽和脂肪酸のシス型とトランス型の化学構造

で表したものである．油脂から生成した過酸化物は，さらにアルデヒド，ケトンを生成する．これらのカルボニル化合物を定量する．
- 油脂の酸敗が進むとカルボニル価は上昇する．

**ヨウ素価（iodine value）**
- ヨウ素価は，脂質を構成する脂肪酸の不飽和度を示す．油脂100gに吸収されるヨウ素のg数で表す．
- 油脂が酸敗すると不飽和脂肪酸は分解されて減少するため，酸敗度の指標になる．

## 5 食品成分の変化により生ずる有害物質

### トランス脂肪酸
- 植物油脂を原料とし，水素添加により固化した油脂（マーガリン，ショートニング）には脂肪酸の二重結合がシス型ではないトランス型が含まれる（❼）．トランス脂肪酸の過剰な摂取はLDLコレステロールを増加させ，HDLコレステロールを減少させ，冠動脈性心疾患のリスクを高めるとされている．
- WHOではトランス脂肪酸の摂取量は最大でも1日の摂取エネルギー量の1%未満とするよう勧告している．日本での1日あたりの摂取量は，平均値で摂取エネルギー量の0.3%と推計される．

### ヘテロサイクリックアミン
- ヘテロサイクリックアミン類（HCAs）（❽）は，食品中のたんぱく質やアミノ酸の加熱により生成される．
- 体内で代謝されると発がん性を示す物質へと変換される．

### アクリルアミド
- 食品中に含まれるアミノ酸（アスパラギン）が高温（120℃以上）で加熱されると，果糖，

> **豆知識**
> トランス脂肪酸は，天然に含まれるものもある．多くの天然の不飽和脂肪酸はシス型で存在する．しかし，牛肉や羊肉，牛乳などには微量のトランス脂肪酸が含まれる．

> **豆知識**
> WHO（世界保健機関）は，トランス脂肪酸を世界の食料供給から撲滅するためのガイドライン「REPLACE」を2018年5月に発表した．食品供給源の見直し，健康的な油脂の利用促進，法制化，啓発活動，対策の徹底などを呼びかけ，撲滅の実現に向けてREPLACEの活用を各国に促している．

食品中のトランス脂肪酸は，日本では現在のところ表示義務はないよ！

---

### Column　ミリ当量数

mEq（ミリ当量，ミリ・イクイバレント）は電解質の量を表す単位である．物質量（mmoL）×イオンの価数で計算する．特に電解質を含む溶液の濃度を表すときに溶液1L中に溶けている溶質のミリ当量としてmEq/Lという単位を使用する．

NaClの場合，1価のイオンの$Cl^-$は1mmoL×1価＝1mEqとなる．

$CaCl_2$の場合，2価のイオンの$Ca^{2+}$は1mmoL×2価＝2mEqとなる．

単位がmmoLの場合，1mmoLの$Cl^-$に対応する$Ca^{2+}$は1mmoLではなく，イオンの価数を考慮して0.5mmoLとなる．単位をmEqとするときは，1mEqの$Cl^-$に対応する$Ca^{2+}$は1mEqとなる．酸価や過酸化物価も同じく，ミリ当量の考え方に基づく．

❽ ヘテロサイクリックアミン類の化学構造

| 加熱原料 | 生成する発がん性物質 | 構造式 |
|---|---|---|
| トリプトファン | Trp-P-1 (R=CH₃)<br>Trp=P-2 (R=H) | |
| グルタミン酸 | Glu-P-1 (R=CH₃)<br>Glu-P-2 (R=H) | |
| 丸干しイワシ | IQ (R=H)<br>MelQ (R=CH₃) | |
| 牛肉 | MelQx | |

ブドウ糖などの還元糖とアミノカルボニル反応が起こる．この化学反応の過程においてアクリルアミド（❾）が生成するとされている．

- 発がん性や遺伝毒性の可能性があるとされている．

## 6　消費期限と賞味期限

- 食品の保存方法と期限表示は表示義務がある．期限表示には消費期限と賞味期限がある[*4]．
- 消費期限とは，未開封の容器包装に入った製品を定められた方法により保存した場合において，腐敗・変敗などの食品の劣化により安全性を欠くおそれがないと認められる期限である．
- 賞味期限とは，同様に保存した場合において，期待されるすべての品質の保持が十分に可能であると認められる期限である．品質劣化がきわめて少ないとされる食品については，期限表示を省略できる．

**参考文献**
・安田和男編．食べ物と健康Ⅳ 改訂 食品の安全と衛生．樹村房；2014．
・細貝祐太郎ほか編．食べ物と健康・食品と衛生 新食品衛生学要説2017年版．医歯薬出版；2017．
・川井英雄ほか編著．カレント 食べ物と健康 食品衛生学．建帛社；2015．

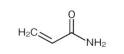

❾ アクリルアミドの化学構造

[*4] 消費期限と賞味期限については，第12章「食品の表示」の❸（p.155）を参照．

**豆知識**
品質の劣化がきわめて少ない食品としては，でんぷん，チューインガム，冷菓，砂糖，アイスクリーム，食塩およびうま味調味料，酒類，一部の飲料水および清涼飲料水，氷，などがある．

---

## Column　LDLコレステロールとHDLコレステロール

　低比重リポたんぱく質（LDL）は，全身にコレステロールを運ぶ．コレステロールは身体に必要であるため，これ自体は悪いことではない．しかし，LDLコレステロールが多くなりすぎると，過剰な量が蓄積し，動脈硬化を促進する．一方で高比重リポたんぱく質（HDL）は体内の余分なコレステロールを肝臓へ運ぶ役割をもつ．そのため，動脈硬化を防止する．これらのはたらきからLDLコレステロールは悪玉，HDLコレステロールは善玉と呼ばれている．

- 森田潤司, 成田宏司編. 新食品・栄養科学シリーズ 食べ物と健康① 食品学総論. 化学同人；2016.
- 久保田紀久枝, 森光康次郎編. 新スタンダード栄養・食物シリーズ5 食品学—食品成分と機能性—. 東京化学同人；2016.

## カコモンに挑戦!!

### ◆ 第27回-59
鮮度・腐敗・酸敗に関する記述である．正しいのはどれか．1つ選べ．
(1) 揮発性塩基窒素量は，サメの鮮度指標に用いる．
(2) 初期腐敗とみなすのは，食品1g中の生菌数が$10^3$〜$10^4$個に達したときである．
(3) 酸価は，油脂の加水分解により生成する二酸化炭素量を定量して求める．
(4) K値は，ATPの分解物を定量して求める．
(5) トリメチルアミン量は，食肉の鮮度指標に用いる．

### ◆ 第30回-54
トランス脂肪酸に関する記述である．正しいのはどれか．2つ選べ．
(1) エライジン酸は，トランス脂肪酸である．
(2) 水素添加油脂中に存在する．
(3) 多量摂取は，HDL-コレステロール値を上昇させる．
(4) 天然には存在しない．
(5) わが国では，加工食品に含有量の表示をしなければならない．

## 解答＆解説

### ◆ 第27回-59 正解（4）
正文を提示し，解説とする．
(1) 揮発性塩基窒素量は，サメの鮮度指標に用いない．
(2) 初期腐敗とみなすのは，食品1g中の生菌数が$10^7$〜$10^8$個に達したときである．
(3) 酸価は，油脂の加水分解により生成する遊離脂肪酸量を定量して求める．
(4) 〇
(5) トリメチルアミン量は，魚介類の鮮度指標に用いる．

### ◆ 第30回-54 正解（1）（2）
正文を提示し，解説とする．
(1) 〇
(2) 〇
(3) 多量摂取は，LDL-コレステロール値を上昇させる．
(4) 天然に存在する．（牛や山羊の乳や肉に含まれている）
(5) わが国では，加工食品に含有量の表示をしなくてよい．

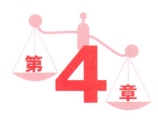

# 第4章 変質の防止

**学習目標**
- 食品のさまざまな変質防止法の原理を理解する
- 生物的・化学的・物理的環境因子による制御法のメリットとデメリットを理解する
- 食品製造においては種々の制御法を併用することで変質の防止が達成されていることを理解する

**要点整理**
- ✓ 変質の防止は食の安全や品質確保のみならず食料安全保障や環境，資源エネルギー問題にもつながる．
- ✓ 5大劣化要因として微生物，酵素，酸素，化学的活性物質，食品害虫が知られている．
- ✓ 食品の劣化要因が引き起こす変質は生物的・化学的・物理的環境因子により制御できる．
- ✓ 生物的環境因子には食品に添加する発酵微生物などがある．
- ✓ 化学的環境因子には水分活性やpH，酸素，食品添加物などがある．
- ✓ 物理的環境因子には温度や電磁波などがある．

## 1 食品の変質防止法

### 食品の変質防止の重要性

- 人類の文明は，農業により穀物の大量生産が可能となり，食物を貯蔵できるようになったことで狩猟・採取生活から解放されたことに由来すると考えられている．そのため，現代においても食物の貯蔵や保存は食品安全（food safety）や品質確保のみならず，**食料安全保障**（food security）にもかかわる課題である．
- また，近年世界の穀物生産量の増加が人口増加に比較して低下傾向にあるにもかかわらず，食品の製造過程においては最終製品の前段階で廃棄されるいわゆるハネ品が発生し，流通・消費段階では環境問題や資源・エネルギー問題にも直結する消費・賞味期限切れの大量の食品廃棄物（食品ロス）が発生している（❶）．
- 食品ロスの原因の一つとして，近年の消費者の高品質へのこだわりや安全性への関心の高まりが，品質管理や賞味期限に対する厳正さをいっそう強くしたこともあげられる[1]．そのため，農畜水産物の収穫・加工後の損失を極力少なくし，食品の品質低下を抑制することの重要性が増している．

【用語解説】
**食料安全保障**：食料はヒトの生命維持や健全な生活の基礎として重要である．良質な食料を合理的な価格で継続的に入手できることが求められる．人口増加などによる食料需要の増大や気候変動による生産減少などによって食料供給は影響を受ける．「食料・農業・農村基本法」（1999年）においては，国内の農業生産の増大を図ること，輸入および備蓄を適切に組み合わせ，食料の安定的な供給を確保することを目指している．

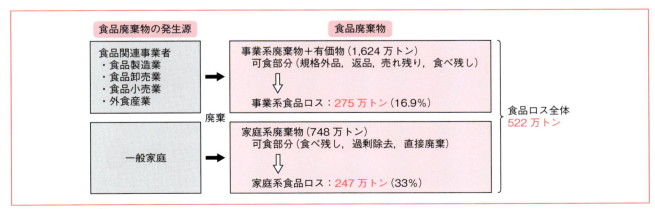

❶ **食品ロスの現状**
（農林水産省．食品廃棄物等の利用状況等〈令和2年度推計〉．https://www.env.go.jp/content/000140159.pdfを参考に作成）

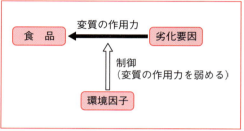

❷ 5大劣化要因と環境因子

❸ 食品の変質防止法の原理

❹ 劣化要因によるフードチェーン上の食品変質

 **豆知識**

**ハードル理論**：食品の置かれている環境を微生物の生育に不適当な条件にすることで微生物の増殖を制御できる．ハードル理論とは，各種環境因子をハードルに見立て，微生物がこれらのハードルを飛び越えないように各種環境因子を組み合わせ効果的に抑制ができるという理論である．

### 環境因子を用いた変質防止

- 食品の5大劣化要因には，①微生物，②食品中の酵素[*1]，③酸素，④化学的活性物質（酸敗や油焼けを引き起こす不飽和脂肪酸など），⑤食品害虫（コクゾウムシなど）がある（❷）．
- さらに，これらの劣化要因の作用力に影響を及ぼす環境因子には，①生物的環境因子（微生物など），②化学的環境因子（水分活性，pH，酸素，炭酸ガスなど），③物理的環境因子（温度，電磁波，圧力など）がある（❷）．
- 食品の変質防止（品質制御）とは，❸のように環境因子を変動させ劣化要因の作用力を弱めることである．反対に，劣化要因の作用力を強める方向に環境因子を変動させた場合には変質が促進される．
- これらの環境因子を用いた食品の変質防止は，食品の製品設計時に考慮され主として食品の製造工程に組み込まれている場合が多い．
- 二次汚染の防止（サニテーション）は一般的衛生管理やHACCP[2]で行われるが，食品衛生は食品保蔵の原理に基づいた変敗防止策を立て，その管理を徹底することで達成される．

### フードチェーン全体での変質防止

- フードチェーン（food chain）とは，食品の原料生産から加工，流通，販売，消費までの流れを指す用語である（❹）．食品劣化要因による食品の変質は，食品工場などにおける加工工程のみならずフードチェーンのすべてのステージで発生しているため，食品の変質防止はフードチェーン全体で実施する必要がある[3]．
- 塩蔵食品，糖蔵食品，乾燥食品などの保存目的で作られてきた加工食品には，製造工程に変質防止処置が組み込まれている場合が多い．食品の製造・加工と保存は車の両輪の関係にたとえられることが多く，両者の間には厳密な相違はない．

## 2　生物的環境因子による制御

- 生物的環境因子とは，劣化要因の作用力に影響を及ぼす食品中の生物のことである．

[*1] 加熱殺菌を施した加工食品においては細胞中の酵素は失活している．一方，野菜・果実や畜肉・生鮮魚介類においては細胞の生死にかかわらず細胞中には酵素活性が認められる場合がある．

 **豆知識**

**微生物の生育に影響を及ぼす環境因子間の相互関係**：微生物が生育しやすい中性付近では耐熱性が最大となったり，生育最適温度下では水分活性が低くても生育するなど，一方の環境因子が微生物にとって好条件のとき，別の環境因子に対する耐性が強まることがある．

「製造」はその物の本質を変化させて別の物をつくること，「加工」はその物の本質を変えないで形態だけを変化させること！

### ❺ 食品の乾燥法と乾燥食品

| 乾燥法 | | | 主な乾燥食品 |
|---|---|---|---|
| 自然乾燥法 | 日干し，陰干し，風干し | | 干しぶどう，乾しいたけ，干し柿，干し魚類 |
| 人工乾燥法 | 加圧乾燥 | 加熱―加圧―噴出 | ポップコーン，ポン菓子 |
| | 常圧乾燥 | 熱風乾燥 | 乾燥野菜，乾燥果実 |
| | | 噴霧乾燥 | 粉乳，インスタントコーヒー，粉卵，乾燥香辛料 |
| | | 被膜乾燥 | 液体食品，乾燥マッシュポテト |
| | | 泡沫乾燥 | ペースト状食品 |
| | 真空乾燥 | 真空（減圧）乾燥 | 粉末調味料 |
| | | 凍結乾燥 | 即席みそ汁，インスタントコーヒー |

（川村　堅編著．カレント改訂 食べ物と健康3：食品衛生学．建帛社；2021．p.32より）

- 食品中に無害な微生物を添加することで特定の有害微生物の生育が抑制される．発酵食品は，腐敗しやすい食品原料が腐敗する前に無害な微生物を増殖させることで原料とは異なる風味を付与した食品であり，生物的環境因子による制御を用いた食品の変質を防止した食品ともいえる[4]．
- 乳酸菌などの発酵微生物を増殖させることで他の有害な微生物の増殖を抑制する技術は，プロテクティブカルチャー（protective culture）と呼ばれる[3]．

## 3　化学的環境因子による制御

- 化学的環境因子による制御は水分活性の低減が中心となる．
- 食品中に化学物質などを添加し劣化を制御する手法は，比較的安価なため食品製造では多用されている．

### 水分活性の低減化

- 食品中には多くの水分が含まれる．水分は食品の劣化要因となる微生物の増殖や品質劣化につながる酵素反応などを引き起こす．
- 食品の劣化にかかわる水分量は，水分含量よりも水分活性（water activity：Aw）[*2,3]の値に大きく影響を受ける．水分を直接取り除くか，砂糖や塩などを添加して水分中の溶質濃度を高めることで水分活性値を下げ，劣化を制御することができる．

### 脱水・乾燥

- 固体食品，液体食品を問わず，食品から水分を除去する方法を「脱水」，食品中の水分を気化させて除去し固体食品とする方法を「乾燥」という．
- 乾燥法には自然乾燥法と人工乾燥法があり，食品の種類により使い分けられている（❺）．

### 塩蔵・糖蔵

- 食品に食塩や砂糖・シロップを添加すると，浸透圧作用で食品中から水分が除去されるとともに，溶質濃度の上昇によって食品の水分活性値が低下する．
- 微生物に対しても，細胞外の高い浸透圧が死滅や増殖抑制に寄与する．つくだ煮や砂糖煮などの濃厚調味法も同様の原理により，腐敗・変敗しにくくなる．

---

**豆知識**
**ミクロフローラ（microflora）**：微生物叢ともいわれ，特定の環境中での微生物の種類や量，混合比などの実態を指す．食品中の雑菌は特定のミクロフローラを形成している．ミクロフローラ中では，通常，細菌は酵母よりも，酵母はカビよりもすみやかに増殖する．ミクロフローラ中では，菌種ごとに栄養源や酸素，生活空間をめぐる競争がある．

[*2] 水分活性については，第2章「❶ 食品中の微生物」の「3 細菌の増殖に影響を及ぼす要因」（p.8）および第3章「2 微生物による変質（腐敗）」（p.16）を参照．

[*3] 食品の水分活性値については，第3章の❸（p.18）を参照．

**豆知識**
**微生物の食塩に対する耐性**：非好塩細菌は1.2％以下の食塩添加で生育が最適で，5〜10％食塩添加で生育が完全に阻害される．耐塩細菌は12％以上の食塩存在下でも生育可能で，みそ，漬物などに広く分布する．好塩細菌は1.2％以上の食塩添加で生育が最適で，海産魚介類や塩蔵食品の変敗を引き起こす．酵母のなかには，13％以上の食塩添加で生育可能な耐塩性の酵母があり，みそやしょうゆもろみに分布している．

---

### Column　予測微生物学（predictive microbiology）

　さまざまな環境での腐敗微生物や食中毒菌の増殖・死滅の実験データをもとに，それら微生物の増殖・死滅の数学的なモデルを作ることで，食品中の微生物の挙動を推測する研究分野．食品の種類や環境条件（温度，水分活性値，pHなど），菌種を入力することで，一定時間後の目的微生物の菌数推定を行う予測ソフトウェアの開発が行われている．

**❻ 食塩の微生物に対する作用**

① 水分活性の低下
② 塩化物イオンの防腐作用
③ 溶存酸素を減少させることによる好気性菌の生育抑制
④ 微生物の二酸化炭素（静菌作用を有する）に対する感受性の増大
⑤ 微生物の分泌するプロテアーゼの活性阻害

- 食塩や砂糖の代わりとなる水分活性調整剤が市販されている．
- 塩蔵品の加工において用いられている食塩は❻の抗菌作用を有している．

### 燻　製

- 燻製はサクラ，ナラ，クヌギなどの燻材を不完全燃焼させて燻す方法で，古くから肉や魚介類の変質防止に用いられてきた．劣化防止の主な原理は燻煙の熱による乾燥であるが，貯蔵性はあまり良くないため低温保管が望ましい．
- 燻煙には有機酸，脂肪族アルコール，アルデヒド，フェノール類，エステル，ピリジン，アミンなどが含まれているため，製品に独特の風味と貯蔵性を付与する．また，燻煙中のポリフェノール類は抗酸化作用を有するため，油脂の酸敗を防止する効果もある．
- 燻製には長時間燻煙を行う冷燻法と，燻煙時間が比較的短時である温燻法，熱燻法がある．冷燻法では水分が40％程度まで低下するため比較的保存性は高いが，温燻法と熱燻法では水分が50％以上であるため腐敗しやすい．
- 液燻法とは，燻液（木酢液）に浸漬した後に乾燥する方法である．燻煙中には発がん性を有する3,4-ベンズピレン（benzpyrene）が含まれるため，これが含まれない燻液の開発が試みられている．

### pHの低減化

- 多くの細菌は中性〜弱アルカリ性，多くのカビ・酵母は弱酸性域に最適pHを有するため，食品のpHをこれらの値からずらすことで微生物の制御が可能となる．また，食品はpHとして酸性〜中性域を示すものが大部分であるため，酸性域での制御が中心となる．
- pHが4.5未満の食品は酸性食品（acid foods）といわれ保存性が高い．酸性食品中では大部分の腐敗細菌や食中毒細菌の増殖が抑制され，もっぱら乳酸菌による酸敗が起こる．酵母やカビは生育の最適pHが酸性域にあるものが多いため，酸性食品中でも生育可能である．
- 食品のpHを低下させる手法として，伝統的には，野菜を食酢などに浸漬することや，野菜の乳酸発酵が行われている．また，近年，食品添加物であるpH調整剤[*4]の添加も行われており，低pH域に耐性のあるカビ・酵母の制御のためにソルビン酸カリウム（酸型食品保存料）などの添加が併用されている．

### 酸素の除去・遮断

- 酸素は，多くの食中毒菌や腐敗微生物の増殖，食品害虫の繁殖，油脂などの酸化による劣化を引き起こす．微生物は種類によって酸素に対する要求性が異なる[*5]．

### 真空・ガス置換包装，缶・びん詰など

- 真空・ガス置換包装や缶・びん詰は，微生物や酸素の侵入を容器により遮断し容器内の酸素も除去する保存方法である．酸素の除去によって，好気性微生物の増殖が抑制される．しかし，ボツリヌス菌などの嫌気性微生物にとっては増殖しやすい環境となるため，注意を要する．
- 真空・ガス置換包装は食品を酸素遮断性の高い包装材に入れ，脱気あるいは容器内の空気を不活性ガス（窒素ガス，炭酸ガス）に置換することで食品の保存性を高めたものである．包装後は，熱湯殺菌などの加熱殺菌，冷蔵・冷凍処理を行う．
- 缶・びん詰においては容器に食品を入れた後，容器内を脱気・密封し，食品に付着す

---

**豆知識**

**簡易製法によるイカ塩辛**：近年，食塩濃度の低い簡易製法で製造されたイカ塩辛が市販されている．簡易製法によるものは保存性が低いため，消費者への注意喚起が必要とされている．

**好浸透圧（耐糖性）酵母**は，高濃度の糖を含む高浸透圧の培地上で生育可能な酵母だよ．はちみつ，ジャム，濃縮果汁など高糖食品の変敗原因となるんだ！

●MEMO●
**低酸性食品**：食品の保存性の観点から，食品は酸性食品と低酸性食品に分けられる．低酸性食品はpHが4.5より高い食品を指す．

●MEMO●
**酢漬け**：野菜などを食酢や梅酢，有機酸を主とした材料に漬け込んだもので，pH 4.0以下のものをいう．千枚漬，らっきょう漬，はりはり漬などがある．

[*4] リンゴ酸，クエン酸，乳酸ナトリウムなどが用いられている．

[*5] 酸素要求性による微生物の分類については，第3章の❹（p.19）を参照．

## 変質の防止

### ❼ 食品の変質防止を目的とした食品添加物の種類と用途

| 種　類 | 用　途 | 添加物例 |
|---|---|---|
| 保存料 | カビや細菌などの発育を抑制し，食品の保存性を高める | 安息香酸エステル類，ソルビン酸カリウム，しらこたんぱく抽出物 |
| 殺菌剤 | 食品や器具を殺菌する | 過酸化水素，次亜塩素酸ナトリウム |
| 酸化防止剤 | 油脂などの酸化を防ぐ | ビタミンE，EDTA・2Na$_2$，エリソルビン酸 |
| 防かび剤 | かんきつ類のカビ発生を防ぐ | ジフェニル，オルトフェニルフェノール |
| pH調整剤 | 食品の酸度を調節する | リンゴ酸，クエン酸，乳酸ナトリウム |

### ❽ 食品の低温保存温度

| 冷却法 | 温　度 | 対象食品 |
|---|---|---|
| 冷蔵（低温障害防止） | 3〜8℃ | 野菜 |
| 冷　蔵 | 2〜6℃（5℃前後） | 一般食品 |
| チルド | 0℃前後 | 乳製品，豆腐 |
| パーシャルフリージング | −3〜−1℃ | 生鮮魚介類，肉類 |
| 冷　凍 | −15℃以下（食品衛生法），−18℃以下（JAS法） | 冷凍食品 |

- る微生物を容器ごと熱湯殺菌する．
- レトルトパウチ食品は，「やわらかい缶詰」や「袋の缶詰」とも呼ばれ，プラスチックフィルムや金属箔を多層に合わせて成型した気密性・遮光性を有する袋状の容器に食品を入れ，脱気後に加圧加熱殺菌したものである．
- 食品包装中から酸素を除去する方法として，脱酸素剤の使用も行われている．

#### 食品添加物

- 食品添加物とは，食品衛生法では，食品の加工や保存目的で食品に添加するものと定義されている．
- 日本では，食品添加物は，安全性と有効性を内閣総理大臣が確認・指定した指定添加物，長年使用されてきた食経験のある天然添加物である既存添加物，天然香料，一般飲食添加物に分類され，純度や成分についての規格や，使用できる量などの基準が定められている[*6]．
- 食品の腐敗・変質防止を目的とした食品添加物には，保存料，殺菌剤，酸化防止剤，防かび剤，pH調整剤などがある（❼）．

## 4　物理的環境因子による制御

- 物理的環境因子による制御の特徴は，生物的・化学的環境因子による制御と異なり，食品に何らかの物質を添加しない点があげられる．食品本来の風味などに影響を及ぼさないため，より広範囲な食品に適用可能である．
- 温度や電磁波による制御には機器が用いられるため高額となる場合がある．

### 温　度

#### 冷　却

- 冷蔵・チルド・冷凍といった低温貯蔵法は，温度を低下させることで微生物や生鮮食品中の酵素による変質の作用力を低減させるものである（❽）．
- 加熱処理を施していない食品原材料および食品中の酵素は失活しておらず活性を有している．リパーゼなど，氷点下においても反応が微弱ではあるが進行するものがあり，冷凍下においても完全には変質を抑えられない場合がある．

#### （1）冷　蔵

- 冷蔵（cooling）は，食品を2〜6℃（5℃前後）で保存する方法で，食品工場や厨房，家庭などで用いられている．

---

【用語解説】

**脱酸素剤**：食品容器内の酸素を吸着させるためのもので，大部分が無機系鉄粉であり，アスコルビン酸やカテコールも使用される．好気性微生物や食品害虫の繁殖防止に有効である．

**食経験**：ヒトが，ある動植物などやそれらを原料とした加工食品を長年にわたり伝統的に摂食してきた経験．一般的に，ある食品に食経験がある場合，その食品は疫学的に安全性が保障されていると考えられる．

[*6] 食品添加物の分類については，第9章の❾（p.113）を参照．

**豆知識**

**日持ち向上剤**：食品添加物であるグリシンや酢酸ナトリウムなどの日持ち向上剤は微生物の発育抑制効果を有し保存料に近いものである．しかし，保存料に比べて効果が弱いため保存料に分類されない．また，「日持ち向上剤」の名称は，保存料やpH調整剤のような一括名としては認められていないため，成分表示においては一括名ではなく化合物名を記載することになっている．

**豆知識**

**酸型保存料の抗菌力**：安息香酸，ソルビン酸，プロピオン酸などの酸型保存料や，酢酸，乳酸などの有機酸の抗菌力はpHの低下とともに増大する．これは，これらの化合物の非解離型分子が抗菌性を有するため，pHの低下とともに非解離型分子の比率が高くなるためである．

●MEMO●

**バイオプリザバティブ（bio-preservative）**：食経験のある植物，動物，微生物起源の抗菌作用をもった化合物．バイオプリザバティブを食品添加物として加える技術をバイオプリザベーション（biopreservation）という．乳酸やエタノール，ジアセチル，アセトアルデヒド，バクテリオシンなどが該当する．

### ❾ 種々の微生物の耐熱性

| | 微生物 | 温度(℃) | D値(分) | Z値(℃) |
|---|---|---|---|---|
| 細菌<br>(芽胞) | ゲオバチルス・ステアロサーモフィルス (*Geobacillus stearothermophilus*) | 115 | 22.6 | 7.1 |
| | バチルス・メガテリウム (*Bacillus megaterium*) | 100 | 1 | 8.8 |
| | クロストリジウム・サーモサッカロリティカム (*Clostridium thermosaccharolyticum*) | 132 | 4.4 | 6.7 |
| | ボツリヌス菌E型 (*Clostridium botulinum* type E) | 80 | 0.6〜3.3 | — |
| 細菌<br>(栄養細胞) | ラクトバチルス属 (*Lactobacillus* sp.) | 62.8 | 3.13 | — |
| | エンテロコッカス・アウレウス (*Enterococcus aureus*) | 60 | 13 | — |
| | 黄色ブドウ球菌 (*Staphylococcus aureus*) | 58 | 1.8 | — |
| | シュードモナス・フルオレッセンス (*Pseudomonas fluorescens*) | 53 | 4 | — |
| | ネズミチフス菌 (*Salmonella* Typhimurium) | 55 | 3 | — |
| | 大腸菌 (*Escherichia coli*) | 55 | 4 | — |
| 酵母 | サッカロミセス・セレビシエ (*Saccharomyces cerevisiae*) | 55 | 0.9 | — |
| 糸状菌<br>(胞子) | アスペルギルス・シェバリエリ (*Aspergillus chevalieri*) | 65 | 50 | 12.8 |
| | ペニシリウム属 (*Penicillium* sp.) | 74〜100 | — | 5.7 |

(小久保彌太郎.現場で役立つ食品微生物学Q&A.第2版.中央法規;2007.p.219を参考に作成)
D値,Z値については,次ページのColumn「殺菌工学モデル」を参照.

- 微生物の増殖はかなり抑制されるが,魚介類などに付着している低温菌は増殖可能であるため,増殖を完全には抑制できない.

### (2) チルド,パーシャルフリージング

- チルド(chilling,氷温冷蔵)は,冷蔵よりも温度が低く,食品を0℃前後で保存する貯蔵方法である.乳製品や発酵食品,水産練り製品などの貯蔵に適している.
- パーシャルフリージング(partial freezing,部分凍結,微凍結)は−3℃程度で貯蔵する方法である.

### (3) 冷凍

- 冷凍(freezing)は,食品を−15℃(−18℃)以下で凍らせて貯蔵する方法である.多くの食品はこの温度帯においては大部分が氷結するため,未凍結水中の溶質の濃度が高まり食品の水分活性は著しく低下する.したがって,冷凍は乾燥と同様に水分活性を制御した保存方法ともいえる.
- 多くの微生物は冷凍を含めた低温保存下においては増殖を阻止することはできても死滅しないため,室温に戻した場合は再び増殖を開始することに留意すべきである.

### 加熱

- 加熱殺菌は最も古くから行われ,最も効果的な制御法である.
- 加熱殺菌においては,目的とする微生物に対する殺菌効果と,その温度が及ぼす食品の品質への影響を考慮して加熱温度を設定する必要がある.食品を加熱殺菌する場合,菌種により耐熱性が異なる.特に,ゲオバチルス・ステアロサーモフィルス(*Geobacillus stearothermophilus*)などの胞子形成細菌は耐熱性を有するため注意が必要である.
- 一般的に微生物を加熱殺菌する場合,生き残る菌数は指数関数的に減少する(対数死滅の法則)ため,初期菌数の多い食品ほど長い加熱時間を要する(❾).
- 食品の加熱は殺菌のみならず,食品中の酵素を熱失活させることで品質劣化を抑制するためにも用いられる.
- ブランチング(blanching)は,野菜類を加工する前に100℃近い熱湯や水蒸気で数分程度加熱し,食品の色調や風味を劣化させる酵素を失活させる操作である.漬物や冷凍野菜の加工時に多用される.
- 低温殺菌(pasteurization)は,食品中に存在する微生物を完全に殺菌するのではなく,食中毒菌や非耐熱性の腐敗菌などを死滅させることを目的とする.通常100℃以下の比較的緩和な加熱であるため,食品の品質への影響が少ない.主として,果汁などの

---

**豆知識**

**コールドチェーン(cold chain)**:食品あるいは食品原料を,生産地から消費者の手に渡るまでのすべての場面において低温管理することで,安全性および品質を確保し流通させること.マグロのとろは今でこそ高級品であるが,腐敗しやすい(足が速い)部位であるため江戸時代には廃棄されていた.

**豆知識**

**最大氷結晶生成帯**:食品の凍結時に,氷結晶が最も大きく成長する温度帯(−1〜−5℃)をいう.食品を冷凍させる場合,最大氷結晶生成帯をできる限り素早く通過させるような急速冷凍が必要である.食品を緩慢凍結した場合,氷結晶の成長により食品中の細胞が破壊され,解凍時に多量のドリップ(液汁)が流出し,品質低下などにつながる.

**●MEMO●**

**冷凍食品の水分活性**:ある冷凍食品の水分活性値の温度依存性を示す一例として,0.953(−5℃),0.907(−10℃),0.864(−15℃),0.823(−20℃)のデータが得られている.

| ←短波長側（化学的・生物学的作用） | | | | 長波長側（物理的作用）→ | | | |
|---|---|---|---|---|---|---|---|
| ガンマ線 | X線 | 紫外線 | 可視光線（紫・藍・青・緑・黄・橙・赤） | 赤外線 | マイクロ波 | 超音波 |

❿ 種々の電磁波

酸性食品やジャムなどの水分活性の低い食品に用いられる．
- 高温殺菌（商業的殺菌，commercial sterilization）は缶詰やびん詰，レトルトパウチ食品などの低酸性食品に適用される．殺菌には100℃以上の加熱を行う高圧蒸気滅菌装置（レトルト）が用いられる．

### 電磁波 ❿

- 電磁波は微生物の菌種ごとに感受性が異なる．ガンマ（γ）線やX線，紫外線などは殺菌作用を有するため，食品照射（food radiation）としての利用が検討されている．
- 短波長側のガンマ線やX線の作用は，直接あるいは間接的に微生物の遺伝子に作用する．
- 長波長側の赤外線やマイクロ波は吸収エネルギーによる食品の温度上昇を利用した加熱殺菌に，超音波は食品に照射することで生じる衝撃波を利用した殺菌に用いられることが検討されている．

#### 紫外線
- 250〜260 nmの紫外線には強い殺菌力があるため，食品や飲料水，空気，調理器具などの殺菌に用いられている．しかし，その作用力は固体食品では表面のみである．
- 厨房機器の殺菌に用いられる紫外線殺菌灯は254 nmの波長が用いられている．
- 紫外線の殺菌力は，照射により微生物のDNA鎖上にチミジンダイマーが形成されることによる．
- 一般に，グラム陰性細菌は感受性が最大であり，カビが最も抵抗力がある．

#### 放射線
- 放射線照射による殺菌は冷殺菌（cold sterilization）とも呼ばれる．透過力が強く，固体食品の内部にも有効である．
- 殺菌の原理は放射線による微生物の遺伝子の直接破壊と，水分子などからのフリーラジカルの生成の相乗効果である．
- 放射線に対する生物の抵抗力は下等なものほど強く，芽胞は強い耐性をもつ．
- 食品包装に対する放射線照射は，日本を含めた世界各国において電子線やガンマ線により行われている．
- 食品に対する放射線照射は，殺菌や殺虫，発芽防止，果物の成熟遅延などの目的で多くの国で行われており，実体が電子である電子線，電磁波であるガンマ線やX線が用いられている．ただし，日本においてはガンマ線によるじゃがいもの発芽防止が認可されているのみである．

●MEMO●
**微生物の耐熱性と水分活性**：微生物の耐熱性は水分活性（Aw）値の低下とともに増大する傾向を示すが，Aw値を低下させていった場合，0.4〜0.2で耐熱性が最大となるが，0.2以下では逆に減じる．そのため，脱脂粉乳や魚粉の製造工程においては水分量の多い時点で殺菌を完了させておく必要がある．

商業的無菌性というのは「当該製品の貯蔵・流通条件下で食品中に発育しうる微生物が生存しない状態」のことだよ！

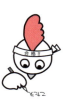

 豆知識
2003年にコーデックス委員会は放射線照射食品の規格と規範を改訂し，規格・規範を遵守する限り食品の安全性や栄養性に関して問題はないと報告している．

---

### Column　殺菌工学モデル

D値やZ値を用いて微生物の熱死滅特性を表すモデル．D値（decimal reduction time：DRT，90%減菌時間）とは，ある殺菌温度において特定の微生物の菌数を1/10にするために必要な加熱死滅時間（分）を指す．ある殺菌温度におけるD値が大きいほど，その微生物の耐熱性は高いことを意味する．D値は加熱時間を横軸，生残菌数の対数値を縦軸とした生残曲線（survival curve）を作成することで得られる．また，Z値とは，D値の時間を1/10短くするのに高めなければならない温度幅（℃）を指す．Z値が大きい微生物は耐熱性が高いことを意味する．Z値は温度を横軸，D値を縦軸とした加熱致死時間曲線（thermal death time curve）を作成することで得られる．

**参考文献**

- Evans LT．日向康吉訳．100億人への食糧―人口増加と食糧生産の知恵．学会出版センター；2006．
- 山口英昌編著．食環境科学入門．ミネルヴァ書房；2006．
- 一色賢司監．生食のおいしさとリスク．NTS；2013．
- 嘉田良平．食と農のサバイバル戦略―リスク管理からの再生．昭和堂；2014．
- 森地敏樹編著．バイオプリザベーション―乳酸菌による食品微生物制御．幸書房；1999．
- ICMSF編．食品微生物の生態―微生物制御の全貌．中央法規出版；2011．
- 藤井建夫編著．食品の腐敗と微生物．幸書房；2012．
- 内藤茂三．食品の変敗微生物―その原因菌と制御．幸書房；2016．
- 北本勝ひこほか編．食と微生物の事典．朝倉書店；2017．
- 宮地竜郎．第4章 食品工場へのHACCP導入と発酵食品の衛生管理．宮尾茂雄ほか著．発酵と醸造のいろは―伝統技法からデータに基づく製造技術まで．NTS；2017．pp.112-6．
- 松田敏生．食品微生物制御の化学．幸書房；1998．
- 高野光男．食品の殺菌―その科学と技術．幸書房；1998．
- 芝崎 勲監．環境衛生管理技術体系 有害微生物管理技術 第1巻 原料・製造・流通環境における要素技術とHACCP．フジ・テクノシステム；2000．
- 野中順三九ほか．食品保蔵学 改訂版．恒星社厚生閣；2003．
- 日本食品保蔵科学会編．食品保蔵・流通技術ハンドブック．建帛社；2006．
- 一色堅司編．食品の非加熱殺菌応用ハンドブック．サイエンスフォーラム；2001．
- 藤井建夫編．食品微生物学Ⅱ 制御編 食品の保全と微生物．幸書房；2001．
- 伊藤 武編．食品のストレス応環境と微生物―その挙動・制御と検出．サイエンスフォーラム；2004．
- 藤井建夫．加工食品と微生物―現場における食品衛生．中央法規；2007．
- 高鳥浩介監．有害微生物の制御と管理―現場対応への実践的な取り組み．テクノシステム；2016．

**引用文献**

1) 木村俊範．食品のゼロエミッション―出さない，捨てない，リサイクル．幸書房；2003．p.ⅲ．
2) 宮地竜郎．食品工場の衛生管理と人材育成③―食品安全マネジメントシステムの仕組みと効果．日本防菌防黴学会誌 2014；42：369-74．
3) 宮地竜郎．食品の微生物変敗防止技術と制御①―環境中の微生物と制御．日本防菌防黴学会誌 2013；41：635-41．
4) 村田容常．食品加工の目的，意義，原理．本間清一編．新スタンダード栄養・食物シリーズ7，食品加工貯蔵学．東京化学同人；2016．p.6．

## カコモン に挑戦!!

### ◆ 第28回-59
**食品の変質に関する記述である．正しいのはどれか．1つ選べ．**
(1) 油脂の劣化は，窒素により促進される．
(2) 油脂の劣化は，光線により促進される．
(3) 細菌による腐敗は，水分活性の上昇により抑制される．
(4) 酸価は，初期腐敗の指標である．
(5) ヒスタミンは，ヒスチジンの脱アミノ反応により生じる．

### ◆ 第31回-65
**食品の保存に関する記述である．正しいのはどれか．1つ選べ．**
(1) 乾燥は，食品中の自由水の割合を高める．
(2) 塩漬は，食品中の自由水の割合を高める．
(3) 酢漬は，水素イオン濃度を低下させる．
(4) 冷蔵では，保存性が低下する野菜類がある．
(5) CA（Controlled Atmosphere）貯蔵では，庫内の二酸化炭素濃度を低下させる．

## 解答&解説

### ◆ 第28回-59　正解(2)
正文を提示し，解説とする．
(1) 油脂の劣化は，酸素や光，温度，金属イオン，湿気，酸素などにより促進される．
(2) ○
(3) 細菌による腐敗は，水分活性の上昇により抑制されることはない．
(4) 過酸化物価（POV）は，初期腐敗の指標である．
(5) ヒスタミンは，ヒスチジンの脱炭酸反応により生じる．

### ◆ 第31回-65　正解(4)
正文を提示し，解説とする．
(1) 乾燥は，食品中の自由水の割合を低下させる．
(2) 塩漬は，食品中の自由水の割合を低下させる．
(3) 酢漬は，水素イオン濃度を上昇させる．
(4) ○
(5) CA（Controlled Atmosphere）貯蔵では，庫内の二酸化炭素濃度を上昇させる．

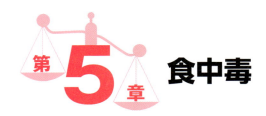

# 第5章 食中毒

- 食中毒の分類と発生状況について理解する
- 細菌性食中毒菌の種類，特徴，病原性，臨床症状，分布について学ぶ
- 細菌性食中毒の原因食品，汚染経路，予防対策について学ぶ
- 食中毒の原因となるウイルスや寄生虫の種類と特徴，汚染経路，予防対策について学ぶ
- 自然毒食中毒の種類，発生時期，原因食品，発生要因について学ぶ
- 化学性食中毒の原因物質の種類やその発生要因について学ぶ

- ✓ 食中毒の原因は細菌，ウイルス，寄生虫，化学物質，自然毒その他がある．
- ✓ 食中毒細菌は感染型（感染侵入型，感染毒素型）と毒素型がある．
- ✓ 近年，カンピロバクター，ノロウイルスが事件数，患者数とも1位，2位を占める．
- ✓ 食中毒細菌はそれぞれ分布，生育可能温度，酸素要求性，毒素産生性，芽胞形成性などが異なり，それが特徴でもある．
- ✓ 細菌性食中毒はそれぞれ潜伏期間，臨床症状が異なる．
- ✓ ノロウイルスは冬期に多発する感染性胃腸炎の原因でもあり，食中毒では集団発生しやすい．
- ✓ ノロウイルスを不活化させるには85〜90℃で90秒以上か次亜塩素酸ナトリウムなどによる塩素消毒が有効である．
- ✓ 魚介類媒介の寄生虫症が多数報告されるようになり，アニサキスによるものが多数を占める．
- ✓ 自然毒食中毒の事件数は多くないが死者が毎年発生している．
- ✓ 植物性自然毒ではキノコが，動物性ではフグが原因の事件が多数を占める．
- ✓ 化学性食中毒の事件数は多くはないが，大型，広域に発生する可能性が高い．

## 1 食中毒の定義と分類

### 1 食中毒の定義

- 食中毒とは，「食品を摂取して起こるすべての疾病」[1]をいう．単一の疾病ではなく，食べ物によって起きる疾病の総称である．
- 食品衛生法では「食品，添加物，器具又は容器包装に起因する中毒患者又はその疑いのある者」を「食中毒患者等という」と規定している（第21条の2）．したがって，原因が食品のほか添加物，器具，容器包装である場合も食中毒に含める．
- ただし，異物混入による口腔内のけが，栄養の多寡による疾病，酵素欠損などによる不耐症，食物アレルギーなども広い意味では食べ物に起因する健康障害であるが，これらは食中毒に含めない．

### 2 食中毒の臨床症状と対応

- 食中毒の大半は病原性の細菌やウイルスなど微生物を原因として発生する．微生物による食中毒は，腹痛，下痢，嘔気，嘔吐，発熱などを主徴とする急性症状を呈することが多い．したがって，一般的には，食中毒は急性胃腸炎としてとらえられている．

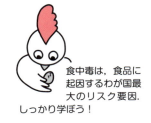

食中毒は，食品に起因するわが国最大のリスク要因．しっかり学ぼう！

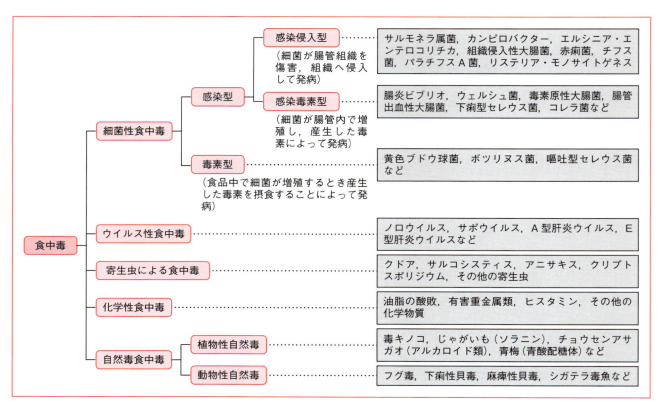

❶ 食中毒の分類
（食品衛生法施行規則に規定する食中毒事件票を参考に作成）

もちろん，病原菌の種類や発症メカニズムによって潜伏時間や症状が異なる．病原菌によっては神経症状を伴うことがある．
- 食品衛生法では，「食中毒患者等を診断し，又はその死体を検案した医師は，直ちに最寄りの保健所長にその旨を届け出なければならない」としている（第63条）．届出に基づき，保健所が原因施設の調査を行い，事故の拡大防止対策や原因究明を行う．
- 保健所の調査結果を集約する形で，厚生労働省によって食中毒統計が作成されている．

## 3　食中毒の分類

- 食中毒の原因は，細菌，ウイルス，寄生虫，化学物質，自然毒等に分類される（❶）．

### 細菌 *1

- 細菌性食中毒は，その発症メカニズムの違いにより「感染型」と「毒素型」に分かれる．
- 感染型は，食品とともに摂取した細菌が腸管に感染し発病する．
- 感染型は，さらに「感染侵入型」と「感染毒素型」に分かれる．
  - 感染侵入型は，細菌が腸管組織を傷害し，組織へ侵入し発病する．
  - 感染毒素型は，細菌が腸管内で増殖する過程で産生した毒素によって発病する．
- 毒素型は，細菌が食品中で毒素を産生し，その毒素が原因となって発病する．
- 細菌性食中毒の原因となる細菌は，食中毒起因菌のほか，「感染症の予防及び感染症の患者に対する医療に関する法律」の3類感染症に規定されている赤痢，チフス，パラチフス，コレラなどの病原菌も含まれる．

### ウイルス，寄生虫*2

- ウイルス性食中毒の原因としては，ノロウイルス，サポウイルス，A型肝炎ウイルス，E型肝炎ウイルスなどがある．ノロウイルスによる食中毒が圧倒的に多い．
- 寄生虫による食中毒は，海産魚類や海棲哺乳類に寄生するアニサキス，ヒラメに寄生

### 豆知識
食品の広域流通にともない複数県等が関係する食中毒事件が発生するようになった．そうした食中毒に迅速に対応するため厚生労働省や都道府県等で広域連携協議会をつくり情報交換等を行っている．

### ●MEMO●
「食中毒統計」を調べてみよう！　食中毒統計は厚生労働省のホームページ上に公開されており，過去30年ほどの統計を見ることができる．食中毒の発生状況や病因物質の移り変わりなどを調べてみるとおもしろい．

*1 本章「3 細菌性食中毒」（p.40）を参照．

*2 本章「4 ウイルス性食中毒」（p.62）および「5 寄生虫性食中毒」（p.68）を参照．

するクドア，馬に寄生するサルコシスティスなどによる食中毒がある．また，クリプトスポリジウムなど原虫による食中毒もある．

#### 化学物質，自然毒 [*3]

- 化学物質による食中毒は，酸敗した油脂，重金属類，ヒスタミンによる食中毒などがある．
- 動物や植物がもつ毒を自然毒という．自然毒をもつ動物や植物を誤食することによって発生する食中毒を自然毒食中毒という．
- 植物性自然毒食中毒は，毒キノコや山野草などがもつアルカロイド類，青酸配糖体などが原因となる．
- 動物性自然毒食中毒は，フグ毒や貝毒などが原因となる．

### 引用文献
1) 日本食品微生物学会監修．食品微生物学辞典．中央法規出版；2010．p110．

[*3] 本章「7 化学性食中毒」（p.77）および「6 自然毒食中毒」（p.69）を参照．

●MEMO●
ヒスタミンによる食中毒は，マグロやカツオなど体内に遊離ヒスチジンを豊富にもつ魚が原因となる．これらの魚でヒスチジン脱炭酸酵素をもつ細菌（モルガネラ菌など）が増殖すると，ヒスチジンからヒスタミンが生成される．そのヒスタミンが病因物質となって食中毒が起きる．ヒスタミンは食物アレルギーの原因となる生理活性物質であるため，食物アレルギーと同様の症状を呈する．

 豆知識
キノコは分類学上，植物ではなく真菌類である．しかし，毒キノコによる食中毒は便宜上「植物性自然毒」に分類されている．

## 2 食中毒の発生状況

- 食中毒の発生状況は，厚生労働省によって統計資料が作成されている．ただし，統計資料は，医師の受診・診断を受け，報告されたものに限られているため，実際の食中毒患者数は統計資料における数よりはるかに多いと考えられる．

### 1 年次別発生状況（❶）

- 近年の食中毒の1年間の事件数は1,000件程度，患者数は2万人以下で推移している．
- 1年間の食中毒事件での死亡者は，ほとんど10人以下で推移している．しかし年度によっては，10人を超える死亡者（2002年18人，2011年11人，2016年14人）もみられる．近年（2018〜2022年）は，死亡者2〜5人で推移している．
- 近年の食中毒事件の傾向として，1件あたりの食中毒患者数が500人を超える大規模食中毒事件がみられることがある．要因として，外食産業等の全国への事業展開やそれに伴う食品流通，輸送の拡大，大量調理施設における喫食など，食環境の拡大・複雑化が背景にある．

### 2 月別発生状況（❷）

- 細菌性食中毒は，気温や湿度の上昇に伴い，6月から9月に多くみられるが，10〜11月にもみられる．

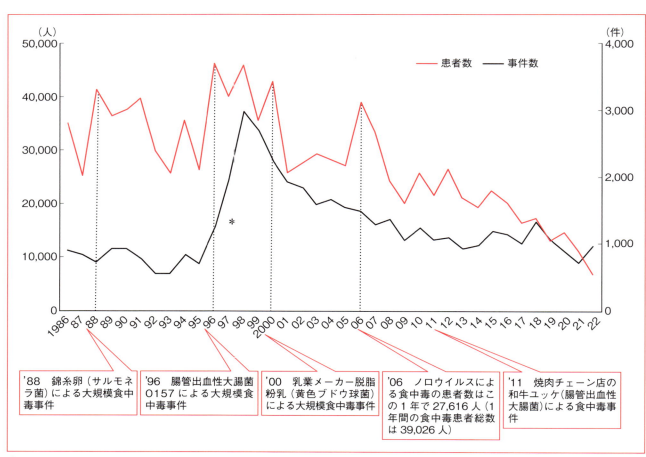

❶ 食中毒の年次別発生状況

＊：1997（平成9）年から患者数1人の食中毒事例も多くみられるようになった．食中毒統計は患者数1人と患者数2人以上の事例を分けて集計するようになったため，事件数の増加となった．また，この年からウイルス性食中毒としてノロウイルスなどいくつかのウイルスが統計に追加された．

（厚生労働省の食中毒統計のデータより作成）

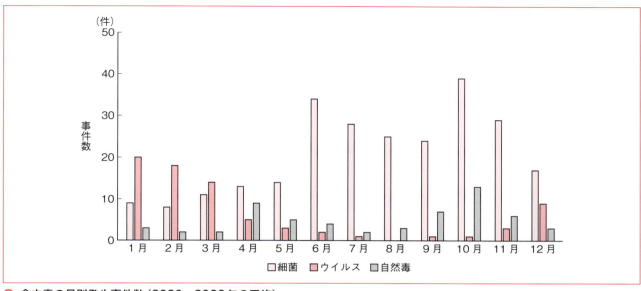

**❷ 食中毒の月別発生事件数（2020〜2022年の平均）**
（厚生労働省の食中毒統計のデータより作成）

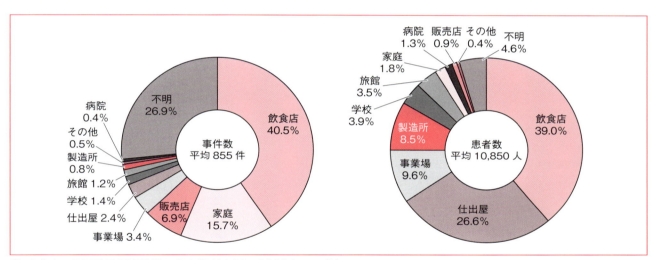

**❸ 食中毒の原因施設別事件数・患者数（2020〜2022年の平均）**
（厚生労働省の食中毒統計のデータより作成）

- ウイルス（主にノロウイルス）は高温に弱いため，11月から3月に多発している．
- 自然毒では，9月から10月ごろに多い傾向がみられ，これは毒キノコの誤食による．
- このように食中毒は，年間を通じて増減や特徴がみられる．

## 3　原因施設別発生状況（❸）

- 事件数では，飲食店，家庭，販売店の順となっていた．患者数では，飲食店，仕出屋，事業場の順となっていた．事件数，患者数ともに飲食店が多い割合を占めている．
- 家庭では，家族のなかでの食中毒であるため，事件数は15.7％と多いが，患者数は1.8％にとどまっている．

## 4　病因物質別発生状況（❹）

- 食中毒の病因物質別発生状況の変化をみると，過去に細菌性食中毒として最も多くみられた腸炎ビブリオ食中毒は，近年では激減している．同様にブドウ球菌食中毒も減少傾向にある．これらはいずれも衛生管理等の改善効果であると考えられる．

食中毒は原因によって発生時期に特徴があるよ！
夏期：細菌性食中毒
冬期：ウイルス性食中毒
春・秋期：キノコなど自然毒食中毒

### ❹ 病因物質別の食中毒発生状況（2020〜2022年）

| 病因物質 | | 2020年 | | | 2021年 | | | 2022年 | | |
|---|---|---|---|---|---|---|---|---|---|---|
| | | 事件数 | 患者数 | 死者数 | 事件数 | 患者数 | 死者数 | 事件数 | 患者数 | 死者数 |
| 総数 | | 887 | 14,613 | 3 | 717 | 11,080 | 2 | 962 | 6,856 | 5 |
| 細菌 | | 273 | 9,632 | — | 230 | 5,638 | 1 | 258 | 3,545 | 1 |
| | サルモネラ属菌 | 33 | 861 | — | 8 | 318 | 1 | 22 | 698 | — |
| | ぶどう球菌 | 21 | 260 | — | 18 | 285 | — | 15 | 231 | — |
| | ボツリヌス菌 | — | — | — | 1 | 4 | — | 1 | 1 | — |
| | 腸炎ビブリオ | 1 | 3 | — | — | — | — | — | — | — |
| | 腸管出血性大腸菌（VT産生） | 5 | 30 | — | 9 | 42 | — | 8 | 78 | 1 |
| | その他の病原大腸菌 | 6 | 6,284 | — | 5 | 2,258 | — | 2 | 200 | — |
| | ウェルシュ菌 | 23 | 1,288 | — | 30 | 1,916 | — | 22 | 1,467 | — |
| | セレウス菌 | 1 | 4 | — | 5 | 51 | — | 3 | 48 | — |
| | エルシニア・エンテロコリチカ | — | — | — | — | — | — | — | — | — |
| | カンピロバクター・ジェジュニ/コリ | 182 | 901 | — | 154 | 764 | — | 185 | 822 | — |
| | ナグビブリオ | — | — | — | — | — | — | — | — | — |
| | コレラ菌 | — | — | — | — | — | — | — | — | — |
| | 赤痢菌 | — | — | — | — | — | — | — | — | — |
| | チフス菌 | — | — | — | — | — | — | — | — | — |
| | パラチフスA菌 | — | — | — | — | — | — | — | — | — |
| | その他の細菌 | 1 | 1 | — | — | — | — | — | — | — |
| ウイルス | | 101 | 3,701 | — | 72 | 4,733 | — | 63 | 2,175 | — |
| | ノロウイルス | 99 | 3,660 | — | 72 | 4,733 | — | 63 | 2,175 | — |
| | その他のウイルス | 2 | 41 | — | — | — | — | — | — | — |
| 寄生虫 | | 395 | 484 | — | 348 | 368 | — | 577 | 669 | — |
| | クドア | 9 | 88 | — | 4 | 14 | — | 11 | 91 | — |
| | サルコシスティス | — | — | — | — | — | — | — | — | — |
| | アニサキス | 386 | 396 | — | 344 | 354 | — | 566 | 578 | — |
| | その他の寄生虫 | — | — | — | — | — | — | — | — | — |
| 化学物質 | | 16 | 234 | — | 9 | 98 | — | 2 | 148 | — |
| 自然毒 | | 84 | 192 | 3 | 45 | 88 | 1 | 50 | 172 | 4 |
| | 植物性自然毒 | 49 | 127 | 2 | 27 | 62 | 1 | 34 | 151 | 3 |
| | 動物性自然毒 | 35 | 65 | 1 | 18 | 26 | — | 16 | 21 | 1 |
| その他 | | 3 | 19 | — | 1 | 5 | — | 3 | 45 | — |
| 不明 | | 15 | 351 | — | 12 | 150 | — | 9 | 102 | — |

(国外，国内外不明の事例は除く)
（厚生労働省の食中毒統計のデータより作成）

- 細菌性食中毒では，カンピロバクター・ジェジュニ/コリが事件数，患者数ともに最も多くみられる．さらに食中毒予防対策を強化する必要がある．
- 1998年から食中毒統計に加えられたウイルス性食中毒（主にノロウイルスによる）が事件数，患者数ともに多くみられる．また，事件数に比べ患者数が多いことも特徴である．
- ウェルシュ菌の食中毒は，大量調理による食中毒事例が多く，事件数は少なくても患者数が多いという特徴がみられる．
- 近年多くなった寄生虫（クドア，アニサキス，サルコシスティス）は，2013年から食中毒統計の追加項目として，項目別に統計上に表記されるようになった．

## 5 原因食品別発生状況 ❺

- 事件数では，魚介類，複合調理食品，野菜類及びその加工品の順であった．患者数では，複合調理食品が多くみられた．

【用語解説】
**複合調理食品**：弁当類，複合惣菜，調理パン，丼もの，などをいう．

## ❺ 原因食品別の食中毒発生状況（2020〜2022年）

| 原因食品 | | 2020年 事件数 | 2020年 患者数 | 2021年 事件数 | 2021年 患者数 | 2022年 事件数 | 2022年 患者数 |
|---|---|---|---|---|---|---|---|
| 総　数 | | 887 | 14,613 | 717 | 11,080 | 962 | 6,856 |
| 魚介類 | | 299 | 711 | 223 | 335 | 384 | 745 |
| | 貝　類 | 16 | 50 | 2 | 8 | 5 | 52 |
| | ふ　ぐ | 20 | 26 | 13 | 19 | 10 | 11 |
| | その他 | 263 | 635 | 208 | 308 | 369 | 682 |
| 魚介類加工品 | | 13 | 69 | 2 | 24 | 4 | 4 |
| | 魚肉練り製品 | — | — | — | — | — | — |
| | その他 | 13 | 69 | 2 | 24 | 4 | 4 |
| 肉類及びその加工品 | | 28 | 682 | 31 | 158 | 29 | 227 |
| 卵類及びその加工品 | | 2 | 107 | — | — | 2 | 113 |
| 乳類及びその加工品 | | — | — | 1 | 1,896 | — | — |
| 穀類及びその加工品 | | — | — | 1 | 29 | 2 | 27 |
| 野菜及びその加工品 | | 43 | 161 | 29 | 212 | 35 | 225 |
| | 豆　類 | — | — | — | — | — | — |
| | きのこ類 | 27 | 71 | 12 | 42 | 9 | 27 |
| | その他 | 16 | 90 | 17 | 170 | 26 | 198 |
| 菓子類 | | 2 | 63 | 5 | 106 | — | — |
| 複合調理食品 | | 45 | 4,403 | 41 | 1,039 | 50 | 2,060 |
| その他 | | 284 | 8,089 | 202 | 6,773 | 209 | 3,131 |
| | 食品特定 | 13 | 39 | 11 | 116 | 15 | 444 |
| | 食事特定 | 271 | 8,050 | 191 | 6,657 | 194 | 2,687 |
| 不　明 | | 171 | 328 | 182 | 508 | 247 | 324 |

（国外，国内外不明の事例は除く）
（厚生労働省の食中毒統計のデータより作成）

### カコモンに挑戦!!

◆ 第29回-58
最近の食中毒発生状況調査の結果に関する記述である．正しいのはどれか．1つ選べ．
(1) 化学物質による発生件数が最も多い．
(2) 夏期の発生件数が増加傾向にある．
(3) サルモネラ属菌による発生件数が増加している．
(4) ノロウイルスによる発生件数は冬期に多い．
(5) 家庭における発生件数が最も多い．

### 解答&解説

◆ 第29回-58　正解（4）
正文を提示し，解説とする．
(1) 夏は細菌性食中毒，冬はウイルス性食中毒の発生件数が最も多い．
(2) 冬期の発生件数が増加傾向にある．
(3) サルモネラ属菌による発生件数は減少している．
(4) ○
(5) 飲食店における発生件数が最も多い．

# 3 細菌性食中毒

## 3-1 サルモネラ属菌

### 1 特徴

- サルモネラ（*Salmonella*）属菌は，食中毒の歴史のなかでは最も古い．1888年にドイツのGärtnerにより食中毒患者から発見された．
- サルモネラ属は腸内細菌科に属し，グラム陰性の通性嫌気性桿菌である（❶）．周毛性の鞭毛を有する．サルモネラ・エンテリカ（*S. enterica*）とサルモネラ・ボンゴリ（*S. bongori*）の2菌種に分類される．細胞壁の糖鎖抗原であるO抗原，鞭毛抗原であるH抗原の組み合わせにより，2,500種以上の血清型に分けられる．
- 主に食中毒の原因菌となるのは，腸炎菌（*S.* Enteritidis）やネズミチフス菌（*S.* Typhimurium）である．そのほかにも日本で認められるサルモネラ食中毒菌には❷にあげたものがある．

### 2 分布

- サルモネラ属菌は自然界に広く分布し，哺乳類，鳥類，爬虫類，両生類など多くの動物の腸管に存在する．土壌や河川水などの自然界からも検出される．

### 3 病原性および臨床症状

- 感染型食中毒の代表的なものである．腸管内に達した菌が小腸粘膜上皮細胞などを介して侵入し，炎症性下痢症を発症する．
- 感染菌量は一般的に$10^5$個以上とされているが，腸炎菌については100～1,000個でも発症することが明らかにされている．
- 潜伏期間は菌の摂取量によるが，5～72時間である．
- 嘔吐，腹痛，下痢，発熱など急性胃腸炎症状を呈する．発熱も特徴とし，39℃以上の高熱となる場合も多い．症状は一般に1～5日で回復するが，小児や高齢者，基礎疾患のある成人の場合は，重篤になり死亡例もある．

### 4 原因食品および汚染経路

- 牛肉，豚肉，馬肉，鶏肉や鶏卵とその加工品から検出される．保菌動物から汚染を受けた食肉，食肉加工品，腸炎菌では鶏卵や卵加工品による食中毒が多い．

**豆知識**
サルモネラという名前は，1885年にアメリカのダニエル・サルモンらが，ブタコレラ菌を発見したことにちなんで付けられた．

**●MEMO●**
原核生物の標準的な分類および命名法に従えば，腸炎菌は*Salmonella enterica* subsp. *enterica* serovar Enteritidis（属名-種名-subsp-亜種名-serovar-血清型）となる．一般的には，❷のように属名と血清型のみを標記することが多い．ちなみに，原核生物の分類において一般的に用いられるのはBergey's Manual of Systematic Bacteriologyである．このほかにも原核生物の分類・命名についての最新の見解などはInternational Journal of Systematic and Evolutionary Microbiology（IJSEM）に掲載される．

**豆知識**
サルモネラ属菌の命名は，疾病名を付したものや，感染宿主名を付したものなどがあるが，現在では最初に分離された地名を付けている．

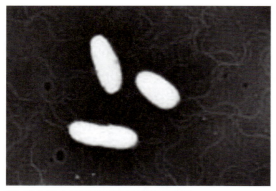

❶ サルモネラ属菌の電子顕微鏡写真
（国立感染症研究所ホームページhttp://www.niid.go.jp/niid/ja/encycropedia/392-encyclopedia/409-salmonella.htmlより）

❷ 食中毒の原因となる主なサルモネラ属菌

| 学名 | 和名 |
|---|---|
| *Salmonella* Enteritidis | 腸炎菌 |
| *Salmonella* Typhimurium | ネズミチフス菌 |
| *Salmonella* Thompson | トンプソン菌 |
| *Salmonella* Narashino | 習志野菌 |
| *Salmonella* Nagoya | 名古屋菌 |
| *Salmonella* Potsdam | ポツダム菌 |
| *Salmonella* Infantis | インファンティス菌 |
| *Salmonella* Choleraensuis | 豚コレラ菌 |
| *Salmonella* Oranienberg | オラニエンベルグ菌 |
| *Salmonella* Derby | ダービー菌 |

- 鶏卵がサルモネラ属菌に汚染される経路には次の2つがある．
  ① 卵殻の汚染：鶏卵は，ニワトリの総排泄腔から生み出される．総排泄腔は尿や糞便も通過するため，卵殻はサルモネラ属菌をはじめとしたさまざまな細菌に汚染される．日本では，鶏卵の出荷時には消毒洗浄が行われるので近年は卵殻の汚染は著しく減少している．
  ② ニワトリの体内での卵形成時の汚染：サルモネラ属菌に感染したニワトリは卵巣や卵管に菌が侵入する．そのため，卵が作られるときにすでに卵内が汚染されている場合がある．
- 食品の製造加工，調理過程における二次汚染もサルモネラ属菌食中毒の原因となることが多い．イカ乾燥品，サラダ，デザートなど多種類の食品が原因となる．
- 保菌する健康者，ペット（イヌ，ネコ，カメ，トカゲ，ヘビなど）にも注意が必要である．ウナギやコイなどの淡水魚が，養殖用の飼料のサルモネラ属菌汚染により保菌し，食中毒の原因となることもある．
- 輸入冷凍卵や乾燥卵，うずら卵のサルモネラ属菌汚染も認められており，注意したい．

## 5　予防対策

### 汚染を防ぐ
- サルモネラ属菌の一次汚染源は食肉，鶏卵が多い．加工，生産段階での汚染防止を心がける．
- 細菌性食中毒の多くは二次汚染が原因となっており，二次汚染をいかに防ぐかが最も重要である．
- 二次汚染はネズミや，食肉に触れた調理器具を介して起こる．調理場の衛生管理を徹底し，衛生害虫の駆除も行う．加工・調理に使用した器具の消毒と洗浄を徹底的に行う．

### 増殖を防ぐ
- サルモネラ属菌は中温菌であるため，冷蔵保管により増殖を防止できる．調理後はできるだけ早く食べるか冷蔵庫で保管する．
- サルモネラ属菌は卵の成分があると急激に増殖するため，卵を扱う場合には特に注意する．

### 殺菌する
- サルモネラ属菌は加熱に弱い．加熱による殺菌は，食中毒予防にきわめて有効である．

### 鶏卵に対する食中毒対策
- 鶏卵の取り扱いについては1992年に厚生省（現厚生労働省）の通知「卵およびその加工品の衛生対策について」，1993年に同じく「液卵の製造等にかかわる衛生確保について」が出された．
- 1999年に，食品衛生法施行規則の改訂により生卵への賞味期限の表示が義務化された．
- 鶏卵の腸炎菌による汚染を防止するため，生産から消費まで以下のように管理される．

#### 養鶏場における衛生管理
- 腸炎菌の検疫を強化する．重度破卵，孵化中止卵は食用を禁止とする．ひび割れ卵は生食を禁止とする．

#### 適正表示による衛生管理
- 生食用卵：採卵養鶏場名，所在地または選別包装者名，選別施設の所在地を記載する．賞味期限を表示する．購入後は冷蔵庫保管，生食用であることを記載する．
- 加熱加工用卵：採卵養鶏場名，所在地または選別包装者名，選別施設の所在地を記載する．採卵日，格付け日，包装日のいずれかをもとにした期限表示をする．加熱加工用であることを記載する．

---

 **豆知識**
サルモネラ食中毒から回復すると，通常は患者の腸管からサルモネラ属菌は排除される．しかし，場合によっては長期間にわたり保菌者となることがあり（healthy carrier），一般成人のサルモネラ保菌率は約0.01〜0.5％程度といわれている．腹痛や下痢などの自覚症状がなく健康なため，汚染源になりやすい．

食品取り扱い従事者は，検便などで保菌していないか確認する必要があるよ！

 **豆知識**
二次汚染が食中毒の原因となる理由は，食中毒菌の存在が肉眼では見えないため，手や器具に付着したことに気づかないことにある．付着した菌は他の食品に移行し（伝播），さらに増殖する場合がある．

 **豆知識**
卵は，ニワトリの糞便や保菌しているニワトリによる卵殻形成などサルモネラ属菌による汚染の危険性がある．日本では卵を生で食べることを前提とするため，生産の段階からの衛生管理と洗浄殺菌などが徹底して行われている．それに対し，海外では加熱して食べることを前提とするため，日本のように殺菌されていない場合が多く，生食には適さない．

**洋菓子製造業者，飲食店における衛生管理**
- 割卵後はすみやかに使用し，中心温度75℃，1分以上の加熱を行う．

**家庭における衛生管理**
- 購入した卵は冷蔵庫で保管する．調理においては，中心温度が75℃以上となるよう加熱する．調理に使用した器具は洗浄，消毒を徹底する．

## 6 事例[1]

- 2014（平成26）年，千葉県浦安市にある病院内の職員食堂を利用した8名が，下痢，発熱などの体調不良を呈し，うち4名からサルモネラ属菌が検出された．また，当日に患者が喫食したオムライスからもサルモネラ属菌が検出された．いずれも血清型が *Salmonella* Braenderupと判明し，オムライスを原因食品とするサルモネラ属菌による食中毒と断定した．
- 事件発生の原因は，次の通りである．昼食時には客が集中する．オムライスの調理過程の効率化のため，鶏卵を事前に割卵して寸胴鍋で保管，その後，保管していた液卵をお椀に小分けしさらに保管し，お昼前から調理を開始した．またオムライスの卵部分は半熟で提供しているため，加熱温度がサルモネラ属菌の死滅温度にまで達していない可能性があった．
- 以上から本食中毒は，仕込みの際にサルモネラ属菌に汚染された卵の使用により汚染し，加熱調理前の保管中に菌が増殖し，加熱調理後も菌が生存していたために食中毒が発生したと推察される．

**引用文献**
1) 一色賢司．意図的な食品汚染と食品衛生について．食品衛生学雑誌 2015；56（2）：J-25-30．

## 3-2 病原大腸菌

### 1 特徴

- 大腸菌はヒトや動物の腸管内に常在している菌として発見された．動物の糞便中に存在するため，食品衛生では糞便汚染の指標として用いられる．
- 大腸菌は，腸内細菌科に属する通性嫌気性のグラム陰性の短桿菌である．胞子は形成しない．多くのものが周毛性の鞭毛を有する．増殖の至適温度は37℃である．比較的熱に弱く，75℃，1分の加熱で死滅する．
- 多くの大腸菌はヒトや動物の正常細菌叢の一種であり，病気を引き起こすことはない．特定の血清型の大腸菌が病原性をもつ（病原大腸菌〈pathogenic *Escherichia coli*〉）．これまでに腸管出血性大腸菌，腸管病原性大腸菌，腸管侵入性大腸菌，腸管毒素原性大腸菌，腸管凝集性大腸菌の5種類が知られている．
- 1998年以降，大腸菌による食中毒の統計では，「腸管出血性大腸菌」と「その他の病原大腸菌」の2つに分類している．

### 2 分布

- ヒトや家畜の腸管内に存在する．糞便からの汚染により，土壌や水などの自然界にも存在する．

### 3 腸管出血性大腸菌

**病原性および臨床症状**
- 腸管出血性大腸菌（enterohemorrhagic *E. coli*：EHEC）（❸）の感染菌量は10～100個

● MEMO ●
1940年代半ばにイギリスで乳幼児の下痢症の原因菌として大腸菌がたびたび報告された．その後の研究により，成人においても下痢だけでなく，胃腸炎を起こし，食中毒の原因となることが明らかになった．

【用語解説】
**血清型**：細菌がもつ抗原の違いに基づいて，より詳細に区別する方法である．O抗原やH抗原がある．O抗原はグラム陰性桿菌の細胞壁に存在するリポ多糖体のことであり，O1，O2など多数ある．H抗原は鞭毛抗原であり，H1，H2など多数ある．ビブリオやコレラ菌でも血清型による分類が行われる場合がある．サルモネラ属菌の場合は，血清型にそれぞれ名称がつけられている（「3-1 サルモネラ属菌」の❷〈p.40〉を参照）．

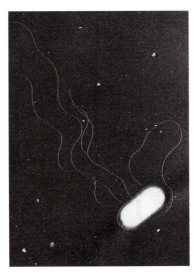

**❸ 腸管出血性大腸菌の電子顕微鏡写真**
(国立感染症研究所ホームページ https://www.niid.go.jp/niid/ja/ehec-m/2055-bac1/related/710-ehec-o157sem.html より)

であり，ベロ毒素*¹（VT）を産生する．ベロ毒素にはVT1とVT2がある．赤痢菌が産生する志賀毒素（STX）に類似した毒素である．

- O157がよく知られているが，そのほかにもO26，O111，O145などがベロ毒素産生菌である．
- EHECはその感染性，症状の重篤性，流行の広さから，コレラ，細菌性赤痢，腸チフス，パラチフスとともに感染症法の3類感染症に指定されている．
- 積極的な細胞侵入性はないが，大腸に到達後，上皮細胞に付着し増殖する．腸管内で産生されたベロ毒素が腸管上皮から血管内に取り込まれる．血流を介して内皮細胞を損傷させ，血性下痢などを引き起こす．
- 潜伏期間は1〜14日間（平均4〜8日間）と長い．
- 症状としては初期に水様性下痢，微熱，倦怠感などの感冒様の症状をともない，重症化すると激しい腹痛や血便などを呈し出血性大腸炎になる．腎臓や尿細管に到達すると，溶血性尿毒症症候群（hemolytic uremic syndrome：HUS）や脳症を併発する．死亡例の多くはHUSによるものと推察される．小児や高齢者が重篤化する割合が高い．
- ヒトからヒトへの感染も起こる．

### 原因食品

- ひき肉，レバーなど牛肉を中心とした肉類と加工品が多い．
- 野菜や果物が原因となることもある．
- 焼肉，サラダ類，かいわれだいこん，メロン，マヨネーズなど，原因として報告された食品は多岐にわたる．
- 大腸菌は，本来，動物の腸内に生息する菌であるが，二次汚染が起こればあらゆる食品が原因となりうる．

### 予防対策

- 食品を扱う従事者は，十分な手洗い，消毒をする．
- ハンバーグなどの調理では，中心温度を75℃，1分間以上加熱する．
- 食材の洗浄，調理器具の洗浄，殺菌も重要である．
- 焼き肉などで，生肉に触れた箸の取り扱いなどは注意を要する．
- ヒトからヒトへの感染があるため，定期的な細菌検査によって健康保菌者を早期発見することも大切である．

### 事例

- EHECによる食中毒は先進国での事例報告が多い．
- 1982年，アメリカのミシガン州とオレゴン州でハンバーガーを原因食品とした大規模な食中毒事件が発生した．原因菌として分離された大腸菌の血清型はO157：H7で

---

*¹ アフリカミドリザルの腎臓由来のVero細胞への毒性から名づけられた．

【用語解説】
**感染症法**：「感染症の予防及び感染症の患者に対する医療に関する法律」の通称．重篤な感染症が増えていることから1999年に施行された．これにともない，伝染病予防法，性病予防法，後天性免疫不全症候群の予防に関する法律が廃止された．本法は，感染症を類型化し（1〜5類感染症，新型インフルエンザ等感染症，など），各類型に応じて対策や措置を規定している．

【用語解説】
**溶血性尿毒症症候群（HUS）**：溶血性貧血，血小板減少，急性腎機能障害を主徴とする症候群．出血性大腸炎の罹患後，数日〜十数日後に続いて起こることが多い．小児や高齢者の場合に重篤化する割合が高い．

●MEMO●
生食用食肉の衛生基準については，以前は法的な規制はなかった．2011年に起こった，焼肉店で提供されたユッケ（生牛肉調理品）による腸管出血性大腸菌食中毒事件を受けて，食品衛生法の一部改正，生食用食肉（牛肉）の規格基準・表示基準が定められた．2012年からは，生食用としての牛の肝臓の提供も禁止されている．

あった．患者の多くは出血性大腸炎症状を呈し，分離された菌はベロ毒素を産生していた．

- 日本では1996年に大阪堺市の学校給食で患者数9,000名以上（死者3名）の集団食中毒事件が発生し，学校給食の食品衛生に関する基準が大幅に改定された．

### 成型肉ステーキによるO157食中毒[1]

- 2014（平成26）年，長野県の飲食店を利用した3名に血便などの症状がみられると医療機関から情報提供があった．患者は調査可能な40名中16名で，発病率は40％であった．患者便と，成型肉および漬け込みに使用した調味液からO157が検出され，原因食品をこの飲食店で提供した成型肉と特定した．
- 成型肉の加熱は中心部まで十分に行われていなかったことによるO157の残存が原因であると推察された．また，調味液を1週間くらい使いまわしたことにより汚染が拡大した可能性が示唆された．

### 冷やしきゅうりによるO157食中毒[2]

- 2014（平成26）年，静岡県の花火会場の露店で提供された冷やしきゅうりを食べた4名からO157が検出された．患者数は510名にのぼった．販売された冷やしきゅうり，原材料きゅうりは残存しておらず，当日使用した調理器具からはO157は検出されなかった．このため，汚染経路は確定できなかった．
- 農産物の簡易な加工品は営業許可業種に該当しない．しかし，実際には冷やしきゅうりの調理工程は複雑であることが判明した．今後は，実態の把握に努め，出店者への衛生指導や衛生意識の啓発を行うとされた．

## 4　その他の病原大腸菌

### 腸管病原性大腸菌

- 腸管病原性大腸菌（enteropathogenic *E. coli*：EPEC）は，乳幼児の胃腸炎原因菌として古くに報告されたものである．発展途上国における乳幼児下痢症の重要な原因であり，日本でも散発下痢症や食中毒が発生している．
- 繊毛により小腸で粘膜細胞に付着し，微小絨毛を破壊して下痢を引き起こす．
- エンテロトキシンは産生しない．感染菌量は$10^4 \sim 10^5$個であり，潜伏期間は12～72時間程度である．
- 主な症状として下痢，嘔吐，腹痛，発熱，悪心を呈する．
- 原因食品はミルク，カキ，複合食品である．健康保菌者も感染源として考えられる．

### 腸管侵入性大腸菌

- 腸管侵入性大腸菌（enteroinvasive *E. coli*：EIEC）は，細菌性赤痢と似た症状を起こす．発展途上国の小児下痢症に多く，日本では海外渡航者の旅行者下痢症で検出される．
- 大腸粘膜上皮細胞に侵入し，分裂増殖して細胞を死滅させる．隣接細胞にも拡散し，粘膜に炎症，潰瘍を起こす．
- 感染菌量は100個程度であり，潜伏期間は1～5日間とされる．
- 症状は下痢（血便，粘血便），倦怠感，発熱，腹痛，悪心，嘔吐である．
- ヒトからヒトへの感染がある．

### 腸管毒素原性大腸菌

- 腸管毒素原性大腸菌（enterotoxigenic *E. coli*：ETEC）は，大腸菌が原因とされる下痢症のうち，世界的に最も頻度が高い．特に発展途上国において乳幼児下痢症の最も重要な原因菌である．これらの国々へ渡航した旅行者下痢症としても知られる．
- ETECは2種類の毒素を産生する．
    ①易熱性エンテロトキシン（heat-labile enterotoxin：LT）：コレラ毒素に類似しており，60℃，10分で失活する．

**豆知識**

エンテロトキシン（enterotoxin：ET）とは，細菌が産生する毒素たんぱく質のうち，腸管に作用して生体に異常反応を引き起こす毒素の総称である．

【用語解説】

**旅行者下痢症**：旅行中に，あるいは帰国後10日以内に，1日3回以上の下痢が起こった状態をいい，多くの場合腹痛を伴う．原因は，細菌による下痢症と，病原菌が関与しない一時的な胃腸障害による下痢症とがある．後者は，水や油，香辛料や環境の変化による場合が多い．

②耐熱性エンテロトキシン（heat-stable enterotoxin：ST）：100℃，30分の加熱でも活性を維持する．
- ETECには，LTのみを産生するもの，STのみを産生するもの，両方の毒素を産生するものがある．それぞれの菌の病原性は類似している．感染すると小腸上部に定着し，増殖する．産生された毒素の作用により，細胞内への$Na^+$再吸収の阻害，$Cl^-$や水分の分泌過多を引き起こす．
- 症状は水様性下痢，発熱，吐き気などである．発病までの潜伏期間は1～2日間程度である．
- ヒトの排泄物で汚染された水や食べ物の経口摂取によって感染する．

**腸管凝集性大腸菌**
- 腸管凝集性大腸菌（enteroaggregative *E. coli*：EAEC）は，比較的新しく報告された下痢原性大腸菌である．培養細胞（Hep-2）に対し，凝集塊状に接着する．発病にかかわる因子や機構などは不明な点が多い．
- 症状は水様性下痢，腹痛とされている．
- 旅行者下痢症の原因なることもあり，生水，氷，生ものには注意を要する．

**予防対策**
- 加熱や手洗いなど一般的な方法で食中毒を予防できる．
- 食品製造における衛生管理が重要である．
- HACCP[*2]の導入とそれに基づく衛生指導，製品の管理などが有効である．
- 水を介した汚染などもあるため，飲用水の殺菌や衛生管理にも注意が必要である．

[*2] HACCPについては，第11章「8 PRPとHACCPによる衛生管理」（p.138）を参照．

**引用文献**
1) 三橋正浩．食中毒等事件例（平成26年後期）成形肉の加熱不足による腸管出血性大腸菌O157食中毒事例について．食品衛生学雑誌 2015；56（5）：J-172-3．
2) 一色賢司．意図的食品汚染と食品衛生について．食品衛生学雑誌 2015；56（2）：J-25-30．

## 3-3 カンピロバクター

- カンピロバクター食中毒は，細菌性食中毒のなかで発生頻度が高く，ノロウイルスとともに社会的に食中毒発生低減が求められている．

### 1 性状など

- カンピロバクター属菌（*Campylobacter* spp.）は，17菌種6亜種3生物型から成る（2007年現在）．このうち，食中毒の原因となるのはカンピロバクター・ジェジュニ（*C. jejuni*）とカンピロバクター・コリ（*C. coli*）との2菌種である．
- 両菌種は，いずれも長さ0.5～5 $\mu m$，幅0.2～0.4 $\mu m$のグラム陰性らせん状の微好気性菌である．芽胞は形成しない．また，菌体の長軸両極に鞭毛を有し，コルクスクリュー様の運動性を顕す．
- 栄養要求性としては，グルタミン酸，セリン，アスパラギン酸，プロリンなどのアミノ酸を必要とする点があげられる．
- 加熱への抵抗性は大腸菌などに比べて弱いほか，乾燥に対して非常に弱い性質を有する．
- 日本では1982年に食中毒の病因物質に指定され，各事例の内容は自治体を通じて厚生労働省へ報告されている．

### 2 疫学

- 厚生労働省・食中毒統計資料によると，2022年のカンピロバクター食中毒発生件数

❹ 国内で発生した大規模カンピロバクター食中毒の例

| 年・月 | 場所 | 原因食品 | 原因施設 | 摂食者数 | 患者数 |
|---|---|---|---|---|---|
| 2021年10月 | 東京都 | 不明 | 学校 | 720 | 109 |
| 2017年12月 | 国内不明 | 不明 | 不明 | 不明 | 167 |
| 2017年12月 | 国外 | 不明 | 不明 | 不明 | 121 |
| 2016年4〜5月 | 東京都・福岡県 | 鶏ささみ寿司 | 屋外イベント | 不明 | 875 |
| 2013年7月 | 新潟県 | 不明 | 飲食店 | 1,941 | 112 |
| 2012年9月 | 岐阜県 | 不明 | 学校 | 1,014 | 244 |
| 2011年6月 | 神奈川県 | 不明 | 不明 | 207 | 115 |
| 2009年5月 | 群馬県 | 不明 | 給食施設 | 2,358 | 155 |

(厚生労働省の食中毒統計より作成)

❺ 国内において2018〜2022年に発生したカンピロバクター食中毒の原因食品

| 原因食品 | 事件数（％） | 患者数（％） |
|---|---|---|
| 鶏肉 | 307（59.7） | 1,822（68.2） |
| 〈うち，鶏刺し，鶏たたき等〉 | 〈221〉 | 〈1,407〉 |
| 牛肉 | 6（1.2） | 66（2.5） |
| 〈うち，レバ刺し，ユッケ等〉 | 〈2〉 | 〈2〉 |
| 豚肉 | 1（0.1） | 1（0.0） |
| その他* | 8（1.6） | 141（5.3） |
| 不明 | 192（37.4） | 642（24.0） |
| 計 | 514（100.0） | 2,672（100.0） |

*：未殺菌乳，麦茶，飲料水，かまぼこ，カツオ刺身が含まれる．
(厚生労働省の食中毒統計より作成)

は185件，患者数は822人にのぼっており，同年の食中毒事件総数962件の約19.2％，患者総数6,856人の約12.0％を占める．

- 2012年から2022年までの間に報告されたカンピロバクター食中毒事件数は2,902件，患者数は19,373人，死亡者は0人である．
- ノロウイルスによる食中毒に比べ，本食中毒事例の多くは1事例あたりの患者数が相対的に少なく，大規模事例は多いとは言いがたい．しかしながら，2009年には大量調理施設で調理された食品や，2016年には屋外イベントにおいて提供された加熱不十分な鶏肉食品を原因とする大規模事例も発生している（❹）．このほか，海外では，未殺菌乳や飲料水を介した集団食中毒事例も複数報告されている．
- 潜伏期間が長いため，原因食品が判明しないことが多く，過去5年間の報告事例のうち原因が特定された事例は，推定事例を含め62.6％にとどまっている（❺）．

## 3 原因食品

- カンピロバクター食中毒の主たる原因食品としては，非加熱あるいは加熱不十分な鶏肉などがあげられる．国内では，特に非加熱状態にある鶏肉の喫食が高い寄与率を示す（❺）．原因食品が特定・推定された過去5年間の国内カンピロバクター食中毒事例514件のうち，307件（59.7％）は鶏肉によるものであり，牛肉によるものが6件（1.2％）でそれに続いている（❺）．鶏肉・牛肉のうち，非加熱食品（刺身，たたき等）による発生件数（発生率）は，それぞれ221件（72.0％），6件（33.3％）であり，鶏肉の比率は牛肉に比べ総じて高く（❺），生食あるいは加熱不十分な鶏肉・牛肉に対する制御策の構築が必要と考えられる．
- 関連する近年の食品衛生行政施策としては，厚生労働省により，2011年に生食用食肉の規格基準が策定されたほか，翌2012年には牛肝臓の生食用提供の禁止措置がとられている．こうした対策の効果によるものか定かではないが，結果的に以後の非加

**豆知識**
欧米では，予後不良症例の3〜15％で死に至ったとの報告もあるが，日本では本食中毒による死亡者はこれまで認知されていない．

**豆知識**
豚肉による本食中毒事例は過去5年間は報告されていない．原因食品としての可能性は否定できないものの，疫学的位置づけは鶏肉や牛肉に比べて低いとみなされる．

熱牛肉食品による発生報告は著減している．一方で，鶏刺しや鶏たたき等による食中毒発生は現在も続いており，本食中毒全体の発生数が明確な減少を示さない現況は，鶏肉に対するいっそうの衛生管理を求めているとも言い換えられよう．

## 4 臨床症状など

- カンピロバクター属菌による感染・発症は比較的低い菌数（500～800個程度）で成立することが知られており，予防を困難にする一因と目される．
- 比較的長い潜伏期間（2～5日間）を経て，発熱（38～39℃），倦怠感，頭痛，筋肉痛などの前駆症状が現れ，次いで吐き気，腹痛がみられ，その数時間後～2日後に水様性下痢を認める．下痢症については，粘液や血便が混じることもあり，特に小児では血便をともなう例も多い．
- 一般的な下痢症状のほかに，敗血症や菌血症を呈する事例も国内外で報告されている．
- 一般に予後は良好であるが，一部の発症者（特に免疫不全患者など．3,000～5,000人に1人との報告もある）では，本菌感染後1～3週間を経て，ギラン・バレー症候群と呼ばれる神経変性症を併発することが知られている．

## 5 検査・診断法

- カンピロバクター属菌罹患の有無を臨床症状のみから診断することは困難であり，糞便などから本菌を分離することが求められる．しかしながら，本菌の培養には相対的に長時間を要するため，同定に至るには通常3～5日間程度が必要とされる．
- 食中毒の診断においては，二次的な被害発生を予防するためにも迅速かつ正確な検査法が求められており，遺伝子診断法や免疫クロマト法などが開発されている．
- 食品衛生法上，カンピロバクター・ジェジュニとカンピロバクター・コリの鑑別は必須ではないものの，原因食品の特定などを行ううえでは欠かせないものであり，体外診断用医薬品として市販されているものも使用可能である．

## 6 治療法

- カンピロバクター食中毒の治療には，一般的に抗菌薬加療がなされる．特に，カルバペネム系薬やアミノグリコシド系薬が多く用いられる．本菌のキノロン系抗菌薬に対する耐性率は年々増加傾向にあるため，第一選択薬としての使用は適切とは言いがたい．

## 7 対策

- 原因食品としての重要性が増している鶏肉については，特に重点的な衛生管理対策を講じる必要がある．
- 養鶏農場では，出荷時においてきわめて高い頻度で本菌を保有する生体が多いが，生産段階での制御は現時点では達成が見込めない状況にある．したがって，製造（食鳥処理，鶏肉加工）～調理・消費段階を含めた，フードチェーンを通じた総合的な衛生管理の確保を目指す必要がある．
- 調理加工段階での交差汚染も食中毒発生に一定の関与を示すと考えられており，鶏肉を調理したまな板や包丁などを洗浄・消毒せずに生野菜の調理に使ったりすると，大規模食中毒事例の発生を招くおそれもあるため，禁忌である．
- 本菌の汚染低減には洗浄と消毒に加え，調理器具の十分な乾燥を心がけることが有用と考えられる．

●MEMO●
ギラン・バレー症候群発症患者では人工透析などが必要となることも多く，公衆衛生上の危害性はノロウイルスやサルモネラなどに比べ相対的に大きいとされる．

鶏肉を食べるときは，十分な加熱調理が必要だよ！

## 3-4 腸炎ビブリオ，ナグビブリオ，ビブリオ・バルニフィカス

- ビブリオ（*Vibrio*）属は，グラム陰性通性嫌気性の桿菌で海水中に多く分布する．感染症法第3類のコレラ菌（*Vibrio cholerae*）もこのグループに含まれる．

### 1 腸炎ビブリオ

- 腸炎ビブリオ（*Vibrio parahaemolyticus*）は，1950年に大阪南部で発生したシラス干し食中毒（患者272人，死者20人）の原因菌として世界で初めて分離，発見された．
- 腸炎ビブリオを原因とする食中毒事件は1998〜2007年（10年間）で3,023件，全事件数の15.7%を占めたが，2013〜2022年（10年間）では60件，0.6%まで減少した．

#### 分布・原因食品

- 腸炎ビブリオは沿岸海水域，河川水と海水が混じる汽水域や，その水域に生息する魚介類に分布している．
- 水温が15℃以下になる冬期の海水からは検出されない（VBNC〈VNC〉状態）が，海水温が上昇すると増殖，魚介類に付着するので，食中毒は6〜9月の夏期に集中する．
- したがって，原因食品は生食用の近海産魚介類の刺身，すし，たたきなどが多く，調理器具，食器，手指などから二次汚染した食品によるものも多い．

#### 細菌の特徴

- 腸炎ビブリオはグラム陰性通性嫌気性桿菌で，極単毛性鞭毛をもち運動性が高い．好塩性で1〜8%（至適3%）の食塩濃度で増殖可能で，0%，10%では発育しない．
- 発育可能pHは5.6〜9.6で，至適pHは8付近で弱アルカリを好む．pH 4以下で急速に死滅する．
- 20℃以上で活発に増殖，15℃以下で増殖抑制，10℃以下では発育しない．
- 熱に弱く[*3]沸騰処理で短時間で死滅するが，温度，pH，栄養，水分などが至適条件になると8〜9分ごとに二分裂し[*4]，その増殖スピードは食中毒菌のなかでも特に速い．
- 13種類のO抗原，68種類のK抗原の組み合わせで血清型別され，O3:K6，O4:K8，O4:K68による食中毒が多い．

#### 臨床症状

- 潜伏期間は通常，8〜24時間（平均12時間）である．
- 主な症状は上腹部痛，下痢（水様便，ときに血便），嘔吐，発熱である．重症な場合には耐熱性溶血毒の心臓毒性により突然死する例もある．

#### 予防対策

- 生鮮魚介類は捕獲から喫食まで低温流通を徹底する．
- 生野菜や調理ずみ食品と魚介類が接触しないよう冷蔵保管する．
- 魚介類は調理前に水道水などの流水でよく洗う．
- 二次汚染を防ぐため調理器具（まな板，ふきんなど）を使い分け，手指，器具などは洗浄殺菌する．
- 調理後はできるだけすみやかに食べる．
- 夏期には魚介類は長く保存せず，できれば加熱調理をする．

### 2 ナグビブリオ

- コレラ菌は150種類以上の血清型（O抗原型）に分類されるが形態学的，生化学的性状はほぼ同じで，3類感染症に分類されるコレラ（O1コレラ，*Vibrio cholerae* O1）とそれ以外の血清型のコレラ菌を区別する必要があった．
- そこで，O1抗血清に凝集反応を示さないコレラ菌を非O1コレラ菌（non-O1 *Vibrio cholerae*）と呼び，O1コレラ以外の非凝集性ビブリオをナグビブリオと呼ぶ．

---

【用語解説】

**VBNC（VNC）状態**：viable but non-culturable，すなわち，生きているけれども培養できない状態にあることをいう．一般的に土壌や海水中の常在菌の1〜2%は培養可能だが，大多数は培養不能菌，すなわちVBNC状態であるといわれる．

[*3] 他の食中毒菌に比べて熱に弱く，55℃で10分，60℃で5分，沸騰水では瞬時に死滅する．

[*4] 発症菌量は，感染事故などやボランティア実験の成績から$10^4$以上と考えられている．

#### 豆知識

**耐熱性溶血毒産生株**：腸炎ビブリオ食中毒を起こす株はヒト赤血球に対して溶血活性を示す．患者から分離される菌は耐熱性溶血毒（thermostable direct hemolysin：TDH）産生株または易熱性溶血毒（TDH related hemolysin：TRH）産生株である．この溶血毒には心臓毒性，細胞毒性に加え腸管毒性もある．自然界由来の菌株はこれらの毒素を産生しない．これらの毒素の検出が腸炎ビブリオの病原性の指標として使われている．

●MEMO●

**神奈川現象**（Kanagawa phenomenon：KP）：ヒト赤血球に対する溶血活性の有無をヒト血液加我妻培地上で調べることができ，溶血がみられたとき「KP陽性」となり耐熱性溶血毒産生株であると判定する．この呼び方は神奈川県衛生研究所の報告に起源がある．

腸炎ビブリオの特性を理解すれば食中毒は予防できる．付けない（二次汚染防止），増やさない（10℃以下保存，pH 4以下），除菌（水道流水で洗う）を心がけよう！

【用語解説】

**ナグビブリオ**：「ナグ」は「凝集しない（non-agglutinable：NAG）」の意で，コレラ菌のO1抗血清に凝集しない菌群をナグビブリオと呼ぶ．

- 一方，1992年にインド南部でナグビブリオ（*Vibrio cholerae* O139 "Bengal"）による下痢症が大流行し，O139菌がコレラ毒素（CT）を産生，臨床症状もO1菌と変わらないことから，WHOはO139菌による患者および死亡事例をコレラとした．わが国でもO1，O139菌ともコレラの原因菌として取り扱われている．

### 分布・原因食品
- ナグビブリオは本来熱帯，亜熱帯の常在菌であるが，わが国の都市河川などから分離されている．ビブリオ属は海水細菌で塩分濃度1.0～1.5％を好み，河川水と海水が混じる河口付近（汽水域）や，沿岸海水域，その水域に生息する魚介類，プランクトンなどに分布している．
- これまで刺身，弁当，冷めん，オードブル，だし巻たまごなどによる食中毒が発生しており，魚介類の生食，二次汚染が主な原因である．
- 汚染実態調査によると輸入魚介類のナグビブリオの汚染率は37％で高いが，汚染菌量はおおむね$10^3$/100 g以下なので低温管理で増殖を抑えれば感染を予防できる．

### 細菌の特徴
- ナグビブリオはコレラ菌と同様，バナナ状ないしそらまめ状の湾曲した形態で，極単毛性鞭毛をもつ．

### 臨床症状
- コレラと同様の水様性の下痢，および嘔吐が主症状だが，腹痛，発熱を伴い粘血便がみられることもある．劇症例では顕著な脱水症状を呈することがある．
- 潜伏期間は通常1～3日間（6～72時間）である．

### 予防対策
- 腸炎ビブリオと同様の予防対策を行う．

## 3 ビブリオ・バルニフィカス

### 分布・原因食品
- ビブリオ・バルニフィカス（*Vibrio vulnificus*）は，腸炎ビブリオ，ナグビブリオと同様，沿岸海水域，河川水と海水が混じる汽水域や，その水域に生息する魚介類に分布している．
- 海水温が20℃を超えると活発に増殖するので，夏期に発生が多い．
- 感染経路は魚介類（欧米では生ガキ）の生食による経口感染が多いが，汚染された水や魚介類が傷口に接触する創傷感染[*5]もある．

### 細菌の特徴
- ビブリオ・バルニフィカスは両端が丸みを帯びたグラム陰性通性嫌気性の短桿菌で，極単毛性鞭毛をもち運動性が高い．生理・生化学的性状は腸炎ビブリオと同様である．

### 臨床症状
- 感染，発症すると悪寒，発熱，特有の皮膚症状（紅斑，紫斑，水疱，血疱など）を伴い，消化器症状も約半数でみられるが，原発性敗血症，血圧低下を起こし死に至ることもある．
- 健常成人での発症はほとんどみられないが，肝硬変などの慢性肝疾患，糖尿病，ヘモクロマトーシス（血色素症）患者，鉄剤服用者で感染・発症の可能性が高い．
- 潜伏期間は7～24時間（平均18時間）である．

### 予防対策
- 腸炎ビブリオと同様だが，肝硬変や糖尿病などの基礎疾患をもつ人は特に夏場に刺身，すし，生ガキなどの摂食を避ける．
- 手足に傷がある人は海水や河口水が傷口に付着しないよう，また海岸や岩場を素足で歩いてケガをしないよう注意する必要がある．

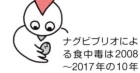

ナグビブリオによる食中毒は2008～2017年の10年間で6件と少ないけれど，海外帰国者から検出されることもあるよ

 **豆知識**

ビブリオ・バルニフィカスによる感染例は1975～2005年の30年間で計185件報告され，経口感染が66％，創傷感染が11％で，経口感染の死亡率は68％，創傷感染の死亡率は32％であった．患者の9割が何らかの肝疾患をもち，その7割以上が肝硬変を基礎疾患として有していた．

[*5] "バルニフィカス"はラテン語のvulnus（傷）に由来する．

● MEMO ●
2001年7月，熊本県で4人の患者のうち2人が死亡した．4人とも男性で，肝硬変，C型肝炎，アルコール性肝障害などの慢性の肝臓病を有していた．発病の前日あるいは前前日にシャコのしょうゆ漬け，シャコ味噌，小魚のコチの刺身などからビブリオ・バルニフィカスに感染した．

● MEMO ●
アメリカでは5月から10月の間に患者全体数の85％が発生．日本では，温かい海がある南方で発生が多いと考えられるが，北海道でも発生例があった．

## 3-5　ウェルシュ菌

- ウェルシュ菌（*Clostridium perfringens*）(⑥)が原因となって生じる疾病としてガス壊疽と食中毒があげられる．
- ウェルシュ菌は，もともとガス壊疽の原因細菌として20世紀初めに分離されていたが，食中毒の原因細菌として広く知られるようになったのは1950年代に入ってからである．

### 1　分　布

- ウェルシュ菌は自然界に広く分布している．土壌には芽胞の状態で常在しており，$10^1 \sim 10^4$ cfu/g検出される．
- 動物の腸管内にも常在しており，ヒトの糞便から$10^2 \sim 10^5$ cfu/g，家畜などからは$10^2 \sim 10^4$ cfu/g検出される．

### 2　生育条件

- ウェルシュ菌は12〜50℃の温度帯で増殖する中温菌である．増殖至適温度は37〜45℃であり，この温度では世代時間が10分であることから急速に増殖する．
- 生育可能なpHは5.5〜9.0と幅広く，至適pHは7.0〜7.4である．

### 3　細菌の特徴

- ウェルシュ菌は芽胞形成性の偏性嫌気性グラム陽性桿菌である．細菌の大きさは0.6〜2.4×1.3〜19 μm程度である．他のクロストリジウム属細菌とは異なり，鞭毛はもたないが，生体内では莢膜を形成する．
- 生息環境の悪化に伴い，細胞内の中央あるいは細胞の端に楕円形の芽胞を形成する．芽胞の多くは易熱性（100℃，数分で失活）であるが，なかには耐熱性芽胞（100℃，1〜6時間でも失活せず）を形成する菌株が存在し，食中毒の原因になる．

### 4　毒　素

- ウェルシュ菌は菌株により産生する毒素（$\alpha$，$\beta$，$\varepsilon$，$\iota$）が異なることが知られており，どの毒素を産生するかによりA〜E型の5種類に分類される．すべての型が$\alpha$-トキシン（ホスホリパーゼC）を産生し，卵黄含有培地で培養すると$\alpha$-トキシンにより卵黄が分解されコロニー周辺が白濁する．
- ウェルシュ菌食中毒は$\alpha$-トキシンのみを産生するA型が原因であるが，A型のなかでもさらにエンテロトキシンを産生するものが主体である．
- ウェルシュ菌のエンテロトキシンは腸管上皮細胞へ結合後，多量体化，イオン透過性の孔を形成することで上皮細胞の水分代謝異常を誘導する．エンテロトキシン自体は易熱性のたんぱく質であり，加熱（60℃，10分）や酸（pH 4.0以下）で容易に不活化される．

**●MEMO●**
日本では和名としてウェルシュ菌が定着しているが，学名は *Clostridium perfringens*（クロストリジウム・パーフリンゲンス）である．アメリカの病理学者 William Henry Welch（ウイリアム・ヘンリー・ウェルチ）により1892年にガス壊疽患者から分離され，1900年以降，彼の名前にちなみ *Bacterium welchii* と呼ばれていた．しかし，Veillonらが1898年に *Bacillus perfringens* と命名していたことから，命名規約上優先権があり，現在の名称となった．

**【用語解説】**
ガス壊疽：ウェルシュ菌芽胞が傷口を汚染した場合，その場でウェルシュ菌芽胞の発芽，増殖により引き起こされることがある．ウェルシュ菌の産生するさまざまな毒素や酵素により，増殖部位の壊死に伴う皮膚の変色や悪臭ガスが発生し，死に至ることもある．

ウェルシュ菌の特徴として覚えておきたい点は，①芽胞形成，②偏性嫌気性，③感染型食中毒

⑥ ウェルシュ菌の特徴

| 食中毒分類 | 名　前 | 原因食品 | 生育温度 | 酸素要求性 | 潜伏期間 | 毒　素 | 芽胞形成 | 症　状 |
|---|---|---|---|---|---|---|---|---|
| 感染型 | 学名：*Clostridium perfringens* 和名：ウェルシュ | 加熱済み食品 | 中温菌 至適温度37〜45℃ | 偏性嫌気性 | 6〜18時間（平均10時間） | エンテロトキシンなど | ○ | 急性腸炎（腹痛，下痢） |

❼ 微生物性食中毒1事件あたりの平均患者数（2013〜2022年）

| 微生物名 | 1事件あたりの患者数 | 微生物名 | 1事件あたりの患者数 |
|---|---|---|---|
| その他の病原大腸菌 | 215.3 | ぶどう球菌 | 20.7 |
| ウェルシュ菌 | 57.7 | 腸炎ビブリオ | 16.6 |
| その他の細菌 | 44.1 | セレウス菌 | 13.9 |
| ノロウイルス | 36.3 | 腸管出血性大腸菌（VT産生） | 13.6 |
| サルモネラ属菌 | 31.3 | カンピロバクター・ジェジュニ／コリ | 6.7 |

表は10年間で10件以上の事件が発生した微生物に限る．
（厚生労働省の食中毒統計〈2013〜2022〉より作成）

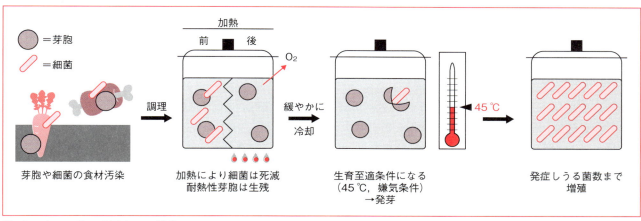

❽ ウェルシュ菌の食品中での挙動

## 5　食中毒の特徴

- ウェルシュ菌が原因となる食中毒で特徴的な点は，他の細菌性食中毒に比べ，食中毒事件1件あたりの患者数が多い点である（❼）．
- ウェルシュ菌食中毒の発症菌数は一般には$10^8〜10^9$ cfuとされており，個人差はあるが発症には大量の菌数の摂取が必要である．ウェルシュ菌は食品とともに摂取すると腸管内で増殖し，芽胞形成時にエンテロトキシンを産生し食中毒症状が現れることから，感染型食中毒に分類される．
- 本菌の摂取から発症までの潜伏期間は6〜18時間（平均10時間）であり，主症状は腹痛，水様性下痢である．
- 主な原因食品は，大量調理された肉，魚介類，野菜類を含むシチューやカレーといった加熱済みの食品である．
- 加熱調理により一般的な細菌は死滅するが，ウェルシュ菌のように芽胞として存在した場合，加熱調理では芽胞の滅菌ができず食品中に生き残っているためである．
- 煮込み料理は加熱調理により酸素が減少し嫌気的な環境が形成される．この状態で穏やかに食材を冷却した場合，偏性嫌気性菌であるウェルシュ菌は生育至適温度である45℃付近に到達すると，嫌気的かつ至適増殖温度であることから芽胞から発芽し活発に増殖する．その結果一晩で100万個以上に増殖すると考えられる（❽）．喫食時に軽く温めなおす程度では食材中の菌数の減少が限られることから，食中毒が発生しうる．

## 6　予防対策

- 芽胞の滅菌は困難であることから，調理済み食材の急速な冷却や，喫食時に再度十分に加熱することで発芽した細菌を殺菌することが，有効な予防方法である．

**豆知識**
ウェルシュ菌食中毒は主に大量調理時に起こりがちな食中毒であることから，給食菌やカフェテリア菌とも呼ばれる．

●MEMO●
大量調理施設などで使われるブラストチラー（−20℃の冷風で90分以内に4℃以下まで冷却する装置）で冷却する方法は，ウェルシュ菌食中毒予防に有効である．

- ウェルシュ菌が増殖不可能な温度（10℃以下，55℃以上）を維持し続けることも有効である．

**参考文献**
- 神谷　茂ほか編．病原微生物学 基礎と臨床．東京化学同人；2014．
- 平成21年度食品安全確保総合調査「食品により媒介される感染症等に関する文献調査報告書」．
- 日本食品微生物学会監．食品微生物学辞典．中央法規出版；2010．
- 北所健悟ほか．食中毒を引き起こすウェルシュ菌エンテロトキシンCPEの構造生物学的研究．日本結晶学会誌 2013；55：223-9．
- 仲西寿男，丸山　務監．食品由来感染症と食品微生物．中央法規出版；2009．

# 3-6　セレウス菌

## 1　細菌の特徴

- セレウス菌（*Bacillus cereus*）は，バチルス（*Bacillus*）属のグラム陽性，通性嫌気性の大型の桿菌（1.0～1.2×3.5 mm）で，芽胞を形成する．
- 土壌，河川，空気などの自然環境に広く分布するため，農産物，水産物および畜産物などのさまざまな食品を汚染している．
- 増殖温度域は広く，10～50℃で増殖し，増殖至適温度は28～35℃である．7℃以下の低温で増殖する株も存在する．
- 芽胞は，90℃，60分の加熱にも抵抗性があり，耐熱性である．

セレウス菌は低温でも増殖することがあるので，冷蔵庫での食品や料理の長期保存は避けるべきだよ！

## 2　食中毒の特徴（❾）

- セレウス菌は，下痢型または嘔吐型の食中毒を起こす．
- 日本におけるセレウス菌食中毒のほとんどは嘔吐型であり，欧米におけるセレウス菌食中毒は下痢型が多い．
- 下痢型は，下痢原性毒素により食中毒が引き起こされる．食品とともに摂取された菌が腸管内で増殖するときに毒素を産生する．このタイプは生体内毒素型の感染型食中毒菌に分類される．毒素の本体は高分子たんぱく質であり，60℃以上の加熱，pH 4以下の酸性条件，ペプシンやトリプシンなどの酵素により失活するといわれている．
- 嘔吐型は，嘔吐毒素（セレウリド）により食中毒が引き起こされる．菌が食品中で増殖するときに毒素が産生され，食品とともに毒素を摂取することによって起こる．このタイプは毒素型食中毒菌に分類される[*6]．毒素の本体は環状ペプチドであり，熱，酸，アルカリ，消化酵素に安定であり，脂溶性である．したがって，121℃，30分の加熱，4℃で60日間の冷蔵，pH 2～11の条件下でも安定であるといわれている．

[*6] 毒素型食中毒は，感染型食中毒の「生体内毒素型」に対して「食品内毒素型」とも呼ばれる．

### ❾ セレウス菌食中毒の特徴

| | | 下痢型 | 嘔吐型 |
|---|---|---|---|
| 食中毒の型 | | 感染型（生体内毒素型） | 毒素型（食品内毒素型） |
| 潜伏期間 | | 8～16時間 | 0.5～6時間 |
| 毒　素 | タイプ | 下痢原性毒素 | 嘔吐毒素（セレウリド） |
| | 物　質 | たんぱく質 | 環状ペプチド |
| | 分子量 | 38,000～46,000 | 1,153 |
| 原因食品 | | 食肉製品，スープ，野菜，プディング，牛乳・乳製品 | 焼飯類，米飯類，パスタ |
| 事　例 | | 欧米に多い | 日本に多い |

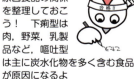

セレウス菌の食中毒のタイプと原因食品の関係を整理しておこう！ 下痢型は肉，野菜，乳製品など，嘔吐型は主に炭水化物を多く含む食品が原因になるよ

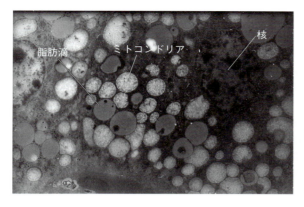

**❿ 肝細胞の電子顕微鏡像**
嘔吐型の食中毒は，まれに急性の肝障害を起こし，死亡することがある．マウスに嘔吐毒素（セレウリド）を腹腔内注射すると，写真のように肝細胞内のミトコンドリアの膨張と多数の脂肪滴（空胞変性）が観察され，脂質代謝異常が引き起こされることにより肝障害が起こる．

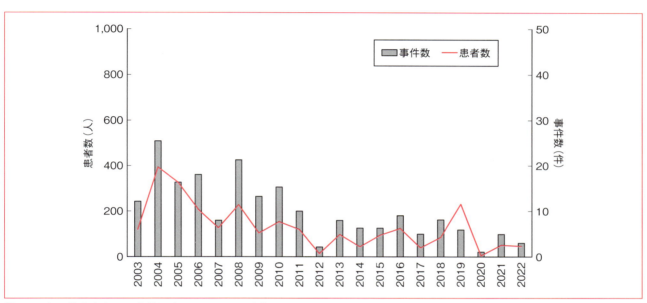

**⓫ セレウス菌食中毒の発生状況（2003〜2022年）**
（厚生労働省．食中毒統計資料．https://www.mhlw.go.jp/stf/seisakunitsuite/bunya/kenkou_iryou/shokuhin/syokuchu/04.html をもとに作成）

## 3　原因食品（❾）

- 下痢型では，食肉製品や野菜，これらを材料としたスープ類，バニラソース，プディング，ソーセージなどの食品が原因となる．
- 嘔吐型では，穀類およびその加工品（焼飯類，米飯類，めん類など），複合調理食品（弁当類，調理パン）など，主に炭水化物を多く含む食品が原因となる．

## 4　臨床症状

- セレウス菌による食中毒の発症菌量は，$10^5 \sim 10^8$個/gといわれている．
- 下痢型は嘔吐型よりも潜伏期間が長く（8〜16時間），腹痛をともなう水様性下痢が主な症状であるが，嘔吐はほとんどない．ウェルシュ菌食中毒の症状と似ている．
- 嘔吐型の潜伏期間は短く，0.5〜6時間であり，悪心，嘔吐が主な症状である．黄色ブドウ球菌食中毒と症状が似ている．
- 1日か2日で回復し，一般的に予後良好であるが，まれに急性肝不全で死亡する事例もある（❿）．

## 5　発生状況

- 2003〜2022年の20年間でのセレウス菌食中毒発生状況は，事件数および患者数ともに減少傾向であり，2012年以降の事件数は10件を下回っている（⓫）．

**豆知識**
嘔吐毒素は熱に強く油に溶けやすいため，しっかり加熱をした料理でも食中毒を起こすことがある．

**●MEMO●**
2013〜2022年の10年間におけるセレウス菌食中毒の事件数は57件で，原因施設別では，飲食店36件，仕出屋6件，事業場4件，家庭，製造所，その他各3件，学校，不明各1件である．

❶❷ 大規模事例（1983〜2022年：患者数100名以上）

| 発生年月 | 患者数 | 原因食品 | 喫食場所 |
| --- | --- | --- | --- |
| 1984年 7月 | 142 | 給食弁当 | 社員食堂 |
| 1985年10月 | 110 | ゆでめん | 学校 |
| 1986年 9月 | 210 | おにぎり | 学校 |
| 1987年 9月 | 318 | 米飯（幕の内弁当） | 飲食店 |
| 1989年 7月 | 91 | 不明 | 旅館 |
| 1990年 1月 | 350 | 仕出し弁当 | 会社など |
| 1990年 8月 | 291 | 牛乳 | 家庭・保育所など |
| 1991年 8月 | 359 | 給食弁当 | 社員食堂など |
| 1991年 9月 | 1,877 | 学校給食 | 学校 |
| 1992年 4月 | 541 | 弁当 | 学校など |
| 1995年10月 | 296 | 仕出し弁当 | 患者自宅など |
| 1996年 5月 | 254 | スパゲティ | 学校食堂 |
| 1998年10月 | 516 | 米飯（弁当） | 飲食店 |
| 2001年12月 | 346 | あんもち | 保育所 |
| 2004年 6月 | 108 | 中華めん | 家庭など |
| 2005年 7月 | 108 | 不明（幕の内弁当） | 飲食店 |
| 2019年 7月 | 147 | 味付けおから | 家庭など |

（国立感染症研究所．セレウス菌とは．https://www.niid.go.jp/niid/ja/rubella-m-111/392-encyclopedia/427-cereus-intro.html／厚生労働省．食中毒統計資料．https://www.mhlw.go.jp/stf/seisakunitsuite/bunya/kenkou_iryou/shokuhin/syokuchu/04.htmlをもとに作成）

- 2006年以降，患者数100名を超える大規模な食中毒事例は発生していなかったが，2019年に「味付けおから」による事件が発生した．大規模事例における原因食品のほとんど，主に弁当や炭水化物を多く含む食品である（❷）．

## 6　予防対策

- セレウス菌は芽胞を形成するため，加熱調理された食品であっても室温に長く放置すれば発芽し，菌の増殖につながる．
- 必要最少量で調理を行い，大量に残らないようにする．また調理後はすぐに喫食する．
- 調理後に食品を保存する場合には，55℃以上または8℃以下で保存し，保存時間は可能な限り短くする．
- 日本では嘔吐型食中毒がほとんどを占めることから，焼飯，パスタなど炭水化物を多く含む食材でさらに油で加熱した料理の場合，室温に長く放置した後の喫食は避けるべきである．

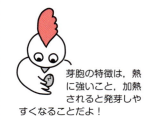

芽胞の特徴は，熱に強いこと，加熱されると発芽しやすくなることだよ！

# 3-7　黄色ブドウ球菌

## 1　細菌の特徴

- 黄色ブドウ球菌は，グラム陽性，通性嫌気性の球菌で，鞭毛をもたず運動性がない．顕微鏡で観察すると"ブドウの房状"の配列をしている（❸）．
- 血漿を凝固させるコアグラーゼと呼ばれる酵素を産生し，菌体外へ放出する．
- ヒトを取り巻く環境や哺乳動物，鳥類に広く分布している．ヒトや動物の皮膚や粘膜，鼻腔，咽頭，腸管などに生息している．健常人の50％以上が，鼻腔や咽頭，髪や皮膚に保菌しているとの報告がある．
- 増殖温度域は広く，5〜48℃で増殖し，増殖至適温度は30〜37℃といわれている．耐塩性があり，7.5％の食塩存在下で増殖するため，選択分離培養に食塩添加培地が使用される．16〜18％の食塩濃度でも増殖が可能といわれている．

**豆知識**
コアグラーゼは，血液中のプロトロンビンと結合してトロンビンに変える酵素である．トロンビンはフィブリノーゲンをフィブリンに変えることによって，血漿を凝固させる．このはたらきは，白血球や抗体の攻撃から菌を守るのに役立つ．

# 3 細菌性食中毒／3-7 黄色ブドウ球菌

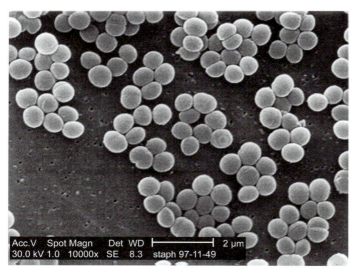

⑬ 黄色ブドウ球菌の電子顕微鏡像
(http://en.wikipedia.org/wiki/ Image : Staphylococcus_aureus_01. jpgより)

- ヒトに対する病原性は強く，食中毒以外に，化膿性疾患，ブドウ球菌性熱傷様皮膚症候群，毒素性ショック症候群などの病気を起こす．

## 2 食中毒の特徴

- 黄色ブドウ球菌が食品中で増殖し，産生した腸管毒(エンテロトキシン)を食品とともに摂取することによって毒素型食中毒が起こる．
- 腸管毒は100℃，30分の加熱でも失活しない耐熱性の毒素であるため，通常の加熱調理では不活化されない．また，冷凍下でも安定している．
- 腸管毒は，たんぱく質分解酵素や酸に対して抵抗性が強く，消化管内においてほとんど分解されない．

## 3 原因食品

- おにぎり，いなり寿司，弁当，調理パンなどの穀類を原料にした加工食品が原因となる事例が多い．
- 手作業の工程を経る食品では，作業者の手指によって本菌に汚染される．
- 黄色ブドウ球菌は家畜の皮膚などにも付着しているため，畜産物によって食中毒が起こる場合がある．

## 4 臨床症状

- 潜伏期間は0.5～6時間(平均3時間)である．
- 悪心，嘔吐，下痢を伴う急性胃腸炎を発症する．嘔吐毒素によるセレウス菌食中毒と

【用語解説】
**ブドウ球菌性熱傷様皮膚症候群**：黄色ブドウ球菌が産生する表皮剥奪性毒素が血流を介して全身の皮膚に達し，熱傷のように広い範囲の表皮剥離が起こる疾患である．一般には幼児期に起こるが，まれに免疫力が低下した成人でも起こることがある．
**毒素性ショック症候群**：黄色ブドウ球菌が産生する毒素により，突発的な発熱，頭痛，血圧低下，錯乱，急性腎不全および肝障害などの症状が起こる．1979年後半から1980年初頭，米国各地で月経期にタンポンを使用した若い女性の間で流行した．

腸管毒は熱に強く，加熱調理をしても腸管毒が失活しないんだ！

黄色ブドウ球菌はヒトの皮膚に保菌している場合があるので，食品に直接触れると汚染することがある

 **豆知識**
黄色ブドウ球菌が産生する毒素によって起こる食中毒のため，潜伏期間が短い．

---

### Column 黄色ブドウ球菌による食中毒事例

2000年に乳業メーカーの加工乳(低脂肪乳など)によって大規模な食中毒が発生し，約14,700人が吐き気，嘔吐，腹痛，下痢などの症状を起こした．患者が喫食した低脂肪乳から本菌のエンテロトキシンA型が検出され，黄色ブドウ球菌による食中毒と断定された．原因食品である低脂肪乳から菌は検出されなかったが，原料の脱脂粉乳から同じ毒素が検出された．脱脂粉乳の製造工場を調査した結果，工場内で停電事故があり，停電復旧後，脱脂粉乳の加工ラインに残っていた生乳を廃棄せずに製造を続けたことが原因で，クリーム分離工程や濃縮工程に滞留した生乳中で本菌が増殖し，毒素の産生につながったと考えられている．

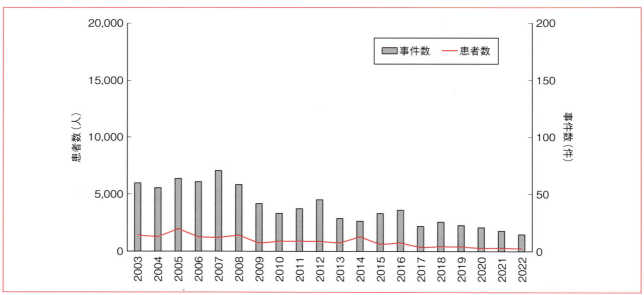

⑭ 黄色ブドウ球菌食中毒の発生状況（2003〜2022年）
（厚生労働省．食中毒統計資料．https://www.mhlw.go.jp/stf/seisakunitsuite/bunya/kenkou_iryou/shokuhin/syokuchu/04.htmlをもとに作成）

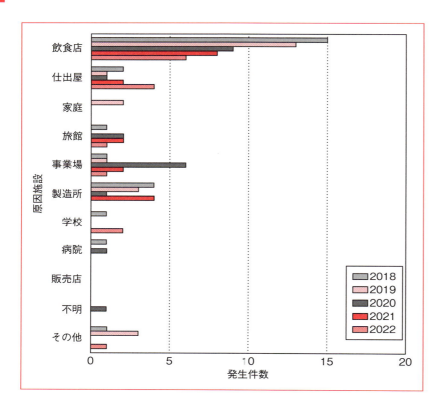

⑮ 黄色ブドウ球菌食中毒の原因施設別発生状況（2018〜2022年）
2018〜2022年の5年間で，毎年発生件数が多い施設は，「飲食店」である．次に「事業場」「仕出屋」が多く，時折，「家庭」でも本菌による食中毒が発生している．
（厚生労働省．食中毒統計資料．https://www.mhlw.go.jp/stf/seisakunitsuite/bunya/kenkou_iryou/shokuhin/syokuchu/04.htmlをもとに作成）

症状が似ている．まれに発熱やショック症状をともなうことがある．
- 食品中で菌量が$10^5$個/g以上になると，その増殖過程で産生される腸管毒が発症毒素量に達すると考えられている．
- 予後は一般には良好であり，死亡することはほとんどなく，通常1〜2日で回復する．

## 5 発生状況

- 黄色ブドウ球菌による最近20年間の発生状況について，事件数は100件を超えることはなく，平均38.5件であるが，患者数は平均842人で，1件あたりの患者数は平均22人と比較的多い⑭．
- 原因施設は，飲食店が最も多く，仕出屋，事業場でも毎年食中毒が発生している⑮．

### 6 予防対策

- 食材を取り扱う前後に衛生的な手洗いを心がける．
- 手に傷がある場合には，食材を触らない．特に大量調理には従事しない．
- 食中毒事例は，原因食品が適切な温度で保存されていないことが多いため，冷蔵の場合は10℃以下，高温の場合は45℃以上で保存する．

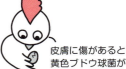

皮膚に傷があると黄色ブドウ球菌が付着しやすくなるから，手をケガしたときは大量調理に携わることは避けよう！

## 3-8 ボツリヌス菌

### 1 細菌の特徴

- ボツリヌス菌（*Clostridium botulinum*）とは，芽胞形成性のグラム陽性，偏性嫌気性桿菌であり，他のクロストリジウム（*Clostridium*）属と同様に芽胞を形成する．周毛性鞭毛により運動性を有し，莢膜をもたない．
- 増殖至適温度は広く，3～42℃で増殖し，増殖至適温度は30～42℃といわれている．
- ボツリヌス菌は培養性状によりⅠ～Ⅳの培養群に分けられるが，本菌感染にともなう病態は，主として産生されるボツリヌス毒素（神経毒素）によるものであり，毒素型食中毒に分類される．
- ボツリヌス毒素はA～G型に分類される．本毒素は自然界に存在する毒素のなかで最も毒力が強いとされており，A型毒素の致死量は体重70 kgのヒトに対し0.7～0.9 μgとされる．ボツリヌス毒素は80℃では30分，100℃では数分の加熱で死滅する．

【用語解説】
莢膜：一部の細菌で細胞壁の外側にある被膜状の層．

 豆知識

ボツリヌス毒素は，分子量約15万の神経毒素と分子量約15万の無毒成分の各1分子で構成される易熱性複合たんぱくを基本型として，さらに赤血球凝集素が結合してより大きな分子量の複合たんぱくとして形成される．

### 2 疫学

- ボツリヌス菌による感染は以下のように大別される．
  ①食品または飼料中において菌が増殖する際に産生されるボツリヌス毒素を摂取することで生じるボツリヌス食中毒（食餌性ボツリヌス症ともいわれる）
  ②乳児の腸管内に菌が定着し，産生された毒素が吸収されて生じる乳児ボツリヌス症
  ③菌が創傷部より体内に侵入して増殖し，産生された毒素によって起こる創傷性ボツリヌス症
- 日本および，世界で発生するボツリヌス菌感染事例の多くは乳児ボツリヌス症である．
- ボツリヌス食中毒は発生頻度は低いものの，きわめて致死率が高い．そのため，食品衛生上，最も注視すべきものの一つとしてあげられる．
- 過去に国内で発生した食中毒事例としては，「いずし」や「からしれんこん」によるものなどがあるが，これらはいずれも製造工程における不備が原因と推定され，水さらし工程の改善と漬け込み時における魚肉への酢酸添加などにより，当該製品による食中毒事例は激減した[*7]．
- 2012（平成24）年には中国地方で「あずきばっとう」[*8]を原因食品とする食中毒事例が発生したが，この際の原因食品は真空様包装形態であり，開封後の保存時に原因菌が食品を汚染したために発生したものと推測されている．
- 2017（平成29）年3月には東京都で，はちみつを与えられた生後6か月の乳児が死亡する例が報告されている．

乳児ボツリヌス症は，日本では1986～2020年の間に42例が報告されているんだ！

[*7] しかし，2022（令和4）年には，自宅（東京都）で喫食したアユのいずしでボツリヌス菌食中毒が発生している．

[*8] あずきばっとうは，ぜんざいの餅の代わりに平打ちのうどんが入った食品で，東北地方の郷土料理．

### 3 原因食品

- ボツリヌス菌は自然界に広く存在する土壌細菌であるため，レトルト食品などを除き，汚染が想定されない食品を明確に示すことは困難といえる．食品におけるボツリヌス菌の汚染実態に関する調査研究のうち，高い割合で検出報告のあった食品を⓰に記した．

### ⓰ 国内の食品からボツリヌス菌が検出された例

| 食品の種類 | 検査数 | 陽性数（陽性率） | 毒素型 |
|---|---|---|---|
| 生鮮魚 | 200 | 5 (2.5%) | E |
| 魚燻製 | 240 | 11 (4.6%) | E |
| 食用蛙 | 118 | 26 (22.0%) | C, D |
| はちみつ | 131 | 6 (4.1%) | A, C |
|  | 100 | 2 (2.0%) | A |
| 真空包装野菜 | 100 | 6 (6.0%) | A, B |
| ベーコン | 208 | 1 (0.5%) | A, B |
| 真空包装ベーコン | 263 | 11 (4.2%) | A, B |
| 真空包装，冷凍食品 | 400 | 1 (0.3%) | B |
| 香辛料 | 69 | 1 (1.4%) | D |
| 容器包装詰低酸性食品 | 66 | 0 (0.0%) | ― |

これらは，国内での検出報告事例のうち，検出率が総じて高い例をあげたものであり，現在の流通食品全体の成績を示すものではないことに留意されたい．

- 一般的な食品としては，ベーコンや野菜などからも低い割合ながらも検出がある．特に真空様包装形態の食品[*9]は検出率が高い傾向にある．
- はちみつからも複数の検出報告があり，海外でも一定の割合で検出される食品として認知されている．

## 4 臨床症状

- ボツリヌス食中毒の潜伏時間は，一般的に8～36時間程度とされる．
- 初期症状は悪心，嘔吐，腹痛，下痢などの消化器症状であるが，その後，ボツリヌス毒素による作用として，特異的な神経症状が現れる．多くの場合では，瞳孔散大，視力低下，眼調節麻痺，対光反射の遅延・欠如などに始まり，口渇，発語障害，嚥下障害，さらには脱力感，四肢麻痺がみられ，治療しない場合には，呼吸困難に陥り，死に至ることもある．
- 治療には，抗毒素血清を用いる．治癒した場合にも，回復には少なくとも数日，ときには数か月を要する．

## 5 予防対策

- ボツリヌス菌は増殖に際してガスを産生するので，臭気をともなうことが多い．そのため，真空パック食品や瓶詰・缶詰食品において膨張がみられる，あるいは製品の開封時に臭気を感じる場合などには，摂取は禁忌である．
- ボツリヌス菌は芽胞を形成する可能性も高いため，滅菌には120℃で4分間以上行うことが要件とされる．実際に，いわゆるレトルト食品の製造基準には，この条件が採用されている．
- 滅菌処理が行われていない食品の流通・保存に際しては冷蔵の徹底に努めるとともに，喫食する前に適切な加熱調理を行うことも一般衛生管理の対策として重要である．
- ボツリヌス菌はpH 4.6未満では増殖しないため，有機酸などを利用して食品の酸性化を図ることも，対策の一つとなりうる．
- 1歳未満の乳幼児にははちみつを与えないことが，乳児ボツリヌス症の予防にとって重要な対策である．日本では厚生労働省が平成29年から一般消費者向けに啓発を行っている[*10]．
- ボツリヌス菌感染による（疑い）患者が発生した際には，新たな患者の発生を未然に防ぐため，診断を行う医師および管轄自治体担当者は，疫学調査および食品検査をすみやかに実施し，原因食品の特定に努める必要がある．

[*9] レトルト食品（容器包装詰加圧加熱殺菌食品）以外にも，脱気包装形態のみをとって流通する食品も含まれ，上述の「あずきばっとう」もこれに属する．

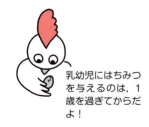

乳幼児にはちみつを与えるのは，1歳を過ぎてからだよ！

[*10] http://www.mhlw.go.jp/stf/seisakunitsuite/bunya/0000161461.html

## 6 試験法

- ボツリヌス食中毒事例が発生した場合の対応としては，臨床検体および原因推定食品からのボツリヌス菌およびボツリヌス毒素の検出が必要となる．
- ボツリヌス菌の検出には，PCR法を用いた特異的検出法を併用した培養に基づいた方法が用いられる．
- ボツリヌス毒素，特に微量毒素の検出にはマウスアッセイが現在も用いられている．

●MEMO●
マウスのボツリヌス毒素感受性が高いため，いまだにマウスアッセイが用いられているが，動物愛護の観点から，同等性を担保する代替的試験管内試験法の開発も進められている．

# 3-9 エルシニア，リステリア

## 1 エルシニア（⑰）

- エルシニア（*Yersinia*）属は腸内細菌科のグラム陰性通性嫌気性桿菌である．エルシニア・エンテロコリチカ（*Yersinia enterocolitica*）を原因とする集団食中毒が発生したことから，1982年に *Y. enterocolitica* は食中毒菌として指定された．

### 分布，原因食品
- 家畜では豚が代表的な *Y. enterocolitica* の保菌動物として知られており，食品からの分離報告は生の豚肉が主体である．
- 近年，野菜を原因としたエルシニア症が海外および日本国内でも発生している．

### 生育条件
- *Y. enterocolitica* の生育可能温度は－1.3～42℃であり，至適生育温度は28℃付近である．4℃以下でも生育可能な代表的な低温菌である．

### エルシニア食中毒
- *Y. enterocolitica* はエンテロトキシンを産生することが知られ，食中毒の原因になる．
- エルシニア食中毒はエルシニアに汚染された水や食品を摂取することで経口感染する．*Y. enterocolitica* の場合は下痢，腹痛，発熱を中心とした胃腸炎が主症状であるが，強毒株では敗血症に至ることもある．
- 潜伏期間は2～5日間と長く，通年発生するが夏に多い．
- 成人の発症はまれであり，いずれの菌種も幼児が患者の主体である．

●MEMO●
エルシニア属のうち，エルシニア・エンテロコリチカ，エルシニア・シュードツベルクローシス，ペスト菌の3菌種がヒトへの病原性を示す．通常，エンテロコリチカとシュードツベルクローシスによる感染症を，エルシニア症と呼ぶ．

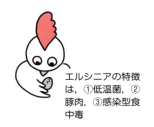
エルシニアの特徴は，①低温菌，②豚肉，③感染型食中毒

## 2 リステリア（⑰）

- リステリア（*Listeria*）属は通性嫌気性，グラム陽性桿菌の無芽胞細菌であり，リステリア症の原因としてリステリア・モノサイトゲネス（*Listeria monocytogenes*）が重要である．

### 分布，原因食品
- *L. monocytogenes* は土壌や河川などの自然環境，動物の腸管に広く分布しており，それらの汚染物質に接した野菜，食肉，乳が原因食品となる．
- 本菌の原因食品は，喫食前に加熱する必要がない乳製品（牛乳，チーズ，アイスクリームなど），食肉・魚介類加工品（ミートパテ，スモークサーモンなど），サラダなどの調理済み食品で低温保存するものが主である．

### 生育条件
- *L. monocytogenes* の至適生育温度は30～37℃であるが，生育可能温度は－0.4～45℃と広く，低温でも増殖可能な低温菌である（⑱）．
- 耐塩性細菌であり，12％食塩存在下で生育可能である．

### リステリア食中毒
- リステリア食中毒の症状は発熱をともなう胃腸炎であるが，高齢者や乳児では敗血症や髄膜炎など重症化することがある．また，妊婦の場合，胎児へ垂直感染し早産や死

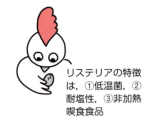
リステリアの特徴は，①低温菌，②耐塩性，③非加熱喫食食品

❼ エルシニア，リステリアの特徴

| 食中毒分類 | 学名 | 原因食品 | 生育温度 | 酸素要求性 | 潜伏期間 | 毒素 | 芽胞形成 | 症状 | 備考 |
|---|---|---|---|---|---|---|---|---|---|
| 感染型 | エルシニア・エンテロコリチカ (Yersinia enterocolitica) | 食肉（特に豚肉） | 低温菌 至適温度 28〜29℃ | 通性嫌気性 | 2〜5日 | エンテロトキシン | | 腹痛，下痢，発熱 | |
| | リステリア・モノサイトゲネス (Listeria monocytogenes) | 非加熱喫食 調理済み食品 乳製品（チーズなど） ミートパテなど | 低温菌 至適温度 30〜37℃ | | 数時間〜数週間 | | | 風邪様症状 脳炎・髄膜炎 敗血症 | 耐塩性 |

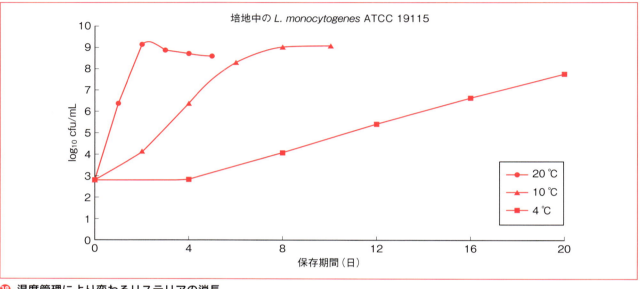

❽ 温度管理により変わるリステリアの消長
（五十君靜信．リステリア症の発生状況と国内の食品における汚染状況．薬事・食品衛生審議会食品衛生分科会乳肉水産食品部会資料〈2011〉より作成）

産を引き起こすことがある．
- 潜伏期間は数時間〜数週間であり，高度に汚染された食品（$10^6$ cfu/g）の喫食により発症する可能性がある．
- 日本では2001年に北海道でナチュラルチーズを原因とした本菌による集団食中毒事例が確認されるのみであるが，世界的な発生状況をふまえ，2014（平成26）年に非加熱食肉製品（生ハムなど）とナチュラルチーズ（ソフトおよびセミハードのものに限る）のリステリアの基準値が設定された（検体1gあたり100以下）．

**参考文献**
- 神谷　茂ほか編．病原微生物学 基礎と臨床．東京化学同人；2014．
- 平成21年度食品安全確保総合調査「食品により媒介される感染症等に関する文献調査報告書」．
- 林谷秀樹．Yersinia感染症．Jpn J Food Microbiol 2016；33（4）：175-81．
- 食品安全委員会．食品健康影響評価のためのリスクプロファイル〜非加熱喫食調理済み食品（Ready-to-eat食品）におけるリステリア・モノサイトゲネス〜（改訂版）．2012．
- 仲西寿男，丸山　務監．食品由来感染症と食品微生物．中央法規出版；2009．

3 細菌性食中毒／3-9 エルシニア，リステリア

## カコモンに挑戦!!

◆ 第28回-60
**細菌性食中毒の原因菌と主な発生源となる食品の組合せである．正しいのはどれか．1つ選べ．**
(1) 腸炎ビブリオ ———————— 野菜
(2) カンピロバクタ ———————— きのこ類
(3) サルモネラ ———————— 鶏卵
(4) ブドウ球菌 ———————— 二枚貝
(5) ウェルシュ菌 ———————— はちみつ

◆ 第29回-59
**腸管出血性大腸菌による食中毒に関する記述である．正しいのはどれか．1つ選べ．**
(1) 細菌性食中毒の原因菌として，最も多い．
(2) 主な症状は発熱である．
(3) 重篤な場合，溶血性尿毒症症候群（HUS）を引き起こす．
(4) 真空包装食品が主な原因となる．
(5) 食後数時間で発症する．

## 解答＆解説

◆ 第28回-60　正解（3）
正しい組合せを提示し，解説とする．
(1) 腸炎ビブリオ ——— 生食用の近海魚介類の刺身，すしなど
(2) カンピロバクター ——— 加熱不十分な鶏肉など
(3) ○
(4) ブドウ球菌 ——— おにぎり，弁当，調理パンなど（二枚貝が発生源となるのはノロウイルスなど）
(5) ウェルシュ菌 ——— 大量調理によるカレーやシチューなど（はちみつが発生源となるのはボツリヌス菌など）

◆ 第29回-59　正解（3）
正文を提示し，解説とする．
(1) 細菌性食中毒の原因菌として，最も多いのはカンピロバクター．
(2) 主な症状は下痢や血便である．
(3) ○
(4) 真空包装食品は原因にならない．
(5) 潜伏期間は平均4〜8日間で比較的長い．

# 4 ウイルス性食中毒

- ノロウイルスをはじめ、サポウイルス、ロタウイルス、アストロウイルスなどの胃腸炎ウイルスは保育所、幼稚園、小学校、老人施設、福祉・養護施設などで「感染性胃腸炎」を集団発生させ、飲食店、宿舎・寮などで「食中毒」を引き起こす。感染性胃腸炎で検出された病原体は、ノロウイルスが最多である。

## 4-1 ノロウイルス

### 1 特徴

- 晩秋から春先に発症者が多くなる冬型の感染性胃腸炎や食中毒の原因ウイルスである。ヒトだけがノロウイルスに感受性をもつ動物である。
- ノロウイルスはエンベロープをもたない、直径約38 nmの小型の球形ウイルスで、カリシウイルス科に分類されるRNAウイルスである（❶, ❷）。ノロウイルスはさまざまな培養細胞でウイルス分離が試みられてきたが、いまだに人工的に増殖させることができない。
- ノロウイルスはカプシド遺伝子配列によりGI～Xの10の遺伝子グループ（genogroup）に分けられ、GI、GII、GIVがヒトに感染する。GIIIはウシ、GVはマウスから検出されたノロウイルスである。
- GIには14種類の遺伝子型、GIIには26種類の遺伝子型がある。感染性胃腸炎で検出されたノロウイルスは、GIIが8割以上を占め、遺伝子型ではGII.4とGII.2が多い（❸）。
- 感染力はきわめて強く、10～100個のウイルス粒子で感染が成立する。pH 2.7でも3時間、60℃では30分、4℃では2週間、安定して感染力が保持される。
- アルコールにも抵抗性があると推測されている。ネコカリシウイルスを用いた試験では、70％アルコール1分間処理で感染力価の減少は≧1.5 $\log_{10}$、5分間処理で≧2.0 $\log_{10}$程度と報告されている[1]。
- 塩素イオンにも抵抗性があり、200～1,000 ppm以上の濃度を用いなければ失活しない。ネコカリシウイルスを用いた試験では、5分間処理したとき、200 ppmでは感染力価の減少は1 $\log_{10}$程度、1,000 ppmでは5 $\log_{10}$以上であった[1]。

**MEMO**
1997年に食品衛生法施行規則の一部改正により食中毒の病因物質にウイルスが新たに追加されたとき、ノロウイルスは「小型球形ウイルス（SRSV）」と呼ばれていたが、2002年に国際ウイルス命名委員会で「ノロウイルス（NV）」とされ、翌年には食中毒病因物質名も変更された。

### ❶ ノロウイルスの分類学上の位置

| 科 | 属 | 種 |
|---|---|---|
| カリシウイルス科（Caliciviridae） | ノロウイルス（Norovirus） | ノーウォークウイルス（Norwalk virus） |
| | サポウイルス（Sapovirus） | サッポロウイルス（Sapporo virus） |
| | ラゴウイルス（Lagovirus） | ヨーロッパ褐色野兎症候群ウイルス（European brown hare syndrome virus） |
| | | ウサギ出血病ウイルス（rabbit hemorrhagic disease virus） |
| | ネボウイルス（Nebovirus） | ニューバリー-1ウイルス（Newbury-1 virus） |
| | ベシウイルス（Vesivirus） | ネコカリシウイルス（feline calicivirus） |
| | | ブタ水疱疹ウイルス（vesicular exanthema of swine virus） |

（国立医薬品食品衛生研究所．ノロウイルスとは．http://www.nihs.go.jp/fhm/fhm4/fhm4-nov011.htmlより）

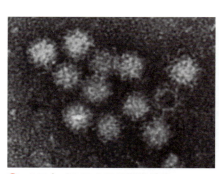

❷ ノロウイルスの電子顕微鏡像
（国立医薬品食品衛生研究所．ノロウイルスとは．http://www.nihs.go.jp/fhm/fhm4/fhm4-nov011.htmlより）

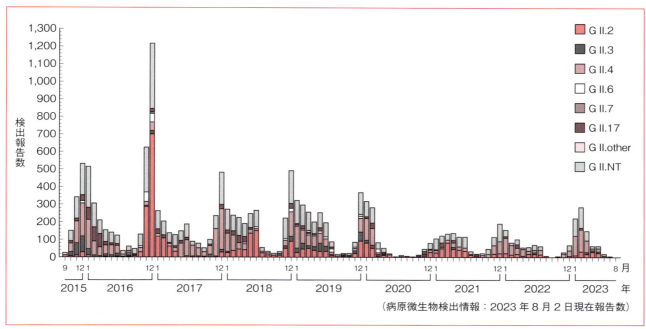

❸ 月別ノロウイルスGⅡ遺伝子型検出報告数（2015/16〜2022/23シーズン）
（国立感染症研究所．病原微生物検出情報．https://www.niid.go.jp/niid/images/iasr/rapid/noro/230410/norogm_230802.gifより）

## 2　症　状

- ノロウイルスの潜伏期間は24〜48時間で，多くは数日の経過（3日程度）で自然に回復する．
- 主症状は嘔吐，吐き気，下痢，腹痛などの急性胃腸炎症状であるが，幼児は嘔吐，成人は下痢が多い．発熱もみられる．高齢者では嘔吐物による窒息，誤嚥性肺炎での死亡例がある．
- 感染者の大便，嘔吐物とともにノロウイルスが排出される．便中に$10^9$/g，吐物中には$10^5$〜$10^8$/mLのウイルスが含まれる．症状が回復しても1〜2週間は排出が続くことがある．
- 感染しても発症せず大量のウイルスを便中に排出する不顕性感染者も，感染者のうち5％程度存在する．

## 3　感染・伝播様式

- ノロウイルスは胃酸にも不活化されず小腸に達して絨毛上皮細胞に感染し，細胞の破壊や絨毛の萎縮を引き起こし，消化，吸収面積の減少と機能低下をもたらす．小腸上部の病変が嘔吐を誘発させると考えられている．
- ヒトへの感染経路は主に経口感染（食品，糞口）で（❹），感染者の糞便・吐物に直接あるいは間接的に汚染されたもの，および汚染された食品類（感染者によって汚染された食品，加熱不十分な調理食品，生ガキなど二枚貝の生食）などが感染源である．
- ヒトからヒトへの感染では飛沫感染や狭い空間で空気感染（塵埃感染）した事例がある．
- 2015/2016年シーズンから2022/2023年シーズンまでの8シーズンで発生したノロウイルスの集団感染事例は3,170件で，そのうちヒトからヒトへの伝播の疑いがあるものは65.1％，食品媒介と疑われたものは19.9％，伝播経路不明は15.0％であった[2]．

## 4　発生状況

- 2013年から2022年の10年間では，ノロウイルスによる食中毒発生件数は，病因物質

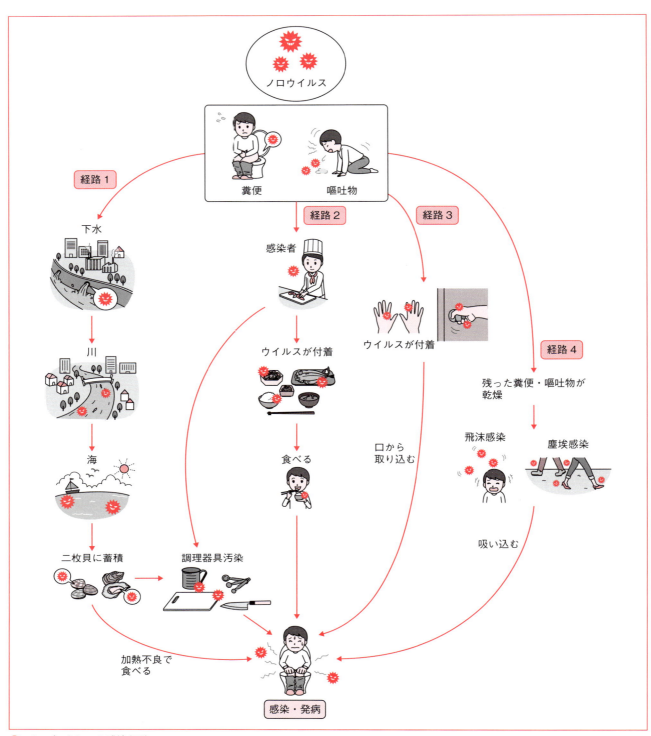

**❹ ノロウイルスの感染経路**

経口感染（食中毒）：ウイルスに汚染された食品を生または十分に加熱しないで食べた場合や，感染した人が調理して食品や水が汚染され，それを食べたり飲んだりした場合．

接触感染：感染した人の便や吐物に触れた手指を介して口から体内に入った場合や，感染した人の手指や感染した人が触れた衣服，器具などに接触し，手指を介して口から体内に入った場合．

飛沫感染・塵埃感染：患者の便や吐物が飛び散り，その飛沫（ノロウイルスを含んだ小さな水滴．1～2m飛散する）を吸い込んだ場合や，便や吐物を不用意に始末したときに発生した飛沫を吸い込んだ場合，患者の便や吐物の処理が不十分なため，それらが乾燥して飛沫よりもさらに細かい粒子となって空気中を漂い，それを吸い込んだ場合（この場合，感染源からかなり離れた場所でも，感染する可能性がある）．

> **Column　調理従事者からノロウイルス汚染を防止することが難しい理由**
>
> 多種類の遺伝子型があり，流行ウイルスが変わることがあり，しかも変異すると免疫が効きにくい．感染すると糞便や吐物の中に大量にウイルス粒子が排泄され，症状が回復した後もウイルスが排泄される．感染しても症状が出ない「不顕性感染」者もいて，気づかず糞便中にウイルス粒子を排出する．加えて，感染力が強く10〜100個程度で感染・発病する．凍結しても感染性を失わず，低温や低湿でも感染力を長期間維持し，なかなか不活化されず，エタノールが効きにくいことも，食品取扱者が介する食中毒や集団感染の予防を難しくしている．

- の第1〜3位で，63〜328件（平均237件），食中毒事件総数に対し6.5〜35.2％（平均22.4％）を占めた．
- 2013〜2022年の10年間では，ノロウイルスによる食中毒患者数は，病因物質の第1位ないし第2位で，2,175〜12,672人（平均8,388人），食中毒患者総数に対し25.0〜65.5％（平均49.0％）を占めた．
- ノロウイルスによる食中毒は製造所，仕出屋，学校，旅館，病院，事業場などで集団発生する事例が多い．
- 二枚貝の関与する事例は減少傾向で，宴会料理，弁当，給食などで発生している．

### 5　予防法

- ノロウイルスによる食中毒を予防するための4原則，「持ち込まない」「拡げない」「加熱する」「付けない」を励行する．
- 「持ち込まない」：食品従事者が食品施設にノロウイルスを持ち込まないためには，衛生学的手洗いを徹底し，日常的に健康管理を行い体調不良時は業務を休む．また，汚染のおそれのある食材を仕入れないこと，施設に出入りする関係者や利用者からの持ち込みや伝播・汚染が発生しないよう管理することも重要である．
- 「拡げない」：ノロウイルスが持ち込まれた場合，従事者や器具などを介して食品が汚染されないように，衛生学的手洗いの励行や，次亜塩素酸ナトリウムによる定期的な消毒，汚染の可能性がある食品を取り扱った器具（ふきん，まな板，包丁など）の洗浄，殺菌（熱湯消毒）を行う．また，嘔吐物を適切に処理することや，トイレ後の手洗い，日常のトイレの清掃・消毒，下痢した後の適切なトイレの清掃・消毒も，「拡げない」対策になる．
- 「加熱する」：食品を85〜90℃で60秒ないし90秒以上加熱する．食品がノロウイルスに汚染されていたら「持ち込まない」「拡げない」対策を行っても防ぐことはできず，加熱することがきわめて有効となる．
- 「付けない」：ノロウイルスを食品に付けないためには，衛生学的な手洗いを習慣にし，使い捨て手袋やマスクを正しく使用し，清潔な作業着を着用するなど個人衛生を徹底するとともに，調理器具や交差汚染を起こしやすい表面を次亜塩素酸ナトリウムなどで消毒するなど，一般的衛生管理を励行し二次汚染リスクを減らす．

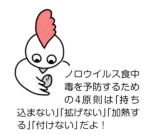

ノロウイルス食中毒を予防するための4原則は「持ち込まない」「拡げない」「加熱する」「付けない」だよ！

 **豆知識**

大量調理施設衛生管理マニュアルでは，二枚貝などノロウイルス汚染のおそれのある食品の場合，加熱調理食品は中心温度85〜90℃で90秒以上加熱することとされている．

## 4-2　A型肝炎ウイルス

### 1　症　状

- A型肝炎ウイルス（hepatitis A virus：HAV）[*1, *2]は，汚染された水や食品を介して経口的に感染（糞口感染）し，腸管から侵入して肝臓で増え急性肝炎を引き起こす．

[*1] HAVはピコルナウイルス科のヘパトウイルス属に分類される．
[*2] 50歳以下の98％がHAV抗体陰性者，すなわち日本人のほとんどがHAV感受性である．

#### ❺ A型肝炎，E型肝炎の発生動向

|  | 2017年 | 2018年 | 2019年 | 2020年 | 2021年 |
|---|---|---|---|---|---|
| A型肝炎 | 285 | 926 | 425 | 120 | 71 |
| E型肝炎 | 305 | 446 | 493 | 454 | 460 |

（国立感染症研究所．感染症発生動向調査．https://www.niid.go.jp/niid/ja/ydata/11529-report-ja2021-20.html より）

- 潜伏期間は約4週間（2〜6週間）と長く，突然の高熱（38℃以上）と食欲不振，悪心，嘔吐，倦怠感の後，黄疸や肝腫脹が典型的にみられる．
- 通常1〜2か月後に回復するが，まれに劇症化して死亡する例もある．小児は不顕性で終わるか，軽症だが高年齢層や慢性肝疾患をもつ人は重症化する．
- 発症後2〜4週間はウイルスの排出が継続すると考えられてきたが，1〜2か月経過しても排出が継続する可能性があることが示されている．

### 2　感染・伝播様式，発生状況

- A型肝炎患者は2017〜2021年の5年間で平均365人であり，日本は世界でも最も発生が少ない国の一つである（❺）．
- 発症例の多くは国内感染だが，近年では海外での感染例は約10%で，中国やインド，東南アジアでの感染が多い．発生は衛生環境に依存し，途上国では10歳までにほぼ100%が感染し，抗体を保有する．
- カキなど汚染された食材を生のままあるいは加熱不十分で摂食して発症する．調理従事者を発生源に集団発生することもある．

### 3　予防法

- 85℃，1分以上の加熱，または1%次亜塩素酸ナトリウムで不活化される．
- わが国では1995年からA型肝炎ワクチンが使用されており，ウイルスを不活化したワクチンを皮下または筋肉内に接種する．医療従事者や途上国への海外渡航者などが接種対象者である．

## 4-3　E型肝炎ウイルス

### 1　症状

- E型肝炎は人獣共通感染症で，E型肝炎ウイルス（hepatitis E virus：HEV）はヒトに急性あるいは劇症肝炎を引き起こす．
- 潜伏期間は15〜50日間（平均6週間）で，症状は発熱，嘔吐，食欲不振，腹痛，倦怠感などで，黄疸は発症後0〜10日目に現れる．

### 2　感染・伝播様式，発生状況

- HEVはHAVと同じく経口感染により伝播するが，汚染飲用水が原因であることが多い．HAVに汚染された鹿肉，猪肉の摂取や輸血で感染するケースもある．
- 感染が推定された患者は2005〜2011年まで100件（年間）であったが，2018年以降は400件（年間）を超えている（❺）．

### 3　予防法

- 予防には手洗い，飲食物の加熱が重要で，途上国などへ旅行する際は，清潔の保証がない飲料水（氷入りも含む），非加熱の貝類，自分自身で皮をむかない果物や非調理

**豆知識**
肝炎は，ウイルスが肝細胞を破壊するのではなく，宿主の免疫反応が引き起こす間接的な症状，病態である．

●MEMO●
**集団発生事例**[3]：2011年，千葉市などで49人の集団発生があった．患者は同一の寿司店で喫食しており，寿司店の調理従事者の1人は事件の2か月前に急性A型肝炎を発症しており，この従事者を含む2人の調理従事者から患者と同一のHAVが検出されたことから，従事者から直接または間接的に汚染された食品が原因だったと結論された．

●MEMO●
**野生の鹿肉の刺身を食べてE型肝炎を発症した事例**[4]：2003年8月，鹿肉を生で食べた4人が6〜7週間後にE型肝炎を発症した．患者から検出されたHEVと保存されていた鹿肉から検出されたHEVの遺伝子配列が一致したことと，その鹿肉を食べていないか少量しか食べなかった患者家族はHEVに感染しなかったことが確認され，特定の食品の摂食とE型急性肝炎発症との直接的な関係が確認された．

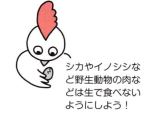
シカやイノシシなど野生動物の肉などは生で食べないようにしよう！

の野菜を食べないように注意する．
- 動物の内臓，特にブタのレバーを食べる際には，中心部まで火が通るよう十分に加熱する*3．

## 4-4 ロタウイルス

### 1 特徴

- ロタウイルス（rotavirus）は乳幼児胃腸炎の30～50％に検出される．成人の胃腸炎でも10％に検出される．
- 生後6か月～2歳で発症し，5歳までにほぼすべての乳幼児が感染する．わが国では冬季乳幼児嘔吐下痢症と呼ばれているが2～4月に流行する*4．
- きわめて感染力が高く，ウイルス粒子1～10個で感染が成立する．

### 2 症状，感染・伝播様式

- 潜伏期間は1～3日間（平均2日間）で，発症すると下痢，嘔吐を主症状に発熱，吐き気，腹痛を伴う．下痢は水様便が多く，1/3は米のとぎ汁用の白色便である．
- 下痢便や便に汚染された環境を介して手指から口に感染する糞口感染が主で，原因食品*5が判明した食中毒事例は少ない．

### 3 予防法

- 予防は手洗い，うがいのほか，汚染した衣類や環境は次亜塩素酸ナトリウムによる消毒をする．

#### 引用文献
1) Cromeans T, et al. Comprehensive comparison of cultivable norovirus surrogates in response to different inactivation and disinfection treatments. Appl Environ Microbiol 2014；80：5743-51.
2) 国立感染症研究所．ノロウイルス等検出速報．https://www.niid.go.jp/niid/ja/iasr-noro.html
3) 食中毒予防必携．第3版．日本食品衛生協会；2013．p.228.
4) 厚生労働省．E型肝炎ウイルスの感染事例・E型肝炎Q＆A．https://www.mhlw.go.jp/houdou/2003/08/h0819-2a.html

*3 ブタレバーなどにウイルスが付いていたとしても，十分に加熱調理を行えばHEVは感染性を失うため感染の危険性はない．ハム・ソーセージ等の加熱済み食品についても63℃で30分間と同等以上の加熱をしているので問題はない．

*4 ノロウイルスの流行の後にロタウイルスの流行がある．

*5 これまで，ちらし寿司，にぎり寿司，サラダ，サンドイッチなどが原因食品として報告されている．

### カコモン に挑戦!!

◆ 第27回-60
**食中毒の主な発生源に関する記述である．正しいのはどれか．1つ選べ．**
(1) ノロウイルスによる食中毒は，鶏肉の生食が原因となる．
(2) ボツリヌス菌による食中毒は，牛レバーの生食が原因となる．
(3) リステリア菌による食中毒は，チーズが原因となる．
(4) 嘔吐型セレウス菌による食中毒は，魚介類の生食が原因となる．
(5) 腸炎ビブリオ菌による食中毒は，鶏卵の生食が原因となる．

### 解答&解説
◆ 第27回-60　正解（3）
正文を提示し，解説とする．
(1) ノロウイルスによる食中毒は，感染者からの二次汚染や二枚貝（カキ，シジミ，ホタテ）の生食が原因となる．
(2) ボツリヌス菌による食中毒は，レトルトパックや缶詰，瓶詰，蜂蜜などが原因となる．
(3) ○
(4) 嘔吐型セレウス菌による食中毒は，焼飯，ピラフ，スパゲティ，カレーライスなどが原因となる．
(5) 腸炎ビブリオによる食中毒は，魚介類の生食が原因となる．

## 5 寄生虫性食中毒[*1]

*1 第6章「食品と寄生虫疾患（経口的寄生虫疾患）」(p.80)も参照.

- 日本における寄生虫感染は，公衆衛生環境の水準の高さから，感染率は諸外国と比較して低い．しかし近年，グローバル化に伴う海外旅行者の増加や食品の輸入拡大，健康志向から有機栽培野菜の需要拡大やグルメブーム，食品流通の改善にともなう新しい食材の活用などから，寄生虫症は増加傾向にある．特に魚介類の生食などの食習慣があることから，魚介類媒介寄生虫症の感染者数は増加傾向にある．
- このことから2012年の食品衛生法施行規則の一部改正で，食中毒の病因物質の種別として，アニサキス(Anisakis)，クドア・セプテンプンクタータ(Kudoa septempunctata)，サルコシスティス・フェアリー(Sarcocystis fayeri)，その他の寄生虫が食中毒事件票に追加された．
- 食中毒統計による結果は❶の通りであり，サバ，アジなどの生食からのアニサキス感染や，ヒラメに寄生するクドアの感染が多くなっている．これは前述のグローバル化などの影響や，食中毒統計に掲載されることになったため，これまで潜在化していた中毒事例が顕在化したことによる．

### ❶ 寄生虫性食中毒

| 年 | 病因物質 | 総数 事件 | 患者 | 死者 |
|---|---|---|---|---|
| 2019(令和元)年 | クドア | 17 | 188 | ― |
| | サルコシスティス | ― | ― | ― |
| | アニサキス | 328 | 336 | ― |
| | その他の寄生虫 | 2 | 10 | ― |
| | 総数 | 347 | 534 | |
| 2020(令和2)年 | クドア | 9 | 88 | ― |
| | サルコシスティス | ― | ― | ― |
| | アニサキス | 386 | 396 | ― |
| | その他の寄生虫 | ― | ― | ― |
| | 総数 | 395 | 484 | |
| 2021(令和3)年 | クドア | 4 | 14 | ― |
| | サルコシスティス | ― | ― | ― |
| | アニサキス | 344 | 354 | ― |
| | その他の寄生虫 | ― | ― | ― |
| | 総数 | 348 | 368 | |
| 2022(令和4)年 | クドア | 11 | 91 | ― |
| | サルコシスティス | ― | ― | ― |
| | アニサキス | 566 | 578 | ― |
| | その他の寄生虫 | ― | ― | ― |
| | 総数 | 577 | 669 | |

(厚生労働省．食中毒統計資料．https://www.mhlw.go.jp/stf/seisakunitsuite/bunya/kenkou_iryou/shokuhin/syokuchu/04.htmlより)

### カコモン に挑戦!!

◆ 第30回-56
食品から感染する寄生虫症に関する記述である．正しいのはどれか．1つ選べ．
(1) 冷凍処理は，寄生虫症の予防にならない．
(2) アニサキスは卵移行症型である．
(3) クドアは，ひらめの生食により感染する．
(4) 肝吸虫は，不完全調理の豚肉摂取により感染する．
(5) サルコシスティスは，鶏肉の生食により感染する．

### 解答＆解説

◆ 第30回-56　正解(3)
正文を提示し，解説とする．
(1) 冷凍処理は，寄生虫症の予防となる．
(2) アニサキスは幼虫移行症型である．
(3) ○
(4) 肝吸虫は，淡水魚の生食により感染する．
(5) サルコシスティスは，馬肉の生食により感染する．

# 6 自然毒食中毒

## 6-1 植物性自然毒

- 自然毒食中毒のなかで，植物由来の有毒成分を植物性自然毒としている．

### 1 発生状況

- 植物性自然毒の食中毒は，動物性自然毒より事件数，患者数ともに多く，毎年，死者も出ている（❶）．
- 植物性自然毒の食中毒は，毒キノコによる食中毒が事件数，患者数ともに最も多い（❷，❸）．じゃがいもによる食中毒は，毒キノコに次いで患者数が多い．
- 死者数は，2013年から2022年の累計では20人であった（キノコ中毒者を含む）．死者の出る食中毒として認識する必要がある．

### 2 毒キノコによる食中毒

- 日本は，キノコの生育に適した気候であるため，非常に多くの種類がみられる．そのなかで毒キノコは50～60種類程度とされ，特に誤食を注意しなければならないものは10種類程度である[*1]．
- キノコによる食中毒は，知識不足によるものもあるが，専門家でも判別が難しいキノコもあるため，秋のキノコ狩りの時期（9～10月）には毎年のように多発している．
- 毒キノコによる食中毒は，家庭で起こることが多い．
- 特に有毒と食用とを間違いやすいキノコの例を❹に示す．ツキヨタケはムキタケのほか，シイタケやヒラタケなどの食用キノコと間違えやすく，毒キノコ中毒の半数以上

[*1] ツキヨタケ（❹左），クサウラベニタケ（❹中央），テングタケ，ドクツルタケ，ニガクリタケ，ベニテングタケ，カキシメジ（❹右），スギヒラタケなど．

キノコ中毒の主なキノコは，ツキヨタケ29％，クサウラベニタケ14％，テングタケ属6％で，この3種類の毒キノコで全体の約5割を占めているよ！

### ❶ 自然毒による食中毒発生状況

| 病因物質 | 2020年 | | | 2021年 | | | 2022年 | | |
|---|---|---|---|---|---|---|---|---|---|
| | 事件数 | 患者数 | 死者数 | 事件数 | 患者数 | 死者数 | 事件数 | 患者数 | 死者数 |
| 自然毒 | 84 | 192 | 3 | 45 | 88 | 1 | 50 | 172 | 4 |
| 植物性 | 49 | 127 | 2 | 27 | 62 | 1 | 34 | 151 | 3 |
| 動物性 | 35 | 65 | 1 | 18 | 26 | ― | 16 | 21 | 1 |

国外，国内外不明の事例は除く．
（厚生労働省．食中毒統計資料．https://www.mhlw.go.jp/stf/seisakunitsuite/bunya/kenkou_iryou/shokuhin/syokuchu/04.html より）

### ❷ キノコ中毒発生状況

| 年 | 事件数 | 患者数 | 死者数 |
|---|---|---|---|
| 2013年 | 36 | 106 | 1 |
| 2014年 | 24 | 85 | ― |
| 2015年 | 38 | 95 | ― |
| 2016年 | 42 | 110 | |
| 2017年 | 16 | 44 | |
| 2018年 | 21 | 43 | 1 |
| 2019年 | 26 | 52 | |
| 2020年 | 27 | 71 | 1 |
| 2021年 | 12 | 42 | |
| 2022年 | 9 | 27 | ― |

（厚生労働省．食中毒統計資料．https://www.mhlw.go.jp/stf/seisakunitsuite/bunya/kenkou_iryou/shokuhin/syokuchu/04.html より）

### ❸ 過去10年間の有毒植物による食中毒発生状況（2013～2022年）[*]

| 植物名[**] | 事件数 | 患者数 | 死者数 |
|---|---|---|---|
| スイセン | 65 | 216 | 1 |
| ジャガイモ | 17 | 313 | 0 |
| チョウセンアサガオ | 10 | 28 | 0 |
| バイケイソウ | 21 | 44 | 0 |
| クワズイモ | 20 | 51 | 0 |
| イヌサフラン | 22 | 29 | 13 |
| トリカブト | 8 | 15 | 1 |
| コバイケイソウ | 4 | 9 | 0 |
| ヨウシュヤマゴボウ | 4 | 4 | 0 |
| 観賞用ヒョウタン | 4 | 21 | 0 |
| ハシリドコロ | 2 | 3 | 0 |
| キダチタバコ | 1 | 3 | 0 |
| ユウガオ | 3 | 9 | 0 |
| スノーフレーク | 2 | 5 | 0 |
| ヒガンバナ | 1 | 2 | 0 |
| タガラシ | 1 | 1 | 0 |
| その他（タマスダレ，ヒメザゼンソウ，※グロリオサ等） | 24 | 45 | ※2 |
| 不明 | 4 | 23 | 0 |
| 合計 | 213 | 821 | 17 |

（厚生労働省．有毒植物による食中毒に注意しましょう．https://www.mhlw.go.jp/stf/seisakunitsuite/bunya/kenkou_iryou/shokuhin/yuudoku/index.html）

[*]：キノコ中毒を除く．[**]：間違えやすい植物の例は「自然毒のリスクプロファイル」https://www.mhlw.go.jp/stf/seisakunitsuite/bunya/kenkou_iryou/shokuhin/syokuchu/poison/index.htm を参照．

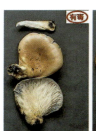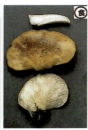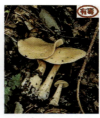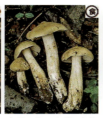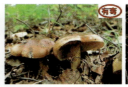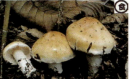

ツキヨタケ(有毒)　ムキタケ(食用)　クサウラベニタケ(有毒)　ウラベニホテイシメジ(食用)　カキシメジ(有毒)　ニセアブラシメジ(食用)

❹ 食中毒によくみられる毒キノコと食用キノコの比較
(東京都福祉保健局．キノコの話．http://www.fukushihoken.metro.tokyo.jp/shokuhin/kinoko/index.htmlより)

❺ 日本における症状別キノコ中毒の分類と特徴

| 毒のタイプ | 中毒症状 | 主な毒キノコ | 特徴 | 毒成分 |
|---|---|---|---|---|
| 主に胃腸に作用する毒<br>＜胃腸炎型＞ | 摂食後，30分〜3時間後に発症．腹痛，嘔吐，下痢などの胃腸炎症状が主であり，致死的ではない | ツキヨタケ | ブナなど広葉樹の枯木に群生，発光性があり，暗いところでは青白色に光る．ヒラタケ，シイタケと誤認されることが多い | イルージンS(ランプテロール)，セスキテルペン |
| | | クサウラベニタケ | 広葉樹林内地上に群生．ウラベニホテイシメジと誤認されることが多い | 不明 |
| | | カキシメジ | 雑木林，松林にみられる | 不明 |
| 細胞を破壊し，肝臓，腎臓にダメージを与える致死毒<br>＜コレラ型＞ | 摂取後6〜10時間後に発症．猛毒でコレラ様の激しい腹痛・嘔吐・下痢で脱水症状となる．肝臓，腎臓の組織が破壊され死に至る | タマゴテングダケ | 欧米での発生が多く日本ではまれである | 環状ペプチド(アマニチン) |
| | | シロタマゴテングダケ | 松の混ざった雑木林にみられ，傘，ひだ，柄とも白色で美しい | |
| | | ドクツルタケ | 広葉樹林内の地上にみられ，シロタマゴテングダケに似る．1本以上で確実に死に至る | |
| 主に中枢神経に作用する毒<br>＜中枢神経型＞ | 摂食後，20分〜2時間後に発症．中枢神経を冒し，異常興奮，狂騒状態，幻覚などを起こす | ワライタケ | 馬糞や堆肥上に群生 | プシロシビン，プシロシン |
| | | オオワライタケ | 広葉樹枯木に群生 | 不明 |
| | | ヒカゲシビレタケ | 日本特産種で，夏から秋に草地，林道などに群生 | プシロシビン，プシロシン |
| | | ベニテングタケ | 傘は赤〜橙赤色で表面に白色のいぼがある．山奥の広葉・針葉樹林内の地上に群生 | ムスカリン |
| 主に自律神経に作用する毒<br>＜自律神経型＞ | 摂食後20分〜2時間後に発症．副交感神経を刺激し，顔面紅潮，脈拍増加，発汗亢進，諸臓器のけいれんなどを起こす | ヒトヨタケ | 春〜秋に庭，畑に群生．アルコール飲料とともに摂取すると中毒を起こす．ホテイシメジも同様の中毒を起こす | コプリン |
| | | シロトマヤタケ | 全体に白色でツヤがあり美しい．針葉樹林内の地上に群生 | ムスカリン |

(小塚　諭編．イラスト食品の安全性．第3版．東京教学社；2017より)

を占めている．ほかにはクサウラベニタケ，カキシメジなども食用キノコとの判別を間違えることが多い．

- 毒キノコの中毒症状は胃腸炎型，コレラ型，中枢神経への作用型，自律神経への作用型に分類され，❺にあげたようなものがある．
- 毒キノコによる食中毒を予防するために，下記の防止5か条を守るほか，採ったキノコは人にあげないことや，採った人からもらっても食べないようにすることも重要である．

**毒キノコによる食中毒防止5か条**[2]
1. 確実に鑑定された食用キノコ以外は絶対に食べない．
2. キノコ採りでは，有毒キノコが混入しないように注意する．
3. 「言い伝え」は，信じない．
4. 図鑑の写真や絵にあてはめて，勝手に鑑定しない．
5. 食用のキノコでも，生の状態で食べたり，一度に大量に食べると食中毒になるものがあるので注意する．

[2] 東京都福祉保健局．キノコの話．http://www.fukushihoken.metro.tokyo.jp/shokuhin/kinoko/tyudoku.htmlより．

## 6 自然毒食中毒／6-1 植物性自然毒

**❻ キノコ以外の植物性自然毒**

| 有毒植物 | 主な誤食部位（誤認植物）や有毒部位 | 有毒成分 | 主な中毒症状 |
|---|---|---|---|
| 青梅 | 未熟青梅種子の仁（すもも，びわ，あんずの種子も同様） | アミグダリン | 頭痛，めまい，発汗，けいれん，呼吸困難 |
| ビルマ豆（五色豆） | 生あん | リナマリン | 嘔吐，消化不良，けいれん |
| じゃがいも（馬鈴薯） | 発芽部分，緑色表皮部分，未熟なじゃがいも | ソラニン，チャコニン | 嘔吐，下痢，腹痛，脱力感，めまい，呼吸困難 |
| トリカブト | 若芽（ニリンソウ，モミジガサ，ゲンノショウコウ）・全草有毒 | アコニチン | 嘔吐，下痢，四肢の麻痺 |
| チョウセンアサガオ | 根（ごぼう），種子（ごま），つぼみ（オクラ）・全草有毒 | ヒヨスチアミン，アトロピン，スコポラミン | 嘔吐，瞳孔散大，けいれん，呼吸困難 |
| ハシリドコロ | 新芽（ふきのとう，オオバギボウシ）・全草有毒 | ヒヨスチアミン，アトロピン，スコポラミン | 嘔吐，下痢，血便，瞳孔散大，幻覚 |
| グロリオサ | 球根（やまのいも，ながいも）・全草有毒 | コルヒチン | 嘔吐，下痢，呼吸困難 |
| バイケイソウ | 若葉（オオバギボウシ）・全草有毒 | プロトベラトリン，ジエルピン，ベラトラミン | 嘔吐，下痢，血圧低下，けいれん |
| スイセン | 鱗茎（のびる），葉（にら）・全草有毒 | リコリン，タゼチン | 嘔吐，胃腸炎，下痢，頭痛 |
| タマスダレ | 葉（にら），鱗茎（のびる） | リコリン | 嘔吐，けいれん |
| ヒガンバナ | 鱗茎，芽・全草有毒 | リコリン | 吐き気，嘔吐，下痢，中枢神経麻痺 |
| ヨウシュヤマゴボウ | 根（モリアザミ） | フィトラッカトキシン | 吐き気，嘔吐，下痢 |
| ジギタリス | 葉（コンフリー）・全草有毒 | ジギトキシン | 胃腸障害，嘔吐，下痢，頭痛，めまい |
| ぎんなん（銀杏） | 一度に多く摂取することによる | 4'-O-メチルピリドキシン | 嘔吐，下痢，呼吸困難，けいれん |

（川井英雄ほか編．カレント食べ物と健康 食品衛生学．2015；建帛社より）

### 3 じゃがいもによる食中毒

- じゃがいもの有毒成分は，アルカロイド（チャコニンやソラニン）である．それらが発芽部分，緑色表皮部分（緑変部），未熟なじゃがいもなどに含まれている．
- 主な中毒症状は，嘔吐，下痢，腹痛，脱力感，めまい，呼吸困難である．一般的に軽症であることが多い．
- じゃがいもによる食中毒は，市販のじゃがいもが原因で起こることはほとんどない．幼稚園や小学校などで栽培されたじゃがいもが原因になる場合が多い．毒に対しての知識がない，適切な保存場所ではなかった，未熟なじゃがいもであった場合に発生している．

### 4 その他

- 青梅は，青酸配糖体のアミグダリンが有毒成分である．キャッサバは，タピオカの原料として知られているが，一部の種類に含まれる青酸配糖体のリナマリンが有毒成分である．
- トリカブトの有毒成分はアコニチンである．手足のしびれやめまいなどの症状を起こす．
- 銀杏の有毒成分は，4'-O-メチルピリドキシンであり，一度に多食した場合に中毒症状が起こる場合がある．
- オゴノリは刺身のツマとしての使用や寒天の原材料として知られている．市販の刺身のツマは石灰処理が施されているので無毒である．生のオゴノリを長時間水に浸した場合，酵素の作用により，中毒の原因物質であるプロスタグランジン$E_2$が生成する．死亡例も報告されている．
- キノコ以外の主な植物性自然毒（有毒植物）ついて主な誤食部位，誤食植物，有毒部位，有毒成分，主な中毒症状を❻にまとめた．

じゃがいもの有毒成分は，芽の部分，外皮（緑変部），そして未熟なじゃがいもにも含まれているよ！

● MEMO ●
ソラニンは水溶性なので，水浸したりゆでると減少するが，熱には安定しているため，毒素は完全にはなくならない．

 **豆知識**

**じゃがいもを安全に食べるための注意事項**
①芽は完全に取り除き，皮も一緒に取り除く
②緑変部の皮は厚めにむく
③外皮が褐色化したものは食べない
④苦味やえぐ味を感じたら食べない
⑤自分で栽培した小さな未成熟なじゃがいもは，アルカロイド含有量が多いことがあるので注意する
⑥可食部よりアルカロイドが多く含まれているので，なるべく皮をむいて食べる
⑦光の当たらない風通しの良い場所に保管する

> **Column　キノコの見分け方のウソ**
>
> キノコにまつわる以下の「言い伝え」は，すべてウソである．
>
> × 柄が縦に裂けるものは食べられる
> 　（→猛毒のドクツルタケの柄は縦に裂ける）
> × 地味な色をしたキノコは食べられる
> 　（→クサウラベニタケは地味な色だが毒キノコ）
> × 虫が食べているキノコは食べられる
> 　（→ナメクジやショウジョウバエの幼虫は毒キノコを食べる）
> × なすと一緒に料理すれば食べられる
> 　（→なすの解毒作用は確認されていない）
> × 干して乾燥すれば食べられる
> 　（→乾燥しても毒成分は分解されない）
> × 塩漬にし，水洗いすると食べられる
> 　（→カキシメジは食用になるが，すべてのキノコとは限らない）
> × 傘の裏がスポンジ状のキノコは食べられる
> 　（→ドクヤマドリは毒キノコ）
>
> このほかにも，いろいろな見分け方が言われているが，あてになるものはない．
>
> （東京都福祉保健局．キノコ食中毒．http://www.fukushihoken.metro.tokyo.jp/shokuhin/kinoko/tyudoku.htmlを参考に作成）

## 6-2　動物性自然毒

- 動物性自然毒による食中毒の原因食品は魚介類が多い．また，その毒素は食物連鎖を通じて捕食する餌から体内に蓄積する場合が多い．
- 微生物性食中毒と比較して患者数・事件数は多くないが，致命率が高く，食品衛生上，非常に重要である．

### 1　フグ毒による食中毒

- フグ中毒は，フグ（❼）の体内に含まれているテトロドトキシン（TTX）が原因である．
- テトロドトキシンは海洋中の細菌によって産生され，食物連鎖によりフグの体内に蓄積される．
- フグの腸内細菌や海洋細菌（ビブリオ〈*Vibrio*〉属，シュードモナス〈*Pseudomonas*〉属など）のなかにもテトロドトキシンを産生する細菌が見出されているが，培養条件下の細菌のテトロドトキシン産生能はきわめて低く，フグの毒化機構は完全には明らかになっていない．
- テトロドトキシンは加熱に対して安定であり，300℃でも分解せず，調理加熱では分解しない．

**症状，治療，予防**

- 2018〜2022年の5年間で71件のフグ中毒が発生し，患者数は92名で3名が死亡している．
- 中毒症状は食後30分〜5時間で始まり，頭痛，悪心，唇周りのしびれなどの症状が起こり，重症の場合は呼吸困難で死亡する場合がある．
- フグ中毒に対する有効な治療法や解毒剤はないが，人工呼吸により呼吸を確保し，適切な処置が施されれば延命可能である．発症から8時間もちこたえると急速に回復し，後遺症はない．
- テトロドトキシンはフグの内臓，特に肝臓や卵巣に高濃度に蓄積される場合が多いが，フグは魚種によって毒化している部位が異なり（❽），地方によりその呼び名も異なるため，素人判断による調理・喫食は絶対に行ってはならない．
- ふぐ処理師など都道府県条例で定めたフグの取り扱い資格を有した専門店で購入・喫食することが確実な予防法である．

【用語解説】
**テトロドトキシン（TTX）**：シアン化カリウム（青酸カリ）の約1,000倍の毒力があり，ヒトの最低致死量は約2 mg（1,000 MU）である．

●MEMO●
**マウスユニット（MU）**：毒量を表す単位．フグ毒の場合，1 MUは体重20 gのマウスに腹腔内投与したとき30分で死亡させる毒量．

**豆知識**
海水に含まれる微小生物を除去・殺菌した水を用いて無毒のフグを養殖する試みがなされているが，いまだ食用に至っていない．

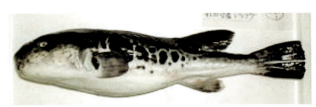

**❼ トラフグ**
(厚生労働省．自然毒のリスクプロファイル：魚類：フグ毒．http://www.mhlw.go.jp/topics/syokuchu/poison/animal_01.htmlより)

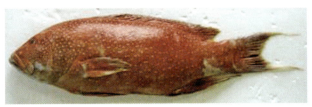

**❾ バラハタ**
(厚生労働省．自然毒のリスクプロファイル：魚類：シガテラ毒．http://www.mhlw.go.jp/topics/syokuchu/poison/animal_02.htmlより)

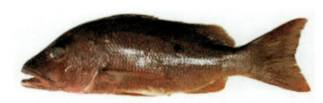

**❿ イッテンフエダイ**
(厚生労働省．自然毒のリスクプロファイル：魚類：シガテラ毒．http://www.mhlw.go.jp/topics/syokuchu/poison/animal_02.htmlより)

**❽ 処理等によりヒトの健康を損なうおそれがないと認められるフグの種類および部位**

| 種類（種名） | 部 位 | | |
|---|---|---|---|
| | 筋 肉 | 皮 | 精 巣 |
| クサフグ | ○ | — | — |
| コモンフグ | ○ | — | — |
| ヒガンフグ | ○ | — | — |
| ショウサイフグ | ○ | — | ○ |
| マフグ | ○ | — | ○ |
| メフグ | ○ | — | ○ |
| アカメフグ | ○ | — | ○ |
| トラフグ | ○ | ○ | ○ |
| カラス | ○ | ○ | ○ |
| シマフグ | ○ | ○ | ○ |
| ゴマフグ | ○ | — | ○ |
| カナフグ | ○ | ○ | ○ |
| シロサバフグ | ○ | ○ | ○ |
| クロサバフグ | ○ | ○ | ○ |
| ヨリトフグ | ○ | ○ | ○ |
| サンサイフグ | ○ | — | — |

○：可食部位．
(社団法人 日本食品衛生協会．食中毒予防必携．第3版．日本食品衛生協会；2013．p.451より抜粋)

## 2　シガテラ

- シガテラは，熱帯および亜熱帯海域に生息する毒化した魚によって起こる，死亡率の低い食中毒の総称である．
- シガテラの毒化機構は，毒化プランクトンである渦鞭毛藻（ガンビアディスカス〈*Gambierdiscus*〉など）が産生するシガテラ毒を小型藻食魚が食べて蓄積し，さらに大型の肉食魚に移行することによる．
- 毒化するのはバラハタ（❾），イッテンフエダイ（❿），バラフエダイ，イシガキダイなど，大型の肉食魚が多い．

### 症　状

- 食後30分〜数時間で発症し，下痢，悪心，嘔吐，腹痛などの消化器症状や，徐脈，血圧低下などの循環器症状，温度感覚異常，関節痛，筋肉痛，かゆみ，しびれなどの神経症状を起こす．
- 特に温度感覚異常が特徴的で，冷たいものに触れたときに電気的刺激のような痛みを感じたり，冷水を口に含んだときにピリピリ感を感じるドライアイスセンセーションを起こす．

## 3　ビタミンA急性過剰症

- 日本人のビタミンA摂取量は男女ともに推定平均必要量および推奨量（食事摂取基準）を下回っている（平成22年国民健康・栄養調査）が，大型魚の肝臓に高濃度に含まれるビタミンAを摂取することにより，急性過剰症を呈することがある．
- 原因食品としてイシナギの肝臓が知られており，ビタミンA濃度によるが5〜10gの摂取で中毒症状が発症する．このことからイシナギの肝臓は1960年に食用禁止に

 **豆知識**
シガテラ毒の主な毒素はシガトキシン（CTX）で，毒性は強いが魚に含まれる量が少ないため，死に至ることはない．

シガトキシンは神経毒で，テトロドトキシンの30倍の毒性があるよ！

 **豆知識**
厚生労働省は，妊娠3か月以内または妊娠を希望する女性においては，ビタミンAを含有する健康食品やビタミンAを高濃度に含有する食品などの継続的な多量摂取により，妊婦の推奨量を超えることがないよう注意喚起している．

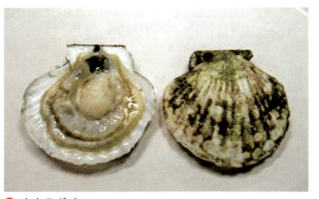
⓫ ホタテガイ
(厚生労働省．自然毒のリスクプロファイル：二枚貝：麻痺性貝毒．
http://www.mhlw.go.jp/topics/syokuchu/poison/animal_09.htmlより)

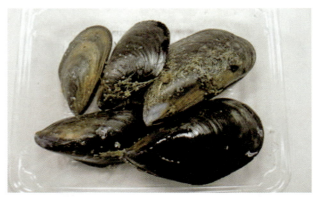
⓬ ムラサキイガイ
(厚生労働省．自然毒のリスクプロファイル：二枚貝：下痢性貝毒．
http://www.mhlw.go.jp/topics/syokuchu/poison/animal_10.htmlより)

なっている．そのほかサメ，マグロ，カツオなどの大型魚も中毒原因となる．

### 症状，予防

- 大型魚の肝臓を摂取後30分〜12時間で発症し，激しい頭痛，発熱，悪心，嘔吐，顔面浮腫がみられ，下痢，腹痛を伴うこともある．
- 特徴的な症状として，発症後2日目ごろから顔面や頭部の皮膚が剥離し，軽症では顔面，頸部などの局所的な落屑にとどまるが，重症の場合は全身に皮膚落屑がみられる．回復には20〜30日かかる．

## 4　異常脂質（ワックス）による食中毒

- 深海魚であるバラムツやアブラソコムツの筋肉に含まれるワックス[*3]を摂取することにより中毒症状を起こす．
- ワックスは体内で消化できないため，食後18〜56時間で腹痛，下痢を起こす．
- バラムツは1970年に，アブラソコムツは1981年に食用禁止となっている．

[*3] 高級脂肪酸と高級アルコールのエステル．ワックスエステル，ロウともいう．

## 5　貝毒による食中毒

- 貝類による食中毒事例は多数あるが，貝そのものが毒素を産生するわけではなく，毒化プランクトンを捕食することにより，貝が毒素を蓄積し毒化する．毒化したその毒を貝毒といい，「麻痺性」「下痢性」「記憶喪失性」「神経性」などがある．
- 日本国内では下痢性貝毒と麻痺性貝毒による食中毒事例の報告があり，食品衛生法に基づき規制値が定められている．
- 貝が毒素を蓄積するのは主に中腸腺と呼ばれる部位で[*4]，これは動物の肝臓や膵臓にあたる．
- 毒化した貝類をにおいや外見で見極めることはできない．非水溶性で，調理加熱では毒素は失活しない．
- 毒化プランクトンがいない海域や時期に貝は毒化せず，また，いったん毒化した貝も毒化プランクトンがいなくなれば毒はなくなっていく[*5]．

[*4] 貝を下処理する際に，中腸腺を傷つけずに取り除けば食中毒を防ぐことができるが，アサリのような小さな貝では難しい．

[*5] 後述するように，都道府県はプランクトンの出現調査によって貝毒の毒化予知を行っている．

### 麻痺性貝毒

- 麻痺性貝毒は，毒化プランクトン（渦鞭毛藻のアレキサンドリウム属など）を二枚貝が捕食し，その中腸腺に蓄積したサキシトキシン，ネオサキシトキシン，ゴニオトキシンなどの総称である．
- アサリ，ホタテガイ（⓫），ムラサキイガイ（⓬），カキなどの二枚貝に含まれる毒素を摂取することにより麻痺性貝毒食中毒が起こる．
- 麻痺性貝毒による中毒症状は，摂取後5〜30分以内にしびれやピリピリする感覚が舌や口唇に現れ，それが顔や指先にまで広がり，4〜6時間以内に腕，脚，首の筋肉の

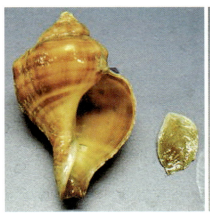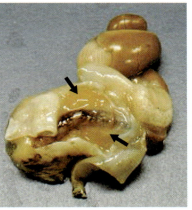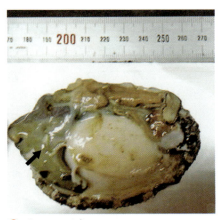

⑬ ヒメエゾボラの貝殻（左）とむき身（右）
矢印は唾液腺．
（厚生労働省．自然毒のリスクプロファイル：巻貝：唾液腺毒（テトラミン）．http://www.mhlw.go.jp/topics/syokuchu/poison/animal_14.htmlより）

⑭ クロアワビ
矢印は中腸腺．
（厚生労働省．自然毒のリスクプロファイル：巻貝：ピロフェオホルバイドa（光過敏症）．http://www.mhlw.go.jp/topics/syokuchu/poison/animal_16.htmlより）

麻痺につながる．その後，全身運動失調やしゃべることができない状態になり，呼吸麻痺に陥り死亡する場合もある．
- 厚生労働省はマウス致死活性を指標とした試験法を定めており，可食部1gあたりの毒量が4マウスユニット（MU）の規制値を超える貝類の販売を禁止している．
- 都道府県は，二枚貝生産海域区分ごとのプランクトンの出現調査によって貝毒の毒化予知を行ったり，生産海域で定期的に採取した貝の毒性試験を実施し，規制値を超えた場合は捕獲の自主規制を行うことによって，有毒二枚貝が市場に流通しないように管理している．

### 下痢性貝毒

- 下痢性貝毒は，毒化プランクトン（渦鞭毛藻のディノフィシス属など）を二枚貝が捕食することにより，オカダ酸やディノフィシストキシンなどの有毒物質が二枚貝の中腸腺に蓄積し毒化したものである．
- ムラサキイガイ（⑫）やホタテガイ（⑪）などの二枚貝に含まれる毒素を摂取することにより下痢性貝毒食中毒が起こる．
- 症状は下痢，悪心，嘔吐，腹痛が顕著で，摂取後30分～4時間以内に発症する．予後は良好で死亡例はなく，3日以内で回復することが多い．
- 貝類による食中毒防止のため，麻痺性貝毒と同様に毒化プランクトンの出現を監視し，貝類の毒性値をモニタリングし，規制値[*6]を超えた場合は出荷規制の対象となる．規制解除は，原則3週連続して規制値を下回ることが条件となっている．
- 1995年以降，国内で市販された貝類による食中毒は発生していない．

### その他の貝毒

#### 巻貝による唾液腺毒中毒

- ヒメエゾボラ（⑬）などエゾバイ科エゾボラ属の巻貝の唾液腺は，有毒物質であるテトラミンを含み，食中毒の原因となる．
- テトラミンは水溶性で，加熱に対して安定であり，通常の加熱調理では毒性を失わない．
- 食後30分～1時間で発症し，激しい頭痛，めまい，酩酊感，眼底の痛み，嘔吐感などが生じる．通常数時間で回復し，死亡することはない．
- 調理により唾液腺中のテトラミンが筋肉や内臓，煮汁に移行する場合があるため，調理前に唾液腺を除去することにより，中毒を防止することができる．

● MEMO ●
麻痺性貝毒の検出にはマウス毒性試験（Mouse Bioassay：MBA）が用いられ，組織試料から抽出した試験液をマウスに腹腔内投与し，マウスの致死時間からマウスユニット（MU）に換算して毒量を測定する．麻痺性貝毒の1 MUは体重20 gのマウスを15分で死亡させる毒量と定義されている．

[*6] 2016年に従来のマウス毒性試験法から機器分析法に変更され，規制値は0.16 mgオカダ酸当量/kgとなった．

### 光過敏症
- アワビ類（⓮）やサザエなどにより光過敏症を発症する．特に春先（2〜5月）のアワビの中腸腺に蓄積するフェオホルバイドが原因となる．フェオホルバイドはアワビの餌である海藻のクロロフィルに由来すると考えられている．
- 発症には日光に当たることが必要とされ，フェオホルバイドを摂取後，1〜2日で顔面，手，指に発赤，はれ，疼痛などが起こる．やけど様の水疱が現れ化膿することもある．回復には20日程度を要するが，死亡することはない．

### アサリ（ベネルピン）中毒
- アサリに含まれる毒素であるベネルピンは強い肝臓毒を示す．特定の時期・場所のアサリが毒化され，中毒を発生する．日本では神奈川県，静岡県で発症事例があるが，きわめてまれな食中毒である．
- 黄疸を発症し，重症の場合は1週間程度で死亡する．死亡率は高く，約30％程度とされる．

---

## カコモンに挑戦!!

### ◆ 第26回-60
自然毒による食中毒に関する記述である．正しいのはどれか．1つ選べ．
(1) イシナギの肝臓を多量に摂取すると，ビタミンE過剰症が起こる．
(2) フグ毒のテトロドトキシンは，加熱することで無毒化される．
(3) オゴノリ中毒の原因物質は，ソラニンである．
(4) ツキヨタケ中毒の原因物質は，セスキテルペンである．
(5) バイ貝毒は，青酸配糖体である．

### ◆ 第30回-55
植物とその毒素成分の組み合わせである．正しいのはどれか．1つ選べ．
(1) ぎんなん ——————— ソラニン
(2) あんず種子 ——————— アミグダリン
(3) じゃがいもの芽 ——————— リコリン
(4) ジギタリス ——————— ムスカリン
(5) スイセンのりん茎 ——————— テトラミン

### ◆ 第34回-56
自然毒食中毒と，その原因となる毒素の組合せである．正しいのはどれか．1つ選べ．
(1) 下痢性貝毒による食中毒 ——————— テトロドトキシン
(2) シガテラ毒による食中毒 ——————— リナマリン
(3) スイセンによる食中毒 ——————— イボテン酸
(4) イヌサフランによる食中毒 ——————— ソラニン
(5) ツキヨタケによる食中毒 ——————— イルジンS

### ◆ 第37回-53
自然毒食中毒と，その原因となる毒素の組合せである．最も適当なのはどれか．1つ選べ．
(1) フグによる食中毒 ——————— パリトキシン
(2) ムール貝による食中毒 ——————— サキシトキシン
(3) トリカブトによる食中毒 ——————— リナマリン
(4) スイセンによる食中毒 ——————— ソラニン
(5) ツキヨタケによる食中毒 ——————— アコニチン

---

## 解答＆解説

### ◆ 第26回-60　正解（4）
正文を提示し，解説とする．
(1) イシナギの肝臓を多量に摂取すると，**ビタミンA過剰症**が起こる．
(2) フグ毒のテトロドトキシンは，**加熱しても無毒化されない**．
(3) オゴノリ中毒の原因物質は，**プロスタグランジン**である．
(4) ○
(5) バイ貝毒は，**プロスルガトキシンやネオスルガトキシン**である．

### ◆ 第30回-55　正解（2）
正しい組合せを提示し，解説とする．
(1) ぎんなん ——— **4′-O-メチルピリドキシン**
(2) ○
(3) じゃがいもの芽 ——— **ソラニン**
(4) ジギタリス ——— **ジギトキシン**
(5) スイセンのりん茎 ——— **リコリン**

### ◆ 第34回-56　正解（5）
正しい組合せを提示し，解説とする．
(1) 下痢性貝毒による食中毒 ——— **ディノフィシストキシン**
(2) シガテラ毒による食中毒 ——— **シガトキシン**
(3) スイセンによる食中毒 ——— **リコリン**
(4) イヌサフランによる食中毒 ——— **コルヒチン**
(5) ○

### ◆ 第37回-53　正解（2）
正しい組合せを提示し，解説とする．
(1) フグによる食中毒 ——— **テトロドトキシン**
(2) ○
(3) トリカブトによる食中毒 ——— **アコニチン**
(4) スイセンによる食中毒 ——— **リコリン**
(5) ツキヨタケによる食中毒 ——— **イルジンS**

# 7 化学性食中毒

- 化学性食中毒は有害な化学物質を含む食品を摂取することで発生する．化学物質による食中毒は毎年10〜20件程度発生している．
- 故意または過失により生命や健康に影響を及ぼす量の化学物質が混入することがある．故意によるものは犯罪であり**食品防御（フードディフェンス）**で管理する．わが国で発生する化学性食中毒は過失（ミス，ヒューマンエラーなど）や意図せず発生するものが多い．
- 化学性食中毒は急性毒性と慢性毒性があるが，急性毒性症状を示す物質が多い．主な原因物質にはヒスタミンのほか，重金属やカビ毒，変敗に伴う油脂酸化物などがある．
- 2020〜2022年の3年間で発生した化学物質による食中毒27件のうち，塩素などを含んだ水や飲料などが原因の事件が8件あるが，そのほかは魚介類やその加工・調理品が原因で，ほとんどがヒスタミンによるアレルギー様食中毒であった．
- 過去に発生した化学性食中毒の事例に森永ヒ素ミルク事件とカネミ油症事件がある（Column参照）．
- 化学性食中毒を予防するには，①製造現場や調理厨房に農薬，殺虫剤などの化学品を持ち込まない，②洗剤や消毒剤は専用の容器に入れ，わかりやすく表示をして，定位置管理をし誤用を避ける，③化学品を使用するときは食品への汚染，移行がないよう注意する．

## 1 ヒスタミン

- ヒスタミンは魚介類中の遊離アミノ酸のヒスチジンが分解し生成される．ヒスチジン脱炭酸酵素を産生する細菌（モルガン菌：*Morganella morganii*〈モーガネラ・モーガニイ〉など）がヒスタミンを生成する（❶）．
- ヒスタミンは熱に強く調理しても壊れないので，焼き物，煮物，干物でも発症する．
- 食後30分〜1時間でまぶた，口の周り，耳たぶなどが熱くなり，眠気や酩酊感が現れ，顔や上半身が紅潮し，蕁麻疹様の発疹や頭痛がみられる．胃腸炎症状は多くはみられない．6〜10時間，遅くとも24時間で回復することが多い．

## 2 酸敗油脂

- 加熱処理した油脂が空気中の酸素により自動酸化[*1]して生成された過酸化脂質などの有害な物質が原因で，嘔吐，腹痛，下痢などの症状がみられる．
- 油で揚げたり，油脂を用いる加工食品（揚げパン，せんべい，クッキーなど）でも事故が報告されている．

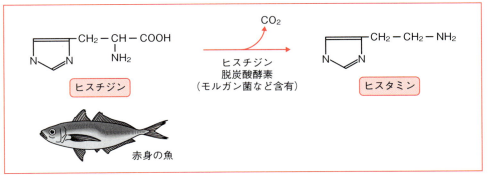

❶ ヒスタミンの生成

【用語解説】
**食品防御（フードディフェンス）**：食品に意図的に化学物質や毒物，異物を混入させる攻撃を防ぐという考え方，および，そのための取り組みをいう．

森永ヒ素ミルク事件，カネミ油症事件は，忘れてはいけない重大な化学性食中毒事件だ！

ヒスタミン中毒は「赤身魚」「ヒスチジン」「モルガン菌」がキーワード！

[*1] 第3章「4 化学的変質（食品成分の酸化）」（p.20）を参照．

● MEMO ●
2016年1月，福島県でサンマの「ぽうぽう焼き」[*2]を食べた小中学生376人中87人がアレルギー様症状を示し，数分後から9時間後（約75％の患者が60分以内に発症）にかけて唇のかゆみ（発症割合71.3％）や腹痛（21.8％），発疹（13.8％），吐き気（12.6％）などの症状を呈した．原材料のサンマのすり身および「ぽうぽう焼き」から2,700〜3,900 mg/kgのヒスタミンが検出された．卸売業者が消費期限を大きく超過して冷蔵保存したことでヒスタミンが高濃度に生成したことが原因であった[2)]．

[*2] ぽうぽう焼き：サンマの頭，内臓，皮，骨を取りぶつ切りにし，きざみねぎ，しょうが，みそなどを混ぜ合わせて小判形に形を整え，フライパンで焼く料理．

## 3 有害元素（重金属）

- 水銀（Hg），カドミウム（Cd），ヒ素（As），スズ（Sn），鉛（Pb），銅（Cu），亜鉛（Zn）など[*3]が原因の食中毒が報告されている．
- 事件の原因は公害または過失，意図せず発生したケースなど多様である．
- 2008年，水筒に入れたスポーツ飲料を飲んだ6人が頭痛，めまい，吐き気を訴えた事例では，破損した水筒内部から銅が溶出したことが原因であった．飲料1gあたり約1,000 μgの銅が検出された[1]．

[*3] 水銀，カドミウム，ヒ素，スズ，鉛については，第8章「4 有害元素」（p.98）を参照．

## 4 その他

- 有機化合物が混入して化学性食中毒を引き起こした物質にはメチルアルコール，不当に使われた添加物（エチレングリコール，ジエチレングリコール，メチルイソシアネート），農薬，PCB，L-グルタミン酸ナトリウムなどがある．

### 引用文献
1) 下井俊子ほか．化学物質及び自然毒による食中毒等事件例（平成20年）．東京都健康安全研究センター研究年報 2009；60：205-11．
2) 福島県会津保健福祉事務所生活衛生部衛生推進課．サンマのすり身によるヒスタミン食中毒事件について．食品衛生学雑誌 2016；57：J-173-4．

---

### Column　化学性食中毒の事例

**森永ヒ素ミルク事件**

1955年，岡山，広島を中心とした西日本で森永乳業製の粉ミルクを飲んだ乳児が食欲不振，貧血，皮膚の発疹・色素沈着，下痢などを発症するなどヒ素中毒が発生した．患者は約13,000人，死者は138人に及び，大きな社会問題となった．後遺症に苦しむ患者も多数存在する．

**カネミ油症事件**

1968年，北九州市を中心にカネミ倉庫社製の米ぬか油に混入したPCB（ポリ塩化ビフェニル）とその関連物質が原因で発生．米ぬか油の脱臭工程で加熱する際，熱媒体として使われたPCBが破損した管から漏出して米ぬか油を汚染した．「油症」と呼ばれる皮膚症状が特徴で，ニキビ様の吹き出物が顔，胸，腹，背中に現れ色素の沈着もみられた．油症の母親からは皮膚が黒い赤ちゃん（コーラベビー：新生児油症）が生まれた．2,200人以上が患者として認定されている．

---

### カコモン に挑戦!!

◆ 第29回-61
食品汚染物質とその健康障害との組合せである．正しいのはどれか．1つ選べ．
(1) ホルムアルデヒド ── 甲状腺障害
(2) ビスフェノールA ── 腎臓障害
(3) カドミウム ── 膵臓障害
(4) 有機水銀 ── 中枢神経障害
(5) 有機スズ ── 造血器障害

### 解答&解説

◆ 第29回-61　正解（4）
正しい組合せを提示し，解説とする．
(1) ホルムアルデヒド ── 呼吸器障害（シックハウス症候群など），中枢神経障害
(2) ビスフェノールA ── 環境ホルモン様作用
(3) カドミウム ── 腎障害，骨粗鬆症，イタイイタイ病などの公害
(4) ○
(5) 有機スズ ── 腎機能障害，免疫機能障害

# 8 マスターテーブル

## 1 マスターテーブルとは

- 食中毒発生時には，原因食品や病因物質の究明を迅速に行い，事故の拡大防止を図る必要がある．また，事故の発生原因を明らかにし，食中毒防止対策に役立てることが重要である．
- 原因の究明のために，微生物学的あるいは化学的な検査が実施される．しかし，食品から病因物質が検出されない，あるいは食品の残品そのものがない場合がある．そうした場合，原因食品を特定することができなくなる．
- そのため，食中毒発生時には，患者および患者と同一の献立を摂食し健康である者（対照者）に対し，食品別に摂食状況調査を実施し，原因食品の究明を行う[*1]．その結果を発症の有無別および喫食の有無別にまとめた表をマスターテーブル（点呼表）という．

[*1] マスターテーブルを作成するためには，患者とともに必ず対照者の摂食状況を調査しなければならない．対照者は，患者と同一の食事を食べたが発症しなかった者である．疫学的推定や検定を行うためには必ず対照（コントロール）が必要である．

## 2 食中毒発生時の疫学調査とマスターテーブル

- 食中毒が発生した場合は疫学調査が必ず行われる．疫学調査は，患者の発症状況などを調べる患者調査と摂食状況調査に分かれる．
- 患者調査からは，単一曝露であるかどうか，また曝露時の推定などが行われる．
- 摂食状況調査は，原因と想定される食事について，食品別に「食べた」「食べない」の摂食状況を調べる．その結果を患者，健康者別にマスターテーブル（❶）に整理する．
- マスターテーブルから2×2分表（❷）を作り，原因食品についての統計的検定や推定を行う．
- 統計的検定として$\chi^2$（カイ二乗）検定を行う．$\chi^2$検定は，「その食品は原因ではない」という帰無仮説を立て，その場合に期待される摂食状況と現実の摂食状況との乖離度を統計的に検定するものである．$\chi^2$値が3.84（危険率5%）よりも大きければ原因食品として疑う．計算方法は❷のとおりである．
- 統計的推定は，2×2分表からオッズ比およびその95%信頼区間を求め，原因食品の推定を行う．95%信頼区間が1を超える場合，原因食品として疑う．
- 疫学調査によって，検査による病因物質の検出の有無にかかわらず，原因食品を究明することが可能となる．マスターテーブルは，そのための基本となる情報である．

「食べた」「食べない」の調査だけで食中毒の原因食品が推定できるなんて，疫学ってすごいね！

❶ マスターテーブル（喫食状況調査結果をまとめたもの）

| 食品 | 患者 | | 健康者 | |
|---|---|---|---|---|
| | 食べた | 食べない | 食べた | 食べない |
| ハンバーグ | 45 | 23 | 15 | 32 |
| 野菜サラダ | 38 | 30 | 25 | 22 |
| ⋮ | ⋮ | ⋮ | ⋮ | ⋮ |
| ごはん | 51 | 17 | 36 | 11 |

❷ ハンバーグの喫食状況に関するクロス表（2×2分表）

| | 患者 | 健康者 | 計 |
|---|---|---|---|
| 食べた | 45 (a) | 15 (c) | 60 (a+c) |
| 食べない | 23 (b) | 32 (d) | 55 (b+d) |
| 計 | 68 (a+b) | 47 (c+d) | 115 (a+b+c+d) |

ad＞bcの場合に検定を行う．
$$\chi^2 = \frac{(|ad-bc|-N/2)^2 \times N}{(a+b)(c+d)(a+c)(b+d)} = \frac{(|1,440-345|-115/2)^2 \times 115}{68 \times 47 \times 60 \times 55} \fallingdotseq 11.7$$
$\chi^2 > 3.84$（危険率5%）であれば，原因食品の可能性が高いと判定される．ハンバーグは$\chi^2$値が11.7で，原因食品の可能性が高い．

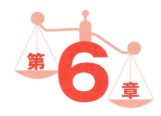

# 第6章 食品と寄生虫疾患（経口的寄生虫疾患）

- 食品から感染する寄生虫の種類を学ぶ
- 寄生虫の生態を学び，予防法を知る
- 主な寄生虫症の症状を知る
- 海産魚介類，淡水魚介類，野菜，獣肉から感染する寄生虫を学ぶ
- どのような食品から感染するのか，生活環や汚染経路を学び，予防対策を知る

- ✓ 寄生虫は宿主に寄生し，幼虫から成虫に成長し，虫卵を産む一定の生活環をもつ．
- ✓ 寄生虫症はヒトが幼虫や虫卵などを摂取することで感染する．
- ✓ 寄生虫に感染しても，症状が現れない場合もあるが，多数寄生すると重症化する．
- ✓ 予防の基本は，加熱調理と冷凍保存である．

## 1 寄生虫の生態

- 寄生とは，ある生物が他の生物に宿って，栄養をもらいながら生活する現象である．前者を「寄生生物」，後者の寄生される生物を「宿主」という．
- 寄生虫は，宿主の体表面に寄生する「外部寄生虫」と，宿主の体内に寄生する「内部寄生虫」に分けられる．外部寄生虫には蚊などの昆虫やダニ類があり，内部寄生虫には単細胞生物である原虫，多細胞生物である蠕虫（ぜんちゅう）がある．食品が媒介する寄生虫は内部寄生虫が多い．
- 原虫には赤痢アメーバやトキソプラズマなどがある．蠕虫は線虫類，吸虫類，条虫類に分けられる．原虫は肉眼で確認できない程度の大きさで，10μm程度である．蠕虫のほとんどは虫卵，幼虫，成虫の成長段階をもち，種類によって大きさはさまざまである．虫卵は30〜150μm程度，幼虫は数mmから数cm，成虫は数cmから十数mのものまである．
- 寄生虫の生活史（生活環）（❶）で宿主は1つではなく，複数存在する場合がある．すなわち，虫卵として生まれた寄生虫はふ化して幼虫になり，最初の宿主（第一中間宿主）に寄生する．最初の宿主の体内で成長した幼虫は宿主の体外に出て，次の宿主（第二中間宿主）の体内でさらに成長する[*1]．その後，最後の宿主（終宿主〈固有宿主〉）の体内で成虫となり，虫卵を産む．
- 寄生虫は特定の宿主にしか寄生しない「宿主特異性」をもち，さらに宿主の特定の部位のみでしか寄生しない「組織・臓器特異性」をもっている．
- 寄生虫の感染型[*2]が本来の終宿主以外の生物（非宿主）に寄生した際に，寄生虫症を発症する場合がある（❷）．寄生虫は非宿主の体内で成虫になれず，幼虫のまま生存

[*1] 種類によっては，成長過程でさらに複数の中間宿主を必要とする寄生虫もある．

[*2] ヒトに感染可能な形態．

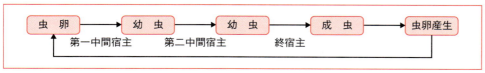

❶ 寄生虫の基本的な生活史

食品と寄生虫疾患（経口的寄生虫疾患）

❷ 主な寄生虫症

| 幼虫移行症 | 皮膚幼虫移行症：皮膚内部を移行する<br>皮膚爬行症：皮下の浅い部分を幼虫が移動して作られる，炎症反応の強い線状の皮膚炎<br>内臓幼虫移行症：肝臓，肺，脳，眼球などの内臓を移行する<br>黄疸，肝硬変，肺炎，脳炎，てんかん，骨髄炎，失明 |
|---|---|
| 皮膚症状 | 皮膚の腫れ，かゆみ |
| 精神症状 | 注意散漫，精神不安定 |
| 消化器症状 | 腹痛，下痢，粘血便，腸閉塞，胃の痛み，吐血 |
| 血液症状 | 貧血，好酸球増多 |

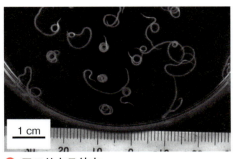

❸ アニサキス幼虫
（国立感染症研究所ホームページ．アニサキス症とは．https://www.niid.go.jp/niid/ja/kansennohanashi/314-anisakis-intro.html より）

❹ アニサキスによる食中毒発生状況

| 発生年 | 事件数 | 患者数 |
|---|---|---|
| 2018年 | 468 | 478 |
| 2019年 | 328 | 336 |
| 2020年 | 386 | 396 |
| 2021年 | 344 | 354 |
| 2022年 | 566 | 578 |

（厚生労働省．食中毒統計資料．https://www.mhlw.go.jp/stf/seisakunitsuite/bunya/kenkou_iryou/shokuhin/syokuchu/04.html より）

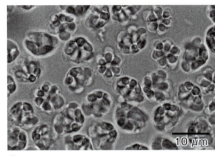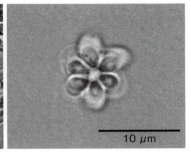

❺ クドア
（厚生労働省ホームページ．クドアによる食中毒について．http://www.mhlw.go.jp/stf/seisakunitsuite/bunya/0000133250.html より）

し，良い環境を探すため非宿主体内を移行する幼虫移行症を発症する．皮下を移行する場合，ミミズ腫れのような炎症を呈したり，眼に移行し視神経を損傷し失明したり，脳に移行し血管を遮断し，てんかん様症状を呈する場合がある．

## 2 寄生虫の感染経路

- 寄生虫による感染は以下の感染経路が知られているが，食品が媒介する寄生虫症は経口感染である．
  ① 経口感染：手指，塵埃，食物内に感染型がいて，生食することによって感染[*3]．
  ② 経皮感染：土壌や水中の感染型が皮膚から侵入して感染．
  ③ 経胎盤感染：妊娠時に寄生虫が寄生し，胎盤を通じて胎児に移行して感染．
  ④ 性行為感染：感染者と非感染者が性行為により接触することによって，感染型が移行して感染．
  ⑤ 自家感染：幼虫，虫卵が体外に排出されないで同一宿主体内で発育して感染．

[*3] 第5章「⑤ 寄生虫性食中毒」（p.68）も参照．

## 3 魚介類と寄生虫

### アニサキス

- アニサキス（*Anisakis*）は長さが2～3 cm，幅が1 mm程度の太い糸状の線虫で（❸），中間宿主であるアジやサバ，イカ，サケを摂取することで，経口感染する．刺身や寿司など海産魚介類の生食を嗜好する食習慣をもつ日本では，諸外国に比べて多数の症例が発生している（推計年間7,000件）（❹）．
- ヒトの体内に侵入した後は，胃に寄生する場合が多く，摂食後数時間から十数時間後に心窩部（みぞおち）の激しい痛み，悪心，嘔吐を生じる急性胃アニサキス症を起こす．

### クドア・セプテンプンクタータ

- クドア（*Kudoa*）属の原虫（粘液胞子虫）は10 μm程度の大きさの胞子を形成する（❺）．

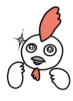

日本人は生の魚介類を食べる習慣があるから，外国より寄生虫症発生が多いんだ！

● MEMO ●
アニサキスの幼虫は，60℃以上で1分以上加熱，または−20℃以下で24時間冷凍すると死滅する．

- 主にヒラメに寄生し，ヒトなどの哺乳類には寄生しない．
- クドア・セプテンプンクタータによる寄生虫症はヒラメを非加熱（刺身，マリネなど）または加熱不十分の状態で食べると，約2〜20時間程度で下痢・嘔吐を起こす場合があるが，症状は軽度で多くは24時間程度で回復する．発生状況を❻に示す．

### 日本海裂頭条虫（サナダムシ）
- 幼虫の体長は2〜3 cm，成虫の体長は5〜15 m，幅2 cm程度の条虫である．中間宿主であるサケやマスを生食もしくは加熱不十分で摂取することで感染する．
- ヒトが終宿主であるため重度の症状は起こさないが，下痢や腹部膨満感などの軽度の消化器症状を起こす．

### 横川吸虫
- 成虫は体長2 mm程度で，アユなどの淡水魚に非囊幼虫という目に見えない大きさで寄生している．アユ，ウグイ，シラウオなどの淡水魚および汽水魚の生食でヒトに感染する場合がある．
- 少数感染の場合はほとんど自覚症状がなく，多数感染した場合は腹痛，下痢などの軽度な症状がみられる．

### 肺吸虫
- サワガニ，モクズガニなど淡水産カニや猪肉，鹿肉から，ウェステルマン肺吸虫および宮崎肺吸虫感染の事例がある．ウェステルマン肺吸虫は体長7〜16 mm，幅4〜8 mm，宮崎肺吸虫は体長7〜8 mm，幅3〜4 mmである．
- 脳，胸腔，腹腔などに寄生し，気胸や胸膜炎，胸水貯留などを発症する．

### 肝吸虫
- 終宿主はヒト，イヌ，イタチ，ネコ，ネズミなどで，成虫は1〜2×0.2〜0.4 cm，虫卵は27〜35×12〜20 μmである．
- コイ，フナ，ウグイなどの淡水魚が感染源である．
- 少数寄生の場合は無症状だが，多数寄生した場合，胆管閉塞から胆汁がうっ滞し，胆管炎，肝機能障害を起こす．腹水，浮腫，黄疸，貧血，肝硬変を起こす場合もある．

### 顎口虫
- 有棘顎口虫が知られており，イヌ，ネコなどの寄生虫で，体長10〜30 mmの線虫である．ヒトに感染型幼虫が感染すると皮膚，内臓の幼虫移行症を起こす．
- ヒトの体内に入った幼虫は体内を動きまわり，皮膚の少し深いところを移行して遊走性限局性皮膚腫脹を起こす．
- ライギョ，ドジョウ，ヘビなどの生食で感染する．

### 旋尾線虫
- 本州中部以北で顎口虫や鉤虫以外の線虫の幼虫による皮膚爬行症がかなり報告されるようになった．ホタルイカの生食後に発症した例が多いこと，春から夏にかけて症例が多いことより，中間宿主はホタルイカであると考えられている．
- 予防法としては，ホタルイカの内臓ごとの生食を避けること，加熱調理，冷凍保存などがある．

## 4 野菜と寄生虫

### 回虫
- 成虫の体長はオスで14〜22 cm，メスで20〜30 cm．野菜などに付着している成熟卵を経口摂取することで感染する．
- 感染した虫卵は幼虫に成長し，肺炎などを起こし，さらに成長し成虫になった場合，食欲異常，悪心，嘔吐などの消化器症状，多数寄生した場合は腸閉塞などの病害を起こす場合もある．

---

●MEMO●
クドアは，75℃以上で5分以上加熱，または−20℃以下で4時間以上冷凍すると死滅する．

❻ クドア・セプテンプンクタータによる食中毒発生状況

| 発生年 | 事件数 | 患者数 |
|---|---|---|
| 2018年 | 14 | 155 |
| 2019年 | 17 | 188 |
| 2020年 | 9 | 88 |
| 2021年 | 4 | 14 |
| 2022年 | 11 | 91 |

（厚生労働省．食中毒統計資料．https://www.mhlw.go.jp/stf/seisakunitsuite/bunya/kenkou_iryou/shokuhin/syokuchu/04.htmlより）

【用語解説】
**遊走性限局性皮膚腫脹**：腫脹部には好酸球の浸潤がみられる．発赤と瘙痒感を伴い，2〜3日後には移動する．好発部位は腹部や顔面である．まれに眼や脳に迷入することがある．

【用語解説】
**皮膚爬行症**：炎症が強く，水疱を形成することが多い．腹部に多くみられる．アニサキス様の腸閉塞発作を起こしたり，眼に寄生し失明する場合もある．

## 5 水と寄生虫

### クリプトスポリジウム
- クリプトスポリジウム（Cryptosporidium）は，ウシ，ブタ，イヌ，ネコ，ネズミなどの腸管寄生原虫として知られている．原虫のなかでも小型で，直径4～6 μmである．
- ヒトからヒトへ糞便を介した感染や，水系汚染に伴う集団発生の報告が多く，散発例よりも，水道水や食品を介した集団発生が問題となる．
- 症状は水様性下痢，腹痛，悪心，嘔吐で，通常1週間程度で回復するが，免疫力の弱い人の場合，重症化，長期化することもある．

### 赤痢アメーバ
- 大きさ12～15 μmの原虫を飲食物などとともに経口摂取することにより感染する．原虫は体内で分裂を繰り返し成長し，大腸粘膜面に潰瘍性病変を形成し，粘血便を主体とする赤痢アメーバ大腸炎を発症させる．
- 大腸炎は粘血便のほか，下痢，しぶり腹，排便時の下腹部痛などを起こす．また肝膿瘍を発症し，発熱，上腹部痛，肝腫大などの症状を起こす．

### エキノコックス
- 日本では北海道全域に流行がみられ，北部東北地方にも広がってきている．
- 体長約3 mmの条虫で，終宿主はキツネやイヌなどである．日本ではキタキツネが重要な終宿主で，野ネズミ類が中間宿主である．
- 症状としては，腹水，浮腫，黄疸などの肝機能障害や血痰や胸膜炎，気管支炎などである．
- 虫卵接種から症状が現れるまでの無症状期間が10年と長い．このためスクリーニング検査により感染源対策や感染経路対策などの一次予防が重要とされる．

### 鉤虫
- 体長約1 cmの線虫で，ズビニ鉤虫やアメリカ鉤虫などがヒトに寄生する．ズビニ鉤虫は経口感染，アメリカ鉤虫は経皮感染する．
- 口腔に歯板をもち，多数寄生すると皮膚炎や貧血などの症状を起こす．

### 肝蛭（かんてつ）
- ヒトとウシ，ヒツジ，ヤギなどの草食獣の肝臓・胆管内に寄生する体長2～3 cmの大型の吸虫で，ヒトへはメタセルカリア（感染幼虫）の付着したせり，みょうがなどや幼虫のいるウシの肝臓などを食べて感染する．
- 症状としては，心窩部痛や胆管炎，胆管閉塞，黄疸，肝膿瘍の併発がある．

### ランブル鞭毛虫
- 衛生環境の整備されていない途上国を中心に世界に広く分布している．大きさ12～15×6～8 μmの原生動物である．
- 5類感染症として，ジアルジア症は届出の義務がある．
- 無症状のものから，下痢，衰弱感，体重減少，腹痛，悪心，嘔吐などさまざまな症状を呈する．免疫不全状態の場合，重症化する場合がある．

### サイクロスポーラ
- 海外でラズベリー，バジルなどの食物を介して集団発生があった．
- 下痢，吐き気などの消化器症状を起こす．
- 患者の糞便から汚染拡大の事例があるため，便で汚染されているおそれのある飲食物を避けること，生水は飲まないことなどが予防につながる．

## 6 獣肉と寄生虫

### トキソプラズマ
- トキソプラズマ（Toxoplasma）は長さ5～7 μm，幅3 μmの半円～三日月形をした原

虫である．トキソプラズマは哺乳類や鳥類に感染性をもち，全人類の1/3以上が感染しているとされる．

- 健常者が感染した場合，症状はほとんどみられないが，HIV感染者などの免疫不全者には重篤な症状を引き起こす場合がある．また，妊娠中の女性が感染することにより起こる先天性トキソプラズマ症は，死産や自然流産だけでなく，生まれてくる胎児に精神遅滞，視力障害，脳性麻痺など重篤な症状をもたらすことがある．
- ヒトへの感染は獣肉や鳥肉の生食や加熱不十分のものから起こり，特に豚肉が多く報告されている．
- 食品以外では，終宿主であるネコからの感染や土壌，水系感染が報告されている．特に妊娠期の女性は感染したネコとの接触に注意し，ネコの糞便処理は避けたほうがよいとされる．

### サルコシスティス・フェアリー

- サルコシスティス・フェアリー（*Sarcocystis fayeri*）は，ウマを中間宿主，イヌを終宿主にする寄生虫で，長さ1 cm程度，幅1 mm程度の大きさの原虫である．
- 馬肉の刺身を食べて感染した例が多く，食後数時間程度で一過性の嘔吐や下痢を呈し，軽症ですむ事例が報告されている．ただし，サルコシスティス・フェアリーによる食中毒は2018〜2022年に報告されていない．

### 有鉤条虫

- 成虫の体長は2〜3 m，囊虫は約8×4 mmの大きさで，ブタやイノシシに寄生している．豚肉や猪肉の生食または不完全調理での摂食により感染するが，ヒトが終宿主であるため症状はほとんどない．
- しかし，自家感染が起こり寄生数が多くなると，囊虫症を起こし，てんかん様発作，けいれん，意識障害など重篤な症状を呈する．

### 無鉤条虫

- 成虫の体長は4〜12 m，囊虫は約8×5 mmの大きさで，ウシなどの筋肉内に寄生した囊虫を経口摂取して感染する．
- 症状は軽く，無症状もしくは腹痛，悪心，食欲不振などである．

### 旋毛虫

- 熊肉の生食などで感染する．体長3〜4×0.06 mm（メス），1.5×0.05 mm（オス）のきわめて細い糸状の線虫である．
- 幼虫が筋肉内を移行し，横紋筋内で被囊することで浮腫や発熱などの症状を呈する．軽症の場合は回復に向かうが，重症の場合はけいれん，呼吸困難，髄膜炎などの症状を呈し，死亡率も高い．

## 7 寄生虫感染の予防法

### 調理段階での予防対策

① 十分な冷凍（−20℃で24時間以上）や加熱調理（中心温度60℃で1分以上）．
② 魚が新鮮なうちにできるだけ早く内臓を除去する．
③ 魚の内臓を生で食べない．
④ 魚の筋肉を生で食べる場合は，目でよく見て，よくかんで食べる．
⑤ 野菜などに感染型が付着している可能性がある場合は，しっかりと洗い，下処理する．
⑥ まな板，ふきんなどからの二次汚染防止のため，洗浄を心がける．
⑦ ネコの糞，生肉，土壌などに触れた後は，手をしっかりと洗う．
⑧ 調理場に汚染源となる動物（ネコ，イヌなど）を入れないようにする．

### 生産段階での予防対策

① 養殖段階においてのクドア・セプテンプンクタータ保有稚魚の排除．
② 飼育環境の清浄化および防除．

寄生虫は魚の鮮度が落ちると内臓から筋肉に移動するから，内臓は早く取り除くこと！

### 豆知識

一般的な調理で使用する程度の酢，しょうゆ，塩，わさびの量では，アニサキス（寄生虫）は死滅しない．しめサバによるアニサキス感染が多く発生しているのは，酢による死滅効果があるという誤った認識のためと考えられる．しめサバを調理する際も，新鮮な状態での内臓除去，冷凍処理をすると寄生虫感染を予防できる．

③養殖施設における出荷前のモニタリング検査.

## カコモンに挑戦!!

◆ 第29回-60
クリプトスポリジウムに関する記述である．誤っているのはどれか．1つ選べ．
(1) 飲料水から感染する．
(2) 集団感染が報告されている．
(3) 水様性下痢が主症状である．
(4) オーシストに感染性がある．
(5) 加熱殺菌は無効である．

◆ 第32回-58
寄生虫に関する記述である．正しいのはどれか．1つ選べ．
(1) さば中のアニサキスは，食酢の作用で死滅する．
(2) 回虫による寄生虫症は，化学肥料の普及で増加した．
(3) 日本海裂頭条虫は，ますの生食によって感染する．
(4) サルコシスティスは，ほたるいかの生食によって感染する．
(5) 横川吸虫は，さわがにの生食によって感染する．

◆ 第35回-55
寄生虫とその感染源の組合せである．最も適切なのはどれか．1つ選べ．
(1) アニサキス ——————— コイ
(2) クドア ——————————— ヒラメ
(3) サルコシスティス ——— マス
(4) トキソプラズマ ———— ホタルイカ
(5) 有鉤条虫 ——————— アユ

◆ 第36回-54
アニサキスとそれによる食中毒に関する記述である．最も適当なのはどれか．1つ選べ．
(1) 主な感染源は，生のかきである．
(2) 食材を食酢で処理することで，容易に死滅する．
(3) 食材を5℃で冷蔵することで，容易に死滅する．
(4) 幼虫移行症である．
(5) 最終宿主は，ヒトである．

## 解答&解説

◆ 第29回-60　正解(5)
正文を提示し，解説とする．
(1) ○
(2) ○
(3) ○
(4) ○
(5) 加熱殺菌は有効である．

◆ 第32回-58　正解(3)
正文を提示し，解説とする．
(1) さば中のアニサキスは，食酢の作用で死滅しない．十分な冷凍や加熱により死滅する．
(2) 回虫による寄生虫症は，化学肥料の普及で減少した．
(3) ○
(4) サルコシスティスは，馬肉の生食によって感染する．
(5) 横川吸虫は，アユ，ウグイ，シラウオなどの淡水魚および汽水魚の生食によって感染する．

◆ 第35回-55　正解(2)
正しい組合せを提示し，解説とする．
(1) アニサキス ── アジ，サバなど
(2) ○
(3) サルコシスティス ── ウマ
(4) トキソプラズマ ── ブタ
(5) 有鉤条虫 ── ブタ

◆ 第36回-54　正解(4)
正文を提示し，解説とする．
(1) 主な感染源は，アジやサバなどである．
(2) 食材を食酢で処理することで，容易に死滅しない．
(3) 食材を冷凍することで，容易に死滅する．
(4) ○
(5) 最終宿主は，クジラやイルカなどである．

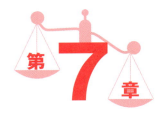

# 第7章 食品と感染症

- 経口感染症と病原体について理解する
- 人獣共通感染症と病原体について理解する
- プリオンたんぱく質の性質と伝達性海綿状脳症について理解する

- 経口感染症は感染症法において、3類感染症、4類感染症、5類感染症に分類される。主として病原体に汚染された飲食物の摂取によって引き起こされる感染症である。
- コレラ、細菌性赤痢、腸チフス、パラチフスによる食中毒発生件数は、事件数、患者数ともにきわめて少なく、感染例の多くは輸入感染症である。
- 人獣共通感染症は、自然の状態で、ヒトと脊椎動物との間で伝播する疾病あるいは感染症のことである。
- プリオンは伝達性海綿状脳症の病原体で、正常プリオンたんぱく質を異常プリオンたんぱく質に変化させ、これが蓄積することで海綿状脳症が起こる。

## 1 経口感染症

### 定義、種類

- 経口感染症とは、病原体に汚染された飲食物を摂取し、病原体が口から胃や腸などの消化器官に入り感染することで発症する感染症である。
- 「感染症の予防及び感染症の患者に対する医療に関する法律」（感染症法）において経口感染症は、3類感染症に腸管出血性大腸菌感染症、コレラ、細菌性赤痢、腸チフス、パラチフス、4類感染症にE型肝炎、A型肝炎、ボツリヌス症、炭疽、ブルセラ症、5類感染症にクリプトスポリジウム症、アメーバ赤痢が分類されている。

### 発生状況

- コレラ菌、赤痢菌、チフス菌、パラチフスA菌による食中毒は、最近10年間（2013～2022年）では、ほとんど発生しておらず、2014年にチフス菌、2018年に赤痢菌による事例が1件ずつである（❶）。
- 感染症発生動向調査の3類感染症の報告数（患者数）と食中毒統計の患者数を比較すると、乖離が大きく、多くは食品によるものではなく、海外渡航者が現地で感染して日本に持ち帰るケースである（❷）。

### コレラ

- コレラ菌（*Vibrio cholerae*）のうち、コレラ毒素を産生する菌に汚染された飲食物を摂取することによって感染する。経口摂取後、胃酸で死滅しなかった菌が小腸下部に達し、定着・増殖し、感染局所で菌が産生したコレラ毒素が細胞内に取り込まれることでコレラを引き起こす。
- O1血清型コレラ菌は、生物学的性状からアジア型（古典型）とエルトール型に分類され、古くより世界大流行を繰り返している。O139血清型コレラ菌によるコレラは、新興感染症の一つで、1990年代にインド南部のマドラスで発生した。現在もインドおよびバングラデシュでO1エルトールコレラ菌と交互にあるいは同時に流行を繰り返している。

● MEMO ●

感染症発生動向調査は1981（昭和56）年から開始され、現在では感染症法に基づく施策として位置づけられた調査である。感染症の発生情報の正確な把握と分析、その結果の国民や医療機関への迅速な提供・公開により、感染症に対する有効かつ的確な予防・診断・治療にかかわる対策を図り、多様な感染症の発生および蔓延を防止することを目的としている。

【用語解説】

**新興感染症**：1970年代以降に新たに発見された感染症。WHOが1990年に「かつては知られていなかった新たに認識された感染症で、局地的あるいは国際的に公衆衛生上問題となる感染症」と定義した。

### ❶ 経口感染症原因菌による食中毒および感染症報告数（2013〜2022年）

| 病因物質 | | 2013 | 2014 | 2015 | 2016 | 2017 | 2018 | 2019 | 2020 | 2021 | 2022 |
|---|---|---|---|---|---|---|---|---|---|---|---|
| コレラ菌 | 事件数 | 0 | 0 | 0 | 0 | 0 | 0 | 0 | 0 | 0 | 0 |
| | 患者数 | 0 | 0 | 0 | 0 | 0 | 0 | 0 | 0 | 0 | 0 |
| | 報告数 | 4 | 5 | 7 | 9 | 7 | 4 | 5 | 1 | 0 | 1 |
| 赤痢菌 | 事件数 | 0 | 0 | 0 | 0 | 0 | 1 | 0 | 0 | 0 | 0 |
| | 患者数 | 0 | 0 | 0 | 0 | 0 | 99 | 0 | 0 | 0 | 0 |
| | 報告数 | 143 | 158 | 156 | 121 | 141 | 268 | 140 | 87 | 7 | 16 |
| チフス菌 | 事件数 | 0 | 1 | 0 | 0 | 0 | 0 | 0 | 0 | 0 | 0 |
| | 患者数 | 0 | 18 | 0 | 0 | 0 | 0 | 0 | 0 | 0 | 0 |
| | 報告数 | 65 | 53 | 37 | 52 | 37 | 35 | 37 | 21 | 4 | 17 |
| パラチフスA菌 | 事件数 | 0 | 0 | 0 | 0 | 0 | 0 | 0 | 0 | 0 | 0 |
| | 患者数 | 0 | 0 | 0 | 0 | 0 | 0 | 0 | 0 | 0 | 0 |
| | 報告数 | 50 | 16 | 32 | 20 | 14 | 23 | 21 | 7 | 0 | 9 |

（事件数および患者数は，厚生労働省の食中毒統計資料より／報告数は，国立感染症研究所の感染症発生動向調査より）

### ❷ コレラ菌，赤痢菌，チフス菌，パラチフスA菌の概要

| | コレラ菌 | 赤痢菌 | チフス菌，パラチフスA菌 |
|---|---|---|---|
| 科名 | ビブリオ科 | 腸内細菌科 | 腸内細菌科 |
| 属名 | ビブリオ（Vibrio）属 | 赤痢菌（Shigella）属 | サルモネラ（Salmonella）属 |
| グラム染色性 | 陰性 | 陰性 | 陰性 |
| 形態 | 桿菌，菌体がコンマ状をしている | 短桿菌 | 桿菌 |
| 酸素要求性 | 通性嫌気性 | 通性嫌気性 | 通性嫌気性 |
| 芽胞 | 形成しない | 形成しない | 形成しない |
| 菌の特徴 | 1本の鞭毛をもつため運動性がある<br>O抗原の違いにより約190種類の血清型に分類される<br>コレラ毒素を産生するのはO1とO139血清型をもつ菌である | 鞭毛をもたないため運動性がない<br>志賀赤痢菌（S. dysenteriae），フレキシナー赤痢菌（S. flexneri），ボイド赤痢菌（S. boydii），ソンネ赤痢菌（S. sonnei）の4群に分けられる．国内の発生例ではソンネ赤痢菌が70〜80％を占めている | 鞭毛をもち，運動性がある<br>細胞内寄生性細菌で，マクロファージに感染して菌血症を起こす |

- 近年，日本でみられるコレラは，熱帯・亜熱帯のコレラ流行地への旅行者が現地で感染し発症する**輸入感染症**がほとんどである．国内での感染例は，コレラ菌に汚染された輸入魚介類によるものと推定されている．
- 潜伏期間は1〜3日で，嘔吐や激しい水様性の下痢が起こる．通常，発熱と腹痛はともなわない．重症の場合は"米のとぎ汁"様の白色の水様便を1日10〜数十L排泄する．大量の水分と電解質が消失するため，収縮期血圧の低下，皮膚の乾燥と弾力の消失，意識消失，乏尿または無尿などの症状が現れる．
- 患者や保菌者の糞便や吐物が感染源になり，接触感染することもある．コレラ流行地では生水やその水で作られた氷，非加熱食品の摂取を避ける．コレラ菌は熱に弱いので，食品や飲料水を加熱することが大切である．

#### 細菌性赤痢

- 赤痢には細菌性赤痢とアメーバ性赤痢があるが，日本では細菌性赤痢が大部分を占め，また輸入感染症としての報告が多い．
- 細菌性赤痢は，赤痢菌属（Shigella）に属する細菌に感染することによって発症する．国内の赤痢患者数は，戦後しばらくは10万人を超え，2万人近くもの死者が発生したが，1960年代半ばごろから激減し，最近10年間では，患者数が100人台の年が多い．
- 保育園，ホテル，施設での国内集団発生事例のほか，井戸水を原因とする大規模事例や，カキの喫食が原因とみられる全国規模での散在的な集団発生が起こっている．

**【用語解説】**

**輸入感染症**：国内では常在しない病原体が海外から持ち込まれることによって起こる感染症である．海外渡航者が滞在先で感染して帰国することで病原体が持ち込まれたり，病原体に汚染された輸入食品などを介して起こる場合がある．

- 10〜100個程度の少量の菌量で発症するといわれている．
- 潜伏期間は通常1〜3日であり，全身倦怠感，悪寒をともない，発熱，腹痛，下痢が主な症状である．また，しぶり腹（便意をもよおすが，便は出ない）もみられる．
- 経口摂取された赤痢菌は大腸上皮細胞に侵入した後，隣接細胞へと再侵入を繰り返し，上皮細胞の壊死，脱落が起こり，粘血下痢便となる．
- 赤痢菌は糞口感染し，患者または保菌者の糞便で汚染された手指，食品，飲料水，器物が感染源となる．また，トイレのドアノブやタオルなどを介して感染することもある．
- 各個人の十分な手洗いの励行，また赤痢菌は熱に弱いので，十分な加熱調理を行うことが大切である．輸入例が大半を占めることから，汚染地域と考えられる国への渡航者は，生もの，生水，氷などは飲食しないことが重要である．

### 腸チフス，パラチフス

- 腸チフスはチフス菌（*Salmonella enterica* serover Typhi），パラチフスはパラチフスA菌（*Salmonella enterica* serover Paratyphi A）によって起こる全身感染症である．
- 昭和20年代に数万人規模の患者発生がみられたが，環境衛生の改善により国内での発生はまれになった．現在年間数十人の患者が発生しているが，多くが海外での感染によるものであり，食中毒としての報告はきわめて少ない．
- ヒトの胆嚢に潜伏し，保菌者は無症状（無症候性保菌者）で長期に保菌する．
- 小腸上皮細胞から侵入後，基底膜下で増殖し，腸間膜リンパ節を経て肝臓や脾臓などに運ばれてマクロファージ内でさらに増殖する．
- 潜伏期間は1〜2週間で，血中に多量の菌が放出されて菌血症になると，38℃以上の高熱が4〜6日間持続する．脾臓が肥大し，胸や腹部に発疹（バラ疹）が現れる．重症の場合は，腸壁の壊死，腸管穿孔が起こり，死に至ることがある．
- 患者の便，尿，血液，発疹部から菌が検出されるため，接触感染に注意する．
- 飲食物は十分に加熱調理する．
- 無症候性保菌者が感染源になるため，排菌しなくなるまで定期的な検査と治療を行い，調理や食品の製造に従事しないようにする．

●MEMO●
チフス菌およびパラチフスA菌は動物に対しては病原性がないことから，動物からヒトへの感染よりはヒトからヒトへの感染が重要視されている．

## 2 人獣共通感染症（動物由来感染症）

### 定義，種類

- 人獣共通感染症（zoonosis）は，WHO（世界保健機関）とFAO（国連食糧農業機関）の合同専門家会議（1958年）にて「自然の状態で，ヒトと脊椎動物との間で伝播する疾病あるいは感染症」と定義づけられた．厚生労働省では，特にヒトの健康問題を中心に考え「動物由来感染症」を用いている．
- 病気に罹患した動物の肉や乳を摂取することにより発症したり，動物から接触感染することがある．
- 病原体は細菌，真菌，ウイルス，寄生虫などであり，食品衛生と関連が深い感染症に

---

### Column 腸チフスのメアリー

1907年，アメリカでチフス菌の無症候性保菌者（健康保菌者）第1号となった女性で，ニューヨーク市周辺で散発した腸チフスの感染源となった．

メアリーはニューヨーク市周辺の家庭で雇われ料理人として働いていたが，そのほとんどの家庭で，彼女が雇われた直後に腸チフスが発生していた．メアリーは胆嚢にチフス菌を保菌しており，菌が胆汁に混じって腸に排出され，さらに便とともに排菌することで自身の手指が汚染され，チフス菌が料理を汚染したと考えられている．

は，サルモネラ症，カンピロバクター症，腸管出血性大腸菌感染症，エルシニア症，リステリア症，炭疽，ブルセラ症，結核，E型肝炎，多くの寄生虫症などがある．

### 炭疽

- 炭疽は炭疽菌（*Bacillus anthracis*）によって起こる．バチルス（*Bacillus*）属に属するグラム陽性，好気性の大型の桿菌（1～2 μm×5～10 μm）で芽胞を形成する．鞭毛をもたないため運動性がない．
- 経皮感染により皮膚炭疽，経口感染により腸炭疽，吸入感染により肺炭疽が起こる．
- 腸炭疽は，感染動物の肉を摂取して発症する．症状は悪心，嘔吐，食欲低下，発熱で始まり，2～3日後に激しい腹痛と血性下痢がみられる．これらの症状の後，ショック状態になり死に至ることがあり，致死率は25～50％とされている．

### ブルセラ症

- ブルセラ症は，ブルセラ菌（*Brucella*）によって起こる．グラム陰性，好気性の小桿菌（0.5～0.7 μm×0.6～1.5 μm）で，芽胞を形成せず，鞭毛をもたないため運動性がない．
- ウシ，ブタ，ヤギ，イヌおよびヒツジなどで発症するが，ヒトでも発症する．
- 感染動物の乳・乳製品や肉の喫食による経口感染が最も一般的である．また，感染動物との接触によって感染する．したがって酪農・農業従事者，獣医師，屠畜場従事者は動物との接触の機会が多いため，感染のリスクが高い．
- 倦怠感，発熱，発汗，全身疼痛などのインフルエンザ様の症状がみられ，うつ状態を呈することもある．症状は軽症で自然治癒する場合もあるが，重症化することもある．発熱を繰り返す波状熱が特徴である．

### 結核

- 結核は結核菌（*Mycobacterium*）によって起こる．グラム陽性，好気性の桿菌で，芽胞を形成せず，鞭毛をもたないため運動性がない．脂質に富んだ細胞壁をもつ．
- 結核菌にはヒトに感染して結核を起こすヒト型結核菌（*M. tuberculosis*），ウシ型結核菌（*M. bovis*），ネズミ型結核菌（*M. microti*）などがある．ウシ型結核菌は主に動物に感染するが，ヒトに感染する場合もある．
- ウシ型結核菌に汚染され，十分な殺菌処理（62～65℃で30分間：乳等省令）がされていない牛乳を摂取することにより感染することがある．

## 3 その他

### 伝達性海綿状脳症

- 牛海綿状脳症（狂牛病）(bovine spongiform encephalopathy：BSE)，ヒツジやヤギのスクレイピーなどが，家畜の伝達性海綿状脳症（transmissible spongiform encephalopathy：TSE）として法定伝染病に指定されている．
- BSEは感染牛由来の肉骨粉が飼料として与えられたことによる経口感染が原因とされ，スクレイピーは感染動物の体液や胎盤などに汚染された牧草を摂食したことによ

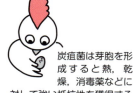

炭疽菌は芽胞を形成すると熱，乾燥，消毒薬などに対して強い抵抗性を獲得するから，土壌などの環境中で長期間生存できるんだ！

● MEMO ●
ブルセラ症は世界各地でみられる感染症であり，発熱の様式や流行地から，波状熱，マルタ熱，地中海熱などの名前でも呼ばれる．

 豆知識
結核菌は細胞壁に脂質が多いため，乾燥に強く環境中で3か月以上も生きられる．また，熱にも強く，100℃・5分間の加熱でも死なないうえ，消毒剤にも抵抗性がある．

---

### Column　日本におけるBSEの発生と対策

2001～2009年，国内でBSE感染牛は36頭が確認されたが，以降の報告はない．日本では2001年から「肉骨粉」の使用を禁止，屠畜するウシの全頭検査や異常プリオンが蓄積する特定危険部位（specific risk material：SRM）の除去を行ってきた．2016年の食品安全委員会による食品健康影響評価では，牛肉等の摂取に由来するBSEプリオンによるプリオン病発症の可能性はきわめて低いとされ，2017年4月からBSE検査は健康牛については廃止された．

- る感染が考えられている．
- TSEを起こす病原体はプリオンたんぱく質である．ヒトや動物の体内には「正常プリオンたんぱく質」が存在している．TSEの原因は「異常プリオンたんぱく質」が正常プリオンたんぱく質を異常型に変化させ，その結果，体内に異常プリオンたんぱく質が蓄積することによる．
- プリオンたんぱく質を不活化するには，132℃，1時間の高圧蒸気滅菌が必要である．一般の消毒薬では効果がない．
- TSEは，異常プリオンたんぱく質が主に脳に蓄積し，脳の組織がスポンジ状となり，異常行動，運動失調などの神経症状を示し，最終的には死に至る疾患である．
- BSEでは，異常行動，過敏症（知覚，触覚，視覚），歩行異常，泌乳量の低下などが認められる．ヒツジのスクレイピーでは瘙痒症（かゆみ），脱毛を認める例もある．脳組織の海綿状変性による中枢神経障害を主な症状とする．
- ヒトでは，クロイツフェルト・ヤコブ病（Creutzfeldt-Jakob disease：CJD）があげられる．記憶障害，視覚障害，歩行障害の症状が現れ，急速な認知症をきたす．

芽胞を死滅させる条件（2気圧，121℃，15〜20分間の高圧蒸気滅菌）が滅菌の条件だけど，プリオンはもっと高い温度で長時間の滅菌が必要！

● MEMO ●
感染症発生動向調査結果によると，クロイツフェルト・ヤコブ病の患者は毎年150〜200人程度発生している．

## カコモンに挑戦‼

◆ 第29回-14
感染症法における3類感染症である．正しいのはどれか．1つ選べ．
(1) 腸管出血性大腸菌感染症
(2) 結核
(3) デング熱
(4) エボラ出血熱
(5) 風疹

◆ 第31回-56
人畜共通感染症に関する記述である．誤っているのはどれか．1つ選べ．
(1) リステリア症は，髄膜炎の原因となる．
(2) 炭疽は，感染動物との接触によって感染する．
(3) ブルセラ症は，感染動物由来の乳製品が感染源となる．
(4) レプトスピラ症は，汚染した水が原因となる．
(5) プリオン病は，ワクチンで予防できる．

## 解答＆解説

◆ 第29回-14　正解（1）
正文を提示し，解説とする．
(1) ○
(2) 結核は2類感染症である．
(3) デング熱は4類感染症である．
(4) エボラ出血熱は1類感染症である．
(5) 風疹は5類感染症である．

◆ 第31回-56　正解（5）
正文を提示し，解説とする．
(1) ○
(2) ○
(3) ○
(4) ○（保菌動物の尿で汚染された水や土壌が感染源となる．）
(5) プリオン病は，感染動物の食肉の流通を防ぐための検査や規制によって予防する．

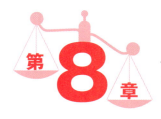

# 第8章 食品汚染物質・残留物質

- カビ毒の種類とその作用について理解する
- 農薬などのポジティブリスト制度を理解し，残留基準や一律基準について学ぶ
- PCBやダイオキシン類の種類，毒性，規制について学ぶ
- 食品を汚染する可能性のある有害元素の種類と特徴，規制について学ぶ
- 内分泌撹乱化学物質とは何かを理解する
- 放射性物質と放射線について正しく理解し，食品を汚染したときの健康影響を理解する
- 異物の種類やその対策法を学ぶ

- ✓ アフラトキシンは発がん性が強い．加熱調理でも分解しない．規制値は10 ppbである．
- ✓ ポジティブリスト制では残留基準のない農薬などには一律基準0.01 ppmが適用される．
- ✓ 水銀，カドミウム，ヒ素，鉛などの元素は急性または慢性毒性があり，規制値が定められている．
- ✓ 日本人のダイオキシン類の摂取量は少なく，TDIの16％．魚介類からの摂取が多い．
- ✓ 内分泌撹乱化学物質による生体影響は野生動物で多数報告されており，ヒトに対する健康影響も懸念されている．
- ✓ 食品から検出される放射性物質にはヨウ素131，セシウム134・137，ストロンチウム90などがある．

## 1 カビ毒

- カビは糸状の菌糸細胞を伸長させて生育する微生物の総称である．糸状菌と呼ばれ，分類学上は酵母やキノコと同じ真菌類に属す．
- カビ毒（マイコトキシン〈mycotoxin〉）とは，カビが生産する二次代謝産物のなかでヒトや動物に急性あるいは慢性的な障害を起こす有毒物質の総称である．現在までに300種類以上が報告されている．
- カビ毒を産生するカビのうち特に重要なものは，アスペルギルス（*Aspergillus*）属（コウジカビ），ペニシリウム（*Penicillium*）属（青カビ），フザリウム（*Fusarium*）属（赤カビ）である（❶）．
- カビ毒は急性毒性に加えて，長期間摂取した場合の発がん性も問題となる．

### 1 アフラトキシン

- 1960年，イギリスで10万羽以上の七面鳥のヒナが死亡する事件が発生した．原因は試料のブラジル産らっかせいに着生していたアスペルギルス・フラーブス（*A. flavus*）が産生する毒素アフラトキシン（aflatoxin）であることが判明した．これを機にカビの危険性が注目されるようになった．
- アフラトキシンは類縁化合物も含めて10種類以上が知られている．アフラトキシン$B_1$の化学構造を❷に示す．急性毒性の強さは$B_1$が最も強い．$B_1$のLD$_{50}$値はラットでは7.2 mg/kg程度である．
- アフラトキシンは急性毒性として肝障害を引き起こし，魚類，鳥類，哺乳類など多く

### 豆知識

一次代謝は，細胞の増殖や恒常性維持に関与する代謝など必須のものを指す．二次代謝はそれ以外のものを指す．二次代謝産物がなくても生物は生存できる．二次代謝産物の例としては，微生物が生産する抗生物質や植物が生産する色素などがある．

### ●MEMO●

アフラトキシンは発見当初，紫外線を照射したときに青色（blue）の蛍光を発するものをB群，緑色（green）の蛍光を発するものをG群とした．M群は，B群に汚染された飼料を摂取したウシの乳（milk）から発見されたことに由来する．

### 【用語解説】

LD$_{50}$値（lethal dose 50%）：半数致死量のことで，急性毒性試験で得られる値．試験動物群の50％を死亡させると予想される統計学的な被験物質の1回の経口投与量．

❶ 主要なカビ毒

| カビ毒 | 主な産生カビ | 毒性 | 主な汚染食品 |
|---|---|---|---|
| アフラトキシン | Aspergillus flavus<br>Aspergillus parasitics<br>Aspergillus nomius | 肝障害，肝癌 | とうもろこし，らっかせい，ハト麦，香辛料，豆類 |
| ステリグマトシスチン | Aspergillus versicolor<br>Aspergillus nidulans | 肝障害，肝癌 | 穀類 |
| オクラトキシン | Aspergillus ochraceus<br>Penicillium verrucosum | 肝障害，腎障害，肝癌，腎癌 | 米，ライ麦，大麦，豆類，とうもろこし，乾燥果実，飲料（ワイン，ビール） |
| シトリニン | Penicillium citrinum<br>Penicillium viridicatum | 腎障害 | 米，ハト麦，ライ麦 |
| パツリン | Aspergillus clavatus<br>Penicillium expansum | 臓器出血，脳・肺浮腫 | りんご，りんご加工品 |
| デオキシニバレノール | Fusarium graminearum ほか | 嘔吐，下痢，内臓出血 | 麦，米，とうもろこし |
| ニバレノール | Fusarium nivale ほか | 嘔吐，下痢，内臓出血 | 麦，米，とうもろこし |
| ゼアラレノン | Fusarium graminearum<br>Fusarium culmorum | ブタ生殖障害 | 麦，とうもろこし |

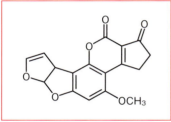

❷ アフラトキシン$B_1$の化学構造

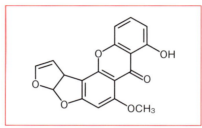

❸ ステリグマトシスチンの化学構造

の動物に影響を及ぼす．また，ラットでの長期投与実験で肝癌の発生が認められており，現在知られている天然物のなかで最も強力な発がん性物質である．

- アフラトキシンは耐熱性である．分解には270℃以上に加熱する必要があり，通常の加熱調理，加工では分解されない．
- アフラトキシンによる農産物の汚染は，南北アメリカ大陸，アフリカ，インド，東南アジアの熱帯・亜熱帯で多発している．温帯や寒帯に属する日本やヨーロッパでの発生は少ない．主にとうもろこしなどの穀類，らっかせいなどのナッツ類が汚染食品となる．
- アフラトキシンは多くの国で規制値が設定されている．最も毒性の高い$B_1$のみを規制している国と，$B_1$，$B_2$，$G_1$，$G_2$，$M_1$，$M_2$の総量を規制している国がある．日本では，総アフラトキシンの量が10 μg/kg[*1]を超えてはならないとされている．また，アトラキシン$M_1$は乳に対して0.5 μg/kgの規制値が設定されている．

[*1] 1 μg/kg＝1 ppb．ppb（parts per billion）：10億分の1．

## 2　ステリグマトシスチン

- ステリグマトシスチン（sterigmatocystin）は，アスペルギルス・ベルシカラー（A. versicolor），アスペルギルス・ニデュランス（A. nidulans）が産生するカビ毒である．これらのカビは世界中に広く分布し，土壌，農作物（特に穀類）から検出される．
- ステリグマトシスチンの化学構造（❸）はアフラトキシンと類似している．アフラトキシンに比べると毒性は弱く，$LD_{50}$値はラットでは166 mg/kgである．
- ステリグマトシスチンは肝障害や腎障害を引き起こす．また，動物実験により発癌性が認められている．

## 3　オクラトキシン

- オクラトキシン（ochratoxin）はアスペルギルス・オクラセウス（A. ochraceus）の代謝

❹ オクラトキシンAの化学構造　　❺ デオキシニバレノールの化学構造

産物として発見された．アスペルギルス属のほかにもペニシリウム・ビリディカツム（*P. viridicatum*）などペニシリウム属のカビにより産生される．
- 化学構造の違いからオクラトキシンA，B，Cなどがあるが，食品汚染上重要なのはオクラトキシンAである（❹）．
- オクラトキシンは腎障害や肝障害を引き起こす．マウスにおいて肝癌，腎癌の発生も認められている．また，バルカン地方での腎疾患を特徴とする風土病[*2]との関係も推定されている．$LD_{50}$値はラットでは20〜30 mg/kg程度である．
- 米やライ麦，大麦，とうもろこしなどの穀類とその加工品，コーヒー豆，汚染された動物の食肉製品などが汚染食品となる．

## 4　シトリニン

- 1951年にタイから輸入された**黄変米**からペニシリウム・シトリナム（*P. citrinum*）が分離された．このカビが産生する有毒物質としてシトリニン（citrinin）が単離された．
- 主に腎臓で尿細管上皮細胞に障害を与え，腎毒性を示す．$LD_{50}$値はラットでは50 mg/kgである．

## 5　パツリン

- パツリン（patulin）は，ペニシリウム・エクスパンサム（*P. expansum*），アスペルギルス・クラバタス（*A. clavatus*）などの多くの糸状菌が産生するカビ毒である．特にりんごの腐敗菌が重要である．
- 毒性は，臓器出血や脳・肺浮腫，軽い腎機能障害などである．$LD_{50}$値はラットでは28〜35 mg/kgである．
- 腐敗したりんごおよびその加工品が主な汚染食品となる．日本では，りんごジュース，清涼飲料水原料りんご果汁に含まれるパツリンを0.05 ppmとする基準が設定されている．

## 6　デオキシニバレノール，ニバレノール

- デオキシニバレノール（deoxynivalenol）は，フザリウム属糸状菌が産生するカビ毒である（❺）．トリコテセン環をもつセスキテルペンに属する70種類以上の化合物が知られている．産生菌は麦類やとうもろこしの赤カビ病の病原菌であり，汚染は世界的規模で発生している．
- トリコテセン系毒素は消化器系の障害，出血，造血機能障害などを引き起こす．たんぱく質合成阻害作用を示すが，突然変異原性や発がん性はない．マウスでの$LD_{50}$値は46 mg/kgである．
- 日本では麦類や市販の加工食品に汚染が認められることから，小麦中のデオキシニバレノールの暫定基準値を1.1 ppmと設定した．
- ニバレノールもデオキシニバレノールと同様の急性および慢性中毒症状を示す．ニバレノールの汚染は日本，韓国，ヨーロッパ，ニュージーランドなどと限定的である．

[*2] ブルガリア，ルーマニア，セルビア，クロアチアなどのバルカン地方には，バルカン腎症と呼ばれる風土病がある．慢性の尿細管疾患で，腎不全などを引き起こす．

【用語解説】
**黄変米**：1950年代に食糧難のため米を輸入したが，そのなかに黄色に変色した米が発見された．これはペニシリウム属が毒素を産生して貯蔵米を汚染したことによる．黄変米毒素として，シトリニンのほかに，シトレオビリジン，シクロクロロチン，ルテオスカイリンが知られている．

【用語解説】
**トリコテセン環**：トリコテセン類の基本骨格は，C-12, 13にエポキシ環，C-9, 10に二重結合を有する特徴的な四環構造（tetracyclic 12, 13-epoxytrichothec-9-ene）である．

【用語解説】
**セスキテルペン**：3つのイソプレンから構成される化合物．植物や微生物が主に生産し，香り物質やフェロモンなど多数存在する．なお，イソプレンはIUPAC命名法では，2-メチル-1,3-ブタジエン $CH_2=C(CH_3)CH=CH_2$

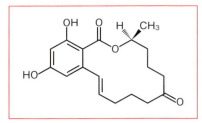

❻ ゼアラレノンの化学構造

### 7 ゼアラレノン

- ゼアラレノン（zearalenone）は多くのフザリウム属の種によって産生される（❻）．内分泌撹乱化学物質（環境ホルモン）の一つであり，女性ホルモン（エストロゲン）様の作用を示す．
- ブタは最も感受性が高く，汚染された飼料により子宮肥大，外陰部肥大，不妊，流産が起こる．

### 8 エルゴタミン

- エルゴタミン（ergotamine）は，子嚢菌類に属する麦角菌（*Claviceps purpurea*）の産生するアルカロイドである．ライ麦や大麦，小麦などのイネ科の蕾に感染して菌核を形成する．感染した蕾は蜜液を分泌し，その中に含まれる胞子により，他の穂へと感染が広がる．果実の代わりに菌核が形成され，これを麦角という．
- 臨床症状は，腹痛，下痢，嘔吐，悪心，頭痛，知覚異常，妊婦の早期流産などである．慢性中毒では，壊疽やけいれんなどの神経性の障害が起こる．

## 2 農薬などとポジティブリスト制

### 1 ポジティブリスト制

- 農林水産省の発表した日本の2022年度の食料自給率（カロリーベース）は38％であり，この値は年々減少傾向が認められる．これは，国外から食料が大量に輸入されていることを示しており，国内で生産された食料も含めて輸入食品中に残存する可能性のある農薬・飼料添加物・動物用医薬品等の安全性に関して消費者の関心が高まっている．
- 2003年の食品衛生法改正時にポジティブリスト制（positive list，農薬等が残留する食品の販売等を原則禁止する制度）が公布され，2006年より施行されている．ポジティブリスト制の対象となる農薬等は，HACCP[*3]の危害分析の対象となる化学的危害原因物質でもある．
- ポジティブリスト制が導入される前の規制の考え方は，いわばネガティブリスト制であった．これは，原則として食品中に含まれる農薬等に関して規制がないなかで，例外的に規制するものをリスト化するものである．一方，ポジティブリスト制は食品中に含まれる農薬等を原則規制したうえで，特定の農薬等に関して規制値内での残留を認めるものについてリスト化するものである．
- 農畜水産物の生産時に農薬等として使用されているもののなかで，食品に残存した場合においても人の健康を損なうおそれのないことが明らかな70種類の物質がポジティブリスト制の規制対象外物質（❼）として選定されている．

---

**豆知識**
ゼアラレノンは家畜の生育増進ホルモン剤のゼラノールの前駆体であり，内分泌撹乱化学物質の一つである．ゼラノールをはじめとする肥育ホルモン剤は，アメリカ，カナダ，オーストラリアなどでは使用されているが，日本では使用されていない．

【用語解説】
**アルカロイド**：植物由来の窒素を含む有機塩基類の総称．アルカリ性を示す．植物毒の多くはアルカロイドであり，モルヒネやカフェイン，コカインなどがある．

● MEMO ●
麦角菌の菌核は，ニワトリの蹴爪（フランス語でエルゴ）に似た硬化体である．多くの冬虫夏草も麦角菌に近い子嚢菌である．

**豆知識**
ヒトの真菌中毒症の最も古い記録として，麦角中毒は有名である．中世ヨーロッパでは麦角は「悪魔の爪」と呼ばれ，中毒症は「聖アントニウスの炎に焼かれる病」と呼ばれた．

【用語解説】
**カロリーベース**：食料自給率はカロリーベースあるいは生産額ベースで算出される．カロリーベースでは食品重量を供給熱量（カロリー）に換算したうえで，各品目を足し上げて算出される．

[*3] HACCPについては，第11章「8 PRPとHACCPによる衛生管理」(p.138) を参照．

**豆知識**
**有機JASマーク**：農産物などが農薬や化学肥料などに頼らず生産されたことを示すもの．有機JAS規格に適合した農作物などに付される．

## 2 農薬などとポジティブリスト制

**❼ 食品衛生法第11条第3項に定めるポジティブリスト制の規制対象外物質一覧**

| No. | 物質名 | No. | 物質名 | No. | 物質名 |
|---|---|---|---|---|---|
| 1 | 亜 鉛 | 26 | コバラミン | 51 | ピリドキシン |
| 2 | アザジラクチン | 27 | コリン | 52 | プロピレングリコール |
| 3 | アスコルビン酸 | 28 | シイタケ菌糸体抽出物 | 53 | マグネシウム |
| 4 | アスタキサンチン | 29 | 重 曹 | 54 | マシン油 |
| 5 | アスパラギン | 30 | 酒石酸 | 55 | マリーゴールド色素 |
| 6 | β-アポ-8'-カロチン酸エチルエステル | 31 | セリン | 56 | ミネラルオイル |
| 7 | アラニン | 32 | セレン | 57 | メチオニン |
| 8 | アリシン | 33 | ソルビン酸 | 58 | メナジオン |
| 9 | アルギニン | 34 | チアミン | 59 | 葉 酸 |
| 10 | アンモニウム | 35 | チロシン | 60 | ヨウ素 |
| 11 | 硫 黄 | 36 | 鉄 | 61 | リボフラビン |
| 12 | イノシトール | 37 | 銅 | 62 | レシチン |
| 13 | 塩 素 | 38 | トウガラシ色素 | 63 | レチノール |
| 14 | オレイン酸 | 39 | トコフェロール | 64 | ロイシン |
| 15 | カリウム | 40 | ナイアシン | 65 | ワックス |
| 16 | カルシウム | 41 | ニームオイル | 66 | タウリン |
| 17 | カルシフェロール及び25-ヒドロキシコレカルシフェロール | 42 | 乳 酸* | 67 | イタコン酸 |
| 18 | β-カロテン | 43 | 尿 素 | 68 | L-カルニチン |
| 19 | クエン酸 | 44 | パラフィン | 69 | グリセリン酢酸脂肪酸エステル |
| 20 | グリシン | 45 | バリウム | 70 | ポリグリセリン脂肪酸エステル |
| 21 | グルタミン | 46 | バリン | | |
| 22 | クロレラ抽出物 | 47 | パントテン酸 | | |
| 23 | ケイ素 | 48 | ビオチン | | |
| 24 | ケイソウ土 | 49 | ヒスチジン | | |
| 25 | ケイ皮アルデヒド | 50 | ヒドロキシプロピルデンプン | | |

- No.66は平成21年に追加されたもの.
- No.17および67〜70は平成27年に追加されたもの.（No.17は当初「カルシフェロール」として指定されていたが，「カルシフェロール及び25-ヒドロキシコレカルシフェロール」に変更されている.）
- 網掛けは，すでに評価が終了したもの.
- 枠囲みは，農薬の用途があるもの.
- *は，平成30年6月30日現在で農薬の食品健康影響評価の依頼を受けているもの.
（内閣府食品安全委員会.ポジティブリスト制度における対象外物質の評価について.〈平成22年12月15日農薬専門調査会幹事会（第69回会合）資料〉〈平成30年6月30日更新〉http://www.fsc.go.jp/senmon/nouyaku/index.data/04_nou_positive_list_3006.pdfより）

## 2 残留基準

- ポジティブリスト制施行以前は，農薬250種類，動物用医薬品33種類に関して残留基準（maximum residue limit：MRL）が設定され，基準を超えて残留する食品の販売が禁止されていた．しかしながら，残留基準が設定されていない農薬等が食品から検出されても食品の販売を禁止する措置をとることが不可能であった．
- ポジティブリスト制では国産品，輸入品を問わず，生鮮食品や加工食品など，すべての食品が対象となり，すべての農薬等（農薬，飼料添加物および動物用医薬品）について残留基準と一律基準（uniform limit）が設定され，一定量を超えて残留する食品の販売等を原則禁止することが可能となった．
- ポジティブリスト制では，従来から残留基準のあったものも含めて農薬等799種類に対して食品ごとに残留基準値（ppm表記）が設定されている．
- 農薬等の安全性は，動物を用いた毒性試験などの科学的なデータに基づき，食品安全委員会によって食品健康影響評価（リスク評価）が行われ，ヒトの一日摂取許容量（acceptable daily intake：ADI）が設定されている．農薬の残留基準は，一日摂取許容量と農作物ごとの圃場での残留試験結果を考慮し，食品ごとの値として設定されて

【用語解説】
**一日摂取許容量**：人が生涯その物質を毎日摂取し続けたとしても，健康への悪影響がないと推定される一日あたりの摂取量．

❽ 抗菌性物質の分類

| 抗生物質 | ペニシリン系，セフェム系，テトラサイクリン系，アミノグリコシド系，マクロライド系，その他 |
|---|---|
| 合成抗菌剤 | キノロン系，フルオロキノロン系，スルホンアミド系，チアンフェニコール系，その他 |

（一色賢司編．食品衛生学 補訂版．東京化学同人；2016．p.112 より）

いる．飼料添加物や動物用医薬品の残留基準に関しても同様な方法で残留基準値が定められている．

- 一律基準とは，食品において「人の健康を損なうおそれのない量」として設定されたもので，0.01 ppm（食品1 kgあたり0.01 mg）に規制されている．一律基準は以下の場合に適用される．
  ①どの食品においても残留基準が定められていないような農薬が特定の食品に残留した場合
  ②特定の食品においては残留基準が設定されている農薬が，残留基準の設定されていない食品に残留した場合（たとえば，農薬メタミドホスの玄米における残留基準値は0.001 ppmであるが，はちみつにおいては残留基準が設定されていないため，一律基準が適用される）

## 3 農薬，動物用医薬品・飼料添加物

### 農薬

- 農薬取締法で規定されている農薬はポジティブリスト制の対象となる．
- この法律において「農薬」とは，農作物（樹木およびしいたけ等の農林産物を含む）を害する病害虫（菌，線虫，ダニ，昆虫，ネズミ，その他の動植物またはウイルス）の防除に用いられる殺菌剤，殺虫剤，その他の薬剤および農作物の生理機能の増進または抑制に用いられる成長促進剤，発芽抑制剤，その他の薬剤を指す．たとえば，穀類，野菜，果実等の害虫駆除に用いられる有機リン系殺虫剤としてマラチオン[*4]やメタミドホス（国内使用禁止）などが知られている．

### 動物用医薬品・飼料添加物

- 「医薬品，医療機器等の品質，有効性及び安全性の確保等に関する法律」（薬機法）で規定され動物のために使用される抗菌性物質（）[*5]，内寄生虫駆除剤，ホルモン剤などの動物用医薬品はポジティブリスト制の対象となる．
- ポジティブリスト制の対象となる飼料添加物として，「飼料の安全性の確保及び品質の改善に関する法律」（飼料安全法）の規定に基づいて，牛，めん羊，山羊，鹿，豚，鶏，ウズラ，ミツバチ，養殖用水産動物等31種類の対象動物の飼料に加えられるビタミン，抗生物質等157品目がある．

**参考文献**
- 農薬等ポジティブリスト研究会編．わかりやすい 農薬等のポジティブリスト制度Q＆A．ぎょうせい；2007．
- パトリック J. サリヴァン，ジェイムズ J. J. クラーク．金岡 環訳．食品に含まれる合成化学物質の安全性．ガイアブックス；2008．
- 日本食品衛生学会編．食品安全の事典．朝倉書店；2009．

---

**豆知識**

**フードディフェンス（food defense，食品防御）**：食品産業は異物や毒物の人為的な混入には弱いといわれており，2008年に中国産冷凍ぎょうざのメタミドホス混入事件，2013年には国内産冷凍食品のマラチオン混入事件が起こっている．フードディフェンスとは，こうした食品への意図的な毒物等の混入や汚染等（食品テロも含む）に対して食品を保護するための取り組みをいう．

[*4] 別名マラソンともいい，国内使用が認められている．ウンカ，ヨコバイ，アブラムシなどに有効．

[*5] 微生物から分離された天然物は抗生物質，化学合成により製造されるものは合成抗菌剤と呼ばれる．現在では大部分が後者である．

# 3 PCB，ダイオキシン類

## 1 PCB

- PCB（polychlorinated biphenyl：ポリ塩化ビフェニル）はビフェニル上の水素原子の2〜5個が塩素原子で置換された化合物で（❾），計算上209種類の異性体がある．
- PCBのうち，2つのベンゼン環が同一平面上にあるものを「コプラナーPCB（Co-PCB）」という．
- PCBは化学的に安定で，電気の絶縁油や熱媒体，印刷用材などに使用されてきた．
- PCBは熱や光にも分解されず，環境中に放出されると長期間残存，海洋に蓄積する（環境汚染）．
- PCBは脂溶性が高く，生物に取り込まれると代謝や排泄もされずに食物連鎖で生物体内に蓄積する（生物濃縮）．
- 1968年，西日本を中心に吹き出物，色素沈着，目やになどの皮膚症状のほか，全身倦怠感，しびれ感，食欲不振など多様な症状を訴える患者が発生し，米ぬか油に混入したPCBが原因と推定された（カネミ油症事件[*6]）．
- カネミ油症事件をきっかけとして1973年に「化学物質の審査及び製造等の規制に関する法律」（化審法）が制定され，PCBの製造・輸入・使用が原則禁止された．
- 食品衛生法に基づき魚介類，牛乳などに暫定規制値が設定されている（❿）．

## 2 ダイオキシン類

- ダイオキシン類とは有機塩素化合物で，ダイオキシン類対策特別措置法では，ポリ塩化ジベンゾ-パラ-ジオキシン（PCDD）とポリ塩化ジベンゾフラン（PCDF）とコプラナーPCB（Co-PCB）の3物質群と定めている（⓫）．

● MEMO ●
Co-PCBはPCDDやPCDFと似た構造になり，その毒性も似ているため，ダイオキシン類対策特別措置法ではダイオキシン類に含めている．

[*6] 第5章「7 化学性食中毒」（p.77）を参照．2023年3月31日現在，カネミ油症の累計認定患者数は2,370人である．

🫘 豆知識
2002年に厚生労働大臣は，「カネミ油症の原因物質はPCBよりも毒性の強いダイオキシンの一種であるPCDFやコプラナーPCBの可能性が高い」と述べ，主な原因物質はダイオキシン類であることを認めた．

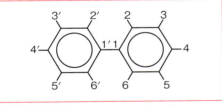

❾ ポリ塩化ビフェニル（PCB）骨格

❿ PCBの暫定規制値

| 対象食品 | 規制値 |
|---|---|
| 魚介類：遠洋沖合魚介類（可食部） | 0.5 ppm |
| 魚介類：内海内湾（内水面を含む）魚介類（可食部） | 3 ppm |
| 牛乳（全乳中） | 0.1 ppm |
| 乳製品（全量中） | 1 ppm |
| 育児用粉乳（全量中） | 0.2 ppm |
| 肉類（全量中） | 0.5 ppm |
| 卵類（全量中） | 0.2 ppm |
| 容器包装 | 5 ppm |

（厚生省環境衛生局長通知 環食第442号〈1972年8月24日〉「食品中に残留するPCBの規制について」より）

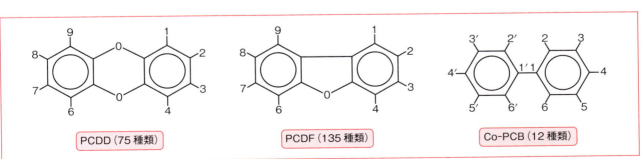

⓫ ダイオキシン類の化学構造
かっこ内は異性体の数．

- PCDDとPCDFを合わせて210種類の異性体がある．PCBには計算上209種類の異性体があるが，そのうち12種類がCo-PCBである*7．
- ダイオキシン類は発がん性，受胎率低下，生殖障害，環境ホルモン様作用など人体に影響がある化合物が多い．また，異性体の種類によって毒性の強さが大きく異なる．
- 環境中のダイオキシン類は複数の異性体が混在していることが多く，毒性を評価するときには，最も毒性が強い2,3,7,8-四塩化ジベンゾ-パラ-ジオキシン(2,3,7,8-TCDD)を基準にしている．
- 2,3,7,8-TCDDの毒性を「1」として異性体ごとに定められた毒性等価係数(toxicity equivalency factor：TEF)をかけて，それらを合計した値を毒性等量(toxicity equivalency quantity：TEQ)といい，濃度にTEQを付けて表す．
- 日本におけるダイオキシンのTDI(tolerable daily intake：耐容一日摂取量)は，2,3,7,8-TCDDの量として体重1 kgあたり4 pg(4 pgTEQ/kg/日)と設定されている．
- 大気中には0.6 pgTEQ/$m^3$以下，水質は1 pgTEQ/L以下，土壌中には1,000 pgTEQ/g以下の基準が定められている．
- 2017年の環境白書によると，日本人におけるダイオキシン類の摂取量は約0.65 pgTEQ/kg/日で，摂取源は98.2%が食品からでそのほとんどは魚介類である．

*7 Co-PCBでない(同一平面上にベンゼン環がない)PCBのなかにもダイオキシンと似た毒性を有するものがあり，わが国ではこれらも併せてCo-PCBと呼んでいる．

ダイオキシン類はPCDD，PCDF，Co-PCBの3つ．異性体ごとに毒性等価係数(TEF)が定められているんだ

# 4 有害元素

## 1 水銀(Hg)

- 水銀は古くより，温度計，電池，殺虫剤，医薬品，農薬などに幅広く使用されており，これらに由来する中毒も知られている．
- 水銀の毒性はその化学形態により異なり，無機水銀化合物は急性毒性が強く，有機水銀化合物は亜急性および慢性毒性が強い．
- 水俣病の原因物質であるメチル水銀は，触媒として使用された無機水銀がメチル化されて生じた有機水銀化合物である(⑫)．
- 日本人が食品から摂取する水銀の80%以上が魚介類からである．食品衛生法に基づき，魚介類の暫定規制値として総水銀0.4 ppm，メチル水銀0.3 ppmと定められている(マグロ類，および内水面水域の河川産の魚介類，深海性魚介類などは除く)．
- 厚生労働省は，メチル水銀に最も影響を受けやすいのは胎児だとして，妊娠中は胎児の健康に悪影響を与えないメチル水銀の耐容摂取量を2.0 μg/kg/週とし，特に妊娠初期は水銀含量の高いマグロやメカジキの摂食を制限するよう注意喚起している(⑬)．

## 2 カドミウム(Cd)

- カドミウムは土壌中や鉱物など天然に広く存在する重金属で，電池，顔料，メッキなどに使用されるとともに，金属の採掘や精錬によって土壌や河川に放出される．
- 環境中のカドミウムは農産物，魚，家畜に移行するため，さまざまな食品に微量に含まれる．
- カドミウムの毒性として，経口的に摂取することで腎臓に蓄積し，尿細管の再吸収障害による腎機能障害，またカルシウムの腸管吸収の阻害による骨粗鬆症を含む骨軟化症があげられる．
- イタイイタイ病は，カドミウムによって発生した健康障害である．
- 日本人の食事からのカドミウム摂取は約40%が米からとされており，日本では米(玄米，精白米)，清涼飲料水等について規格基準が定められている(⑭)．

【用語解説】
**水俣病**：1956年，熊本県水俣市において工場排水に含まれるメチル水銀が，食物連鎖を経て魚介類に生物濃縮され，これを経口摂取することで発症した(⑫)．主に四肢末端の感覚障害，運動障害，視野狭窄，構音障害などの神経症状(ハンター・ラッセル症候群)を起こす中枢神経系疾患．当初は水俣湾沿岸地域の発症に限られていたが，その後，新潟県阿賀野川流域でも同様の中毒患者が発生した(新潟水俣病)．水質汚濁の被害事例として公害健康被害補償法に指定されている．

【用語解説】
**イタイイタイ病**：1955年，富山県神通川流域で，腎尿細管障害と骨軟化症などを合併した疾患が多発した．後にこの原因として，鉱山の排水に含まれるカドミウムに土壌を通じて汚染された水や米などの農作物を長く摂取し，体内に蓄積し続けた結果であることが報告された．容易に骨折するほどに骨がもろくなり，背骨や手足の激しい痛みで，患者が「痛い，痛い」と訴えたことから「イタイイタイ病」と名づけられたとされる．イタイイタイ病の認定は，公害健康被害補償法に基づき行われている．

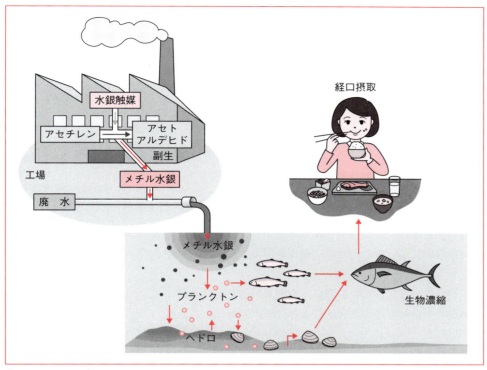

⓬ **メチル水銀が工場から人体に至る経路**
(環境省国立水俣病総合研究センター．水俣病のあらまし．http://www.nimd.go.jp/archives/tenji/a_corner/a06.html を参考に作成)

⓭ **妊婦が注意すべき魚介類の種類とその摂食量（筋肉）の目安**

| 摂食量（筋肉）の目安 | 魚介類 |
| --- | --- |
| 1回約80gとして妊婦は2ヶ月に1回まで<br>（1週間当たり10g程度） | バンドウイルカ |
| 1回約80gとして妊婦は2週間に1回まで<br>（1週間当たり40g程度） | コビレゴンドウ |
| 1回約80gとして妊婦は週に1回まで<br>（1週間当たり80g程度） | キンメダイ，メカジキ，クロマグロ，メバチ（メバチマグロ），エッチュウバイガイ，ツチクジラ，マッコウクジラ |
| 1回約80gとして妊婦は週に2回まで<br>（1週間当たり160g程度） | キダイ，マカジキ，ユメカサゴ，ミナミマグロ，ヨシキリザメ，イシイルカ，クロムツ |

(参考1) マグロの中でも，キハダ，ビンナガ，メジマグロ（クロマグロの幼魚），ツナ缶は通常の摂食で差し支えありませんので，バランス良く摂食して下さい．
(参考2) 魚介類の消費形態ごとの一般的な重量は次のとおりです．
　　寿司，刺身　　一貫又は一切れ当たり　　15g程度
　　刺身　　　　　一人前当たり　　　　　　80g程度
　　切り身　　　　一切れ当たり　　　　　　80g程度
(厚生労働省．妊婦への魚介類の摂食と水銀に関する注意事項．平成22年改訂．http://www.mhlw.go.jp/topics/bukyoku/iyaku/syoku-anzen/suigin/dl/index-a.pdf より)

⓮ **食品中のカドミウムの基準値**

| 食品 | 基準値 |
| --- | --- |
| 米（玄米及び精米） | 0.4 ppm (mg/kg) 以下 |
| 清涼飲料水（ミネラルウォーター類） | 0.003 mg/L 以下 |

(厚生労働省．食品中のカドミウムの規格基準．平成26年改正．http://www.mhlw.go.jp/topics/bukyoku/iyaku/syoku-anzen/cadmium/kikakukijun.html より)

## 3　ヒ素（As）

- ヒ素は自然界にも広く分布している有害元素であり，主に水，土壌，動植物に存在している．
- 大量摂取により強い毒性をもち，嘔吐，下痢，血圧低下などの急性中毒を起こし，重

- 篤な場合は死に至る．
- ヒ素およびヒ素化合物は，国際がん研究機関(IARC)より発がん性(皮膚癌，肺癌など)があると勧告されている．
- 一般の食品中にもヒ素は存在し，特にひじきなどの海藻にも含まれるが，調理過程での量の減少や，大部分は毒性の低い有機ヒ素化合物であることから，それほど問題はないとされている．
- 日本では，食品のヒ素汚染事件として，ヒ素ミルク中毒事件[*8]を経験している．
- 食品衛生法に基づき，清涼飲料水と食品添加物にヒ素の規格基準が設定されているほか，果物と野菜に農薬として残留基準値が設定されている．

## 4 スズ(Sn)

- 無機スズは缶詰，缶飲料容器のメッキなどに広く使用されている．有機スズは，貝類の付着を防ぐために船底の塗料や漁網に用いられており，海洋を汚染するため，魚介類に蓄積を起こしている．
- 無機スズは消化管からの吸収率が低く，毒性が比較的弱い．有機スズは脂溶性が高いことから吸収されやすく，皮膚炎や中枢神経系の障害を引き起こすと同時に，内分泌撹乱作用を有している．
- 食品衛生法に基づき，清涼飲料水の成分規格で，金属製容器包装入りの場合，スズ含量を150.0 ppm以下と規定している．

## 5 鉛(Pb)

- 食品への鉛の混入は，水道の鉛管，陶磁器，鍋などによるものが原因となるが，近年は鉛を使用しない製品に置き換わってきており，これらの鉛汚染は減少している．
- 鉛による急性中毒では嘔吐や腹痛など，慢性中毒では消化器系症状や貧血などが起こる．
- 食品添加物，清涼飲料水などの成分規格や，容器包装，食品用器具の規格基準で，鉛濃度などが規制されている．

# 5 内分泌撹乱化学物質

## 1 内分泌撹乱化学物質とは

- 内分泌活性物質(endocrine active substance)は，内分泌系と相互に作用または内分泌系に干渉する可能性のある化学物質である．内分泌活性物質は，天然ホルモンに似ているが正常でない反応を引き起こし，天然ホルモンの作用を阻害する可能性がある．体内のホルモンレベルを変化させ，天然ホルモンの分解代謝プロセスを変えるものもある．
- これらの作用は必ずしも有害ではなく，内分泌系はこのような化学物質の性質・用量，曝露時期，作用の種類および体の調子などの要因に応じて，これらの刺激に対する調節または適応能力がある．しかし，相互作用や干渉により悪影響がある場合，このような物質は内分泌撹乱化学物質と呼ばれる．
- 内分泌撹乱化学物質は，環境中の化学物質がヒトや動物の体内に入って，ホルモンバランスを撹乱し代謝や生殖に悪影響を与える物質の総称で，環境ホルモンとも呼ばれる．
- 国際化学物質安全計画(International Program on Chemical Safety：IPCS)[*9]の定義では，「内分泌系の機能を変化させることにより，健全な生物個体やその子孫，ある

**豆知識**
ひじきは「水戻し」や「煮る」といった調理操作が行われるが，その際に有害な無機ヒ素が水に溶け出すため，実際の摂取量はさらに低くなり，健康障害を生じた報告例はない．

[*8] 第5章「7 化学性食中毒」(p.77)を参照．この事件を機に食品衛生法の改正が行われ，食品添加物において規格基準が設けられるようになった．

**豆知識**
過去に果実などの缶詰を開缶して放置したことで，腐食によって高濃度のスズが溶出し，嘔吐や下痢などの健康被害が発生した例がある．

[*9] 世界保健機関(WHO)，国連環境計画(UNEP)，国際労働機関(ILO)の共同事業として1980年から開始されている．

●MEMO●
**欧州食品安全機関(EFSA)によるビスフェノールA(BPA)の評価**：BPAは高濃度(体重1 kgあたり400～500 μg)では，肝臓や腎臓への悪影響やラットの乳腺への悪影響の可能性がある．しかし，この値は耐容一日摂取量(TDI)の100倍以上であり，レシートなど感熱紙から皮膚を通して体内に入る量もきわめて低い．これらを合わせても全体として通常の使用では，妊婦や乳幼児，高齢者を含む全年齢層にとって健康リスクにはならないと結論している．

**豆知識**
**リスクとハザードの違い**：ハザードは固有の危害現象そのもの．リスクは曝露量，曝露期間，曝露年齢を考量して数値で示す．BPAの場合，高濃度の曝露量では健康被害(ハザード)は起こるが，現実の使用状態を考えると，リスクはない．

いは集団（またはその一部）の健康に有害な影響を及ぼす外因性化学物質または混合物」とされる．
- 世界保健機関（WHO）の定義では，以下の3つを満たさなければならない．
  ①悪影響があること
  ②内分泌活性があること
  ③悪影響と内分泌活性に因果関係があること

## 2　内分泌撹乱化学物質に対する国内の取り組み

- 日本では「内分泌撹乱化学物質問題への環境庁の対応方針について―環境ホルモン戦略計画SPEED'98―」により，ビスフェノールA（BPA），o,p'-DDT，4-ノニルフェノール，4-tert-オクチルフェノールが内分泌撹乱作用をもつとされた．現在も「化学物質の内分泌撹乱作用に関する今後の対応―EXTEND2016―」を通じて取り組みを推進している．
- BPAはポリカーボネート樹脂や缶詰サビ防止剤のエポキシ樹脂の原料に使用されており，ポリカーボネート樹脂を用いた食器[*10]や，内面塗装剤にエポキシ樹脂が使われている缶詰を通じて体内に取り込まれる可能性がある．一般に使用されている濃度での悪影響はほとんど否定されているが，動物実験では胎児や乳児には低い濃度でも悪影響があるとされている．
- 国内で販売されている哺乳びんの一部にBPAが使用されていることから，厚生労働省は，加熱を避けること，経年の使用で表面に細かい傷がついていたり白濁したものは新しいものに取り替えるようにすること，また，使用している哺乳びんの材質がポリカーボネートかどうか不明の場合には，販売元などに問い合わせることなどを推奨している．

[*10] フランスでは2015年1月から，BPAを含む食品容器が全面禁止になっている．

●MEMO●
ビスフェノールA（BPA）に対する厚労省の対応：厚生労働省は2008年7月にBPAの健康影響評価を食品安全委員会に依頼．食品安全委員会の器具・容器包装専門調査会は生殖発生毒性に関する作業部会を作り，2010年5月に中間とりまとめ報告書を以下のとおり提出した．「現時点では低用量での試験データ，文献が少なく，具体的にTDIを決めるのは困難．知見が集まったら，改めて最終的な評価をする」．日本のBPAのTDIは体重1kgあたり0.05mgで，EU基準と同様である．

🫘 豆知識
元素：原子番号別にみた原子の種類．物質の構成要素を表す名称として用いられ，水素ならH，炭素ならCというように元素記号で表される．

# 6　放射性物質（食品中の放射性物質）

## 1　放射性物質とは

- 自然界に存在するすべての物質は原子と呼ばれる粒子により構成される．
- 原子は1個の原子核とそれを取り囲む負の電荷をもつ電子から成る．原子核には，正の電荷をもつ陽子と電荷をもたない中性子が存在し，その陽子の数は元素固有のもので原子番号と呼ぶ．また，陽子数と中性子数により決まる原子核の種類を核種と呼び，陽子数と中性子数の和を質量数と呼ぶ（⑮a）．
- 原子核中の陽子の数は元素により決まっているが，中性子の数が異なることがある．

---

### Column　放射性物質に関連する単位

①Bq（ベクレル）は放射性物質が放射線を出す能力の単位で，原子が1秒間に何個壊れるかを表す（＝放射能の強さ）．1秒間に1個原子核が崩壊すると1Bqである．

②Gy（グレイ）は放射線のエネルギーが物質にどれだけ吸収されたかを表す単位（J/kg）である．

③Sv（シーベルト）は人体が吸収した放射線の健康への影響を表す単位で，等価線量と実効線量の2つに用いられる単位である．放射線の人体への影響は放射線の種類によって異なることから，その点を考慮し補正したものが等価線量である．また，放射線の影響は組織や臓器により異なることから，等価線量を臓器により補正し体全体への影響を表したものが実効線量である．

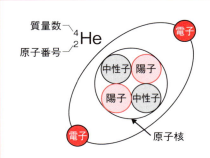
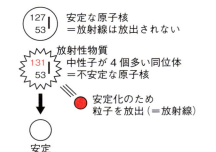

a. 原子の構造（ヘリウムの場合）
原子は1個の原子核（陽子と中性子）と電子により構成される．

b. 同位体（水素の場合）
陽子数は同じためすべて水素だが，中性子数が異なる．

c. 放射性物質（ヨウ素の同位体の場合）
放射線を出す能力を放射能といい，放射能をもつ物質を放射性物質という．

⑮ 原子と放射性物質の関係

⑯ 放射線の種類と特徴

| 放射線の種類 | 分類 | エネルギー | 物質の透過力 |
|---|---|---|---|
| アルファ線 | 粒子線 | 強い／低い | 紙で遮られる |
| ベータ線 | 粒子線 | ／ | アルミ板で遮られる |
| ガンマ線 | 電磁波 | 弱い／高い | 鉛板 厚さ数cm〜数十cm |

（農林水産省．放射性物質の基礎知識．2012．http://www.maff.go.jp/j/syouan/soumu/saigai/pdf/120301_kiso.pdfより作成）

このような原子番号（陽子数）が同じで質量数（中性子数）が異なる原子どうしを同位体と呼ぶ．水素を例にあげると，質量数が1，2，3の同位体が存在する（⑮b）．

- 原子核は安定なものと不安定なものに分けられる．不安定な原子核はエネルギーを外部に放出することで安定な原子核へ変化する（原子核の崩壊）．このときに放出されるのが放射線である（⑮c）．放射線を出す能力が放射能であり，放射能をもつ原子のことを放射性物質と呼ぶ．
- 放射線のエネルギーによりDNAが損傷を受け，生物へ影響が生じることがあるため，有害物質として食品中の放射性物質の基準値が設けられている．

## 2　放射線の種類と特徴

- 放射性物質から発せられる放射線は，主にアルファ（$\alpha$）線，ベータ（$\beta$）線，ガンマ（$\gamma$）線の3種類である（⑯）．
- 原子番号が大きい原子核の崩壊時に放出される陽子2個と中性子2個（ヘリウム〈He〉の原子核）がアルファ線である．アルファ線は薄い紙1枚程度で遮ることが可能である．
- 原子核中の中性子が陽子と電子に転換する際，原子核外へ放出される電子がベータ線である．ベータ線はアルファ線よりも物質の透過力が高く，ベータ線を遮るには薄い金属が必要である．
- 原子核の自然崩壊後，原子核が高いエネルギーを保持していた場合，さらにエネルギーを放出することで安定化するが，このとき放出される電磁波がガンマ線である．アルファ線，ベータ線が電荷をもった粒子であるのに対し，ガンマ線は電磁波であることから電荷をもたず，電気的な阻害を受けないため物質に対し高い透過力を示す．

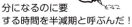

放射性物質は放射線の放出に伴って，より安定な原子核へ変わっていく．元の核種の数が半分になるのに要する時間を半減期と呼ぶんだ！

❶ 代表的な放射性物質の特徴

| 原子の種類 | 放射性同位体 | 放出される放射線 | 物理学的半減期 | 蓄積部位 |
|---|---|---|---|---|
| ヨウ素 | $^{131}I$ | ベータ線<br>ガンマ線 | 8日 | 甲状腺 |
| セシウム | $^{134}Cs$ | ベータ線<br>ガンマ線 | 2年 | 筋肉 |
|  | $^{137}Cs$ |  | 30年 | 卵巣 |
| ストロンチウム | $^{90}Sr$ | ベータ線 | 29年 | 骨髄 |

❿ 外来性異物の種類

| 種類 | 例 |
|---|---|
| 動物性異物 | ヒトや動物の体毛，血液，爪，皮膚，歯，肉片，骨，糞，ハエ，カ，ゴキブリ，ダニ |
| 植物性異物 | 植物片，種子，木片，モミガラ，紙や布，糸 |
| 鉱物性異物 | 釘，針，釣り針，針金，ボルト，ナット，金属片，ガラス，砂，石，陶磁器，セメント |
| その他 | カビ，酵母，きのこ，合成樹脂・合成ゴムの破片，絆創膏，タバコの吸殻，動物のかじり跡・足跡 |

(川村 堅編著．カレント改訂 食べ物と健康3：食品衛生学．建帛社；2021．p.115より)

## 3　放射性物質による食品の汚染

- 放射性物質による食品の汚染は，核実験や原子力発電所の事故により放射性物質が自然界を汚染した場合，あるいは汚染された餌を動物が摂取することでそれらの加工品に起こりうる．
- 食品から検出される放射性物質は，ヨウ素131（$^{131}I$），セシウム134，137（$^{134}Cs$，$^{137}Cs$），ストロンチウム90（$^{90}Sr$）などである（❶）．
- ヒトが放射性物質を摂取した場合，元素ごとに蓄積しやすい部位があり，ヨウ素は甲状腺，セシウムは筋肉や卵巣，ストロンチウムは骨髄である．

### 参考文献
- 食品安全委員会．食品中の放射性物質による健康影響について．2013.
  http://www.mhlw.go.jp/topics/bukyoku/iyaku/syoku-anzen/iken/dl/130910-1.pdf
- 農林水産省．放射性物質の基礎知識．2012.
  http://www.maff.go.jp/j/syouan/soumu/saigai/pdf/120301_kiso.pdf
- 有薗幸司編．健康・栄養科学シリーズ，食べ物と健康 食品の安全．南江堂；2013.

# 7 混入異物

- 食品衛生法第6条第4号では，「不潔，異物の混入又は添加その他の事由により，人の健康を損なうおそれのあるもの」はこれを販売してはならないと定められている．

## 1 異物とは

- 異物とは，「生産，貯蔵，流通の過程での不都合な環境や取扱い方に伴って，食品中に侵入または迷入したあらゆる有形外来物をいう．ただし，高倍率の顕微鏡を用いなければ，その存在が確認できない程度の微細なものは対象としない．」[1]とされている．また，食品異物はHACCPの危害分析の対象となる物理的危害原因物質でもある．
- 外来性の食品異物は，動物性異物，植物性異物，鉱物性異物，その他に大別される（❿）．特にカビは巨大コロニーを形成するため食品異物としてだけではなく，食品を腐敗させマイコトキシン産生能を有する場合もあることから，HACCPの危害分析の対象となる生物学的危害原因物質でもある．その他に分類されるものとして，他の食

**豆知識**

**空気は食品原料の一つ**：食品製造において水は欠かせないものであり，水質は法的に管理されている．一方，空気はアイスクリームやホイップクリーム製造に不可欠であるのみならず，すべての食品製造工程中において食品材料に付着・混入しているにもかかわらず，目に見えないため空気の質はおろそかにされやすい．外来性の食品異物のなかには軽いものも多いため，空気の質が悪い場合には空気とともに食品に付着し異物となる．

❶ 異物混入の認められた食品中の異物内容と件数

| 区 分 | | 異物（件数） | |
|---|---|---|---|
| 食料品 | 調理食品 | 虫（66），金属片（66），人の身体にかかわるもの（64），プラスチック片（44），| ビニール・フィルム（35），紙くず・繊維くず（28），食肉や魚の骨（13） |
| | 穀類 | 虫（94），金属片（33），プラスチック片（23），人の身体にかかわるもの（21），| ビニール・フィルム（10） |
| | 菓子類 | 金属片（42），人の身体にかかわるもの（39），虫（37），プラスチック片（20），| 紙くず・繊維くず（11） |
| | 魚介類 | 金属片（18），虫（15），食肉や魚の骨（10） | |
| | 野菜・海藻 | 虫（35），金属片（30），人の身体にかかわるもの（12），プラスチック片（11） | |
| | 飲料 | 虫（26），プラスチック片（14） | |
| | 肉類 | 金属片（19） | |
| | 乳卵類 | 人の身体にかかわるもの（10） | |
| | 油脂・調味料 | 金属片（11） | |
| | 果物 | 虫（14） | |
| 外食・食事宅配 | | 人の身体にかかわるもの（33），虫（27），食肉や魚の骨（21），金属片（15），プラスチック片（13），ビニール・フィルム（13），ガラス・陶器片（12） | |

（独立行政法人国民生活センター．食品の異物混入に関する相談の概要．2014年度受付分．平成27年1月26日報道発表資料より抜粋）

品の混入やコゲ，食品成分の結晶，動物の足跡などの痕跡も異物とされる．
- 独立行政法人国民生活センターは全国の消費生活センターなどに寄せられた食品異物混入の事例を集計・公開している．2014年度受付分のデータによると，食料品では大部分の食品で虫や金属片などの割合が高いが，外食・食事宅配では毛髪や体毛など人の身体にかかわるものの割合が高いことが示されている（❶）．

## 2 食品異物の検出

- 食品異物の試験法には公定法はない．食品に混入する可能性のある異物はきわめて多岐にわたるため，すべてに適用可能な試験法はないが，ふるいわけ，濾過法，浮上法，沈殿法，静置法を用いた異物の分離捕集法がある．
- 金属検出機やマグネットは金属異物の検出に用いられる．X線異物検出機は金属のほか，石やガラスに対する感度が良い[2]．金属検出機やX線異物検出機による異物検査工程はHACCPの重要管理点として設定される場合が多い．

## 3 食品工場・調理施設における異物混入対策

- 異物の混入経路は多岐にわたり，原材料段階，製造・調理過程，流通過程に大別される．
- 異物対策の3原則は，製造工程に異物を「持ち込まない」，「入れない」，「取り除く」であり，一般的衛生管理プログラムやHACCPシステム，さらにはこれらを下支えする5S・食品衛生7Sが有効である[*11]．

**豆知識**

ハネ品：食品工場では，異物検査などによって安全・品質上問題となった製品は最終製品として流通させることなく「ハネ品」として廃棄されている．ハネ品は期限切れ食品と同様に食品ロスにつながるため，工場内の衛生管理の徹底が求められる．

[*11] 第11章「14 企業における品質管理と品質保証」（p.149）を参照．

### 参考文献
- 食品・施設 カビ対策ガイドブック．社団法人日本食品衛生協会；2007．
- 米虫節夫ほか監．現場で役立つ食品工場ハンドブック．日本食糧新聞社；2007．
- 金澤俊行，栗田守敏編著．はじめてのHACCP工場—建設の考え方・進め方．幸書房；2013．p.100-3．
- NPO法人HACCP実践研究会空間除菌部会編著．食品工場の空間除菌—製造室のカビ・酵母対策．幸書房；2017．
- 食品安全ハンドブック編集委員会編．食品安全ハンドブック．丸善；2010．

### 引用文献
1) 厚生労働省監．公定試験法・標準試験法詳解 食品衛生検査指針 理化学編．社団法人日本食品衛生協会；2005．p.778．
2) 佐藤邦裕，江藤諮監．異物混入を防ぐ！—ひと目でわかる！すぐに役立つ！！ 食品工場 給食施設 飲食店 容器包装．日本食品衛生協会；2016．

## カコモンに挑戦!!

### ◆ 第28回-62
**放射性物質に関する記述である．正しいのはどれか．1つ選べ．**
(1) セシウム137の集積部位は，甲状腺である．
(2) ストロンチウム90の沈着部位は，骨である．
(3) ヨウ素131の集積部位は，筋肉である．
(4) 放射線の透過能力は，α線が最も強い．
(5) 生物学的半減期は，元素によらず一定である．

### ◆ 第30回-57
**カビ毒に関する記述である．正しいのはどれか．1つ選べ．**
(1) アフラトキシンB1は，胃腸炎を引き起こす．
(2) ニバレノールは，肝障害を引き起こす．
(3) ゼアラレノンは，アンドロゲン様作用をもつ．
(4) パツリンは，リンゴジュースに規格基準が設定されている．
(5) フモニシンは，米で見出される．

### ◆ 第31回-57
**残留性有機汚染物質に関する記述である．誤っているのはどれか．1つ選べ．**
(1) ワシントン条約によって，規制される対象物質が指定されている．
(2) ダイオキシンは，ゴミの焼却により生成される．
(3) PCBは，カネミ油症事件の原因物質である．
(4) アルドリンは，使用が禁止されている．
(5) DDTは，自然環境下では分解されにくい．

## 解答＆解説

### ◆ 第28回-62　正解(2)
正文を提示し，解説とする．
(1) セシウム137の集積部位は，筋肉や内臓である．
(2) ○
(3) ヨウ素131の集積部位は，甲状腺である．
(4) 放射線の透過能力は，中性子線が最も強い．
(5) 生物学的半減期は，元素によらず一定ではない．

### ◆ 第30回-57　正解(4)
正文を提示し，解説とする．
(1) アフラトキシンB1は，肝臓癌を引き起こす．
(2) ニバレノールは，胃腸症状を引き起こす．
(3) ゼアラレノンは，エストロゲン様作用をもつ．
(4) ○
(5) フモニシンは，とうもろこしや干しぶどうで見出される．

### ◆ 第31回-57　正解(1)
正文を提示し，解説とする．
(1) ストックホルム条約によって，規制される対象物質が指定されている．
(2) ○
(3) ○
(4) ○
(5) ○

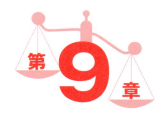

# 第9章 食品添加物

- 食品添加物の種類や性質，役割を理解する
- 食品添加物の安全性の評価と使用基準について学ぶ
- 食品添加物の表示ルールを学ぶ

- ✓ 食品添加物の用途は，食品の安全を守る（保存料，日持ち向上剤など），食品の嗜好性を向上させる（甘味料，香料，着色料など），食品の製造・加工時に必要（凝固剤，かんすいなど），栄養価を補填・強化する（ビタミン，ミネラルなど），に大別される．
- ✓ 食品添加物は，毒性試験やモニタリング調査により安全性が担保されている．
- ✓ 食品添加物は，一日摂取許容量や使用基準などが設定されており，内閣総理大臣の指定を受ける必要がある．
- ✓ 食品に使用した添加物は，原則としてすべて物質名を表示する義務があるが，表示を免除される場合もある．

## 1 食品添加物の概念

### 食品添加物の歴史と利用技術

- 人類は昔から，食品を保存するためにさまざまな化学物質を利用してきた（❶）．私たちの祖先は，食品は酢に漬けたり（酸蔵），煙で燻したり（燻蒸）することで日持ちすることを経験的に知っていた．
- 紀元前6000年ごろ，古代エジプトでは食品保存のために岩塩が使われていた．岩塩には，水分活性（water activity：Aw）を低下させ保存性を上げる作用以外に，肉の色を良くし，風味を増し，さらにボツリヌス菌による食中毒を予防するはたらきもある．
- これらは岩塩中に含まれる硝酸が亜硝酸に変わることで生じる作用で，現在，ハム・ソーセージに亜硝酸塩が使われるのはまったく同じ理由である[1]．
- このように，食品添加物（food additive）は，「食に関する人類の知恵」を産業的に利用できるようにした技術体系の産物であるといえる．
- 食品添加物は，消費者にバラエティに富む便利な製品をリーズナブルな価格で豊富に提供し，近年食料費のおよそ2/3を占めるまで増加[2]した加工食品においては必要欠くべからざるものとなっている．
- 一方，「現代の技術水準なら，衛生管理を徹底し流通・保管温度を厳密に管理すれば，食品添加物（特に保存料や日持ち向上剤に代表される静菌剤やpH調整剤など）をいっ

【用語解説】
**水分活性**：自由水の重量比を示す数値で，言い換えれば「微生物が生育に利用できる実質的な水の量比」を表し，主に保存性の指標とされる．Aw＝食品を入れた密閉容器内の水蒸気圧（P）／その温度における純水の蒸気圧（P₀）

 豆知識

**水分活性と微生物**：細菌の生育最低水分活性は0.90であるが，これは食品業界で経験的に保存性の目安とされてきた糖度（Brix値）60度，塩濃度14％とほぼ符合する．なお一般的な酵母は0.88，一般的なカビでは0.80が生育最低水分活性であるが，さらに低い水分活性でも生育できる特殊な好塩性細菌・対乾燥性カビ・対浸透圧性酵母も知られている．

### ❶ 昔から利用されていた食品添加物

| 食品添加物 | 硝酸塩 | にがり | かんすい |
|---|---|---|---|
| 食品 | ハム | 豆腐 | 中華めん |
| 作用 | 肉の色を良くし，風味を増し，食中毒を予防する | 豆乳を凝固させる | 独特のコシや滑らかさを作り出す |

（株式会社ウエノフードテクノ．「食の安全を守るために」．http://www.ueno-food.co.jp/foodsafety/より改変）

さい使用しなくても安全な加工食品を作れる」という意見もある．しかし，食品添加物を使わないという選択は，技術面や経済面でも課題（ハードル）がある．
- 衛生管理（いわゆるサニテーション技術）と食品添加物利用技術は，食の安全を守るうえで相補的な関係にあり，それぞれの技術の選択と活用が重要である．
- ❷は食中毒菌である腸炎ビブリオの増殖における初発菌数とpHの影響を，予測微生物学的手法で模式化したものである．
- 初発菌数を減らすことと，pHを下げることで，保存期間（$10^6$ cfuに達する時間）を延ばすことができる．
- 二次汚染を防止して初発菌数を下げることをサニテーション技術で，pHを下げ増殖を遅らせることを「pH調整剤」などの食品添加物で行うことができる．
- このように，それぞれ単独の対策では十分でなくても，「初発菌数を抑える」+「pHを下げる」技術の相乗効果により菌の増殖を効果的に遅らせること，すなわち食中毒リスクの低減が可能である．

● **MEMO** ●
塩サケや塩辛などの塩蔵品やジャムや和菓子などの糖蔵品は，消費者の減塩・減甘指向により敬遠される傾向にある．食品メーカーも有機酸（塩）の併用など工夫は凝らしているものの，食品の水分活性が全体的に高めとなることで微生物の増殖リスクは上がる傾向にあるといえる．

● **MEMO** ●
「食の安全・安心」という言葉：「安全＝科学的根拠に基づき，リスクがほぼ無視できるほど低い」という"客観的評価"と「安心＝不安がない，安らかな気持ち」という"主観的な心のありよう"を並べた言葉である．このようにまったく異なる概念をつなぎ合わせているので，「安全＝安心」と直結せずに，「安全であることに→納得して→安心できる」という流れが必要である．

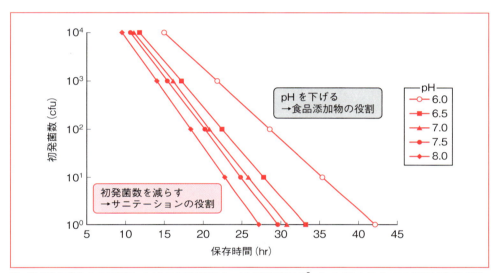

❷ 腸炎ビブリオの増殖における初発菌数とpHの影響（$10^6$ cfuに達するまでの時間〈食塩3%，温度15℃保存〉）
新ロジスティックモデルプログラム[*1]によるシミュレーション．

 **豆知識**
腸炎ビブリオは海洋細菌であり，海水のpHに近いpH 8付近が増殖至適域であり，比較的低温でも増殖する．

[*1] https://haccp.shokusan.or.jp/wp-content/uploads/2016/04/new_logistic_model2.xls

## Column 赤ワインと抗酸化剤

赤ワインは抗酸化作用をもつポリフェノールに富み，健康に良い印象がある．ポリフェノール類は比較的酸化されやすい物質であるため，これが先に酸化されることにより他の物質の酸化を抑える（遅らせる）ことができる．このメカニズムはチョコレートやあめなどに含まれるポリフェノール類も，レモンやアセロラにも含まれるビタミンC（L-アスコルビン酸）も基本は同様である．

さて，赤ワインはワインボトルからデキャンタにゆっくり移し替えることにより，底に溜った澱（おり）をビンに残して「澱引き」し，赤ワインを適当に空気に触れさせることで風味，特に香りが引き立つ．ところが，保存状態が悪かったり古すぎたりして酸化が進みすぎた劣化ワインは，果実味がない薄っぺらな風味になってしまう．

この過度な酸化を防止し，ぶどう由来のポリフェノールの鮮やかな色を保持するとともに，残存酵母や酢酸菌による過発酵・雑発酵をも防止する目的で，一般には製造過程で抗酸化剤として亜硫酸塩が添加される．これは古代ローマ時代から赤ワイン醸造に使われてきた技術といわれ，世界中の赤ワインで現在も常用されており，亜硫酸塩の添加が義務づけられている国もある．いわば，ポリフェノールよりさらに酸化されやすい「酸化防止剤」亜硫酸塩を添加することにより，赤ワインの総合的な品質を保っているのである．

- また，流通・保管温度を厳密に管理するコールドチェーン（低温流通体系）と呼ばれる流通システムは，生鮮食品を中心に現在も進化・拡大を続けている．しかし，食品を供給する側としては，想定を逸脱する流通・保管条件にさらされても，万が一にも食中毒などの食品事故が起こらないよう食品添加物の利用は欠くべからざる技術の一つである．

### 食品添加物の法的取り扱い [3]

- 食品衛生に関する法令のすべてを収めた総括的かつ網羅的な法律として1947（昭和22）年に食品衛生法が制定された．食品添加物は，「この法律で添加物とは，食品の製造の過程において又は食品の加工若しくは保存の目的で，食品に添加，混和，浸潤その他の方法によって使用する物をいう．」（第4条2）と定義されている．

- 食品衛生法第12条では，「人の健康を損なうおそれのない場合として内閣総理大臣が食品衛生基準審議会の意見を聴いて定める場合を除いては，添加物（天然香料及び一般に食品として飲食に供されている物であって添加物として使用されるものを除く．）並びにこれを含む製剤及び食品は，これを販売し，又は販売の用に供するために，製造し，輸入し，加工し，使用し，貯蔵し，若しくは陳列してはならない．」という形で食品添加物の指定制度（ポジティブリスト制）が規定されている．つまり，内閣総理大臣が定めたものしか使ってはならないと決められている．

- 食品衛生法第13条では，内閣総理大臣が食品や添加物に基準または規格を定めることができ，それらに合わない食品や添加物の製造や販売を禁じている．これに合わせ，食品衛生法第21条に基づいて食品添加物の成分の規格や，製造の基準，品質確保の方法について定めた食品添加物公定書が作成され，食品添加物に関する製造・品質管理技術の進歩および試験法の発達等に対応するため，従来から，おおむね5年ごとに改訂されている（現在第9版）．

- 食品衛生法第48条では，「乳製品，第十二条の規定により内閣総理大臣が定めた添加物その他製造又は加工の過程において特に衛生上の考慮を必要とする食品又は添加物であつて政令で定めるものの製造又は加工を行う営業者は，その製造又は加工を衛生的に管理させるため，その施設ごとに，専任の食品衛生管理者を置かなければならない．ただし，営業者が自ら食品衛生管理者となって管理する施設については，この限りでない．」とされ，食品添加物の製造には食品製造業の営業許可を受け，食品衛生管理者を置く必要がある．

- 食品衛生法には，食品添加物の監視，検査，不適切と判明するか流通実績のない添加物の消除などが規定されている．

- 食品添加物を実際にどの程度摂取しているかを把握することも，食品添加物の安全性を確保するうえで重要との観点から，定期的にマーケットバスケット方式を用いた食品添加物一日摂取量調査が厚生労働省により行われている．

- 2003（平成15）年の食品安全基本法の制定にともない，内閣府に**食品安全委員会**が設置された．この委員会は，主として厚生労働省，農林水産省，消費者庁などのリスク管理機関からの評価要請を受けて，あるいは「自ら評価」の形でリスク評価（食品健康影響評価）を実施し，必要に応じてリスク管理機関に勧告する権限をもっている（**❸**）．

- 要約すると，食品添加物は，食品衛生行政上，以下の制度・基準などがある．
  ① 使ってよいものが決められ（ポジティブリスト制），重要なデータが新たに得られた場合には随時再評価されている．
  ② 有用性がなくては認められない．
  ③ 安全性が科学的に確認されている（食品衛生基準審議会および食品安全委員会）．
  ④ 食品によって使ってよいものと使用量が決められている（使用基準）．
  ⑤ 品質が決められている（食品添加物公定書）．
  ⑥ 実際の使用実態が調べられている（厚生労働省の調査活動）．

【用語解説】
**マーケットバスケット方式**：スーパーなどで売られている食品を実際に購入し，その中に含まれている食品添加物量を分析・定量し，その結果に「国民健康・栄養調査に基づく食品の喫食量」を乗じて摂取量を求める調査方式．

【用語解説】
**食品安全委員会**：7名の委員から構成され，その下に企画等専門調査会に加え，添加物，農薬，微生物といった危害要因ごとに11の専門調査会が設置されている．国民の健康の保護が最も重要であるという基本的認識のもと，規制や指導等のリスク管理を行う関係行政機関から独立して，科学的知見に基づき客観的かつ中立公正にリスク評価を行う機関である．

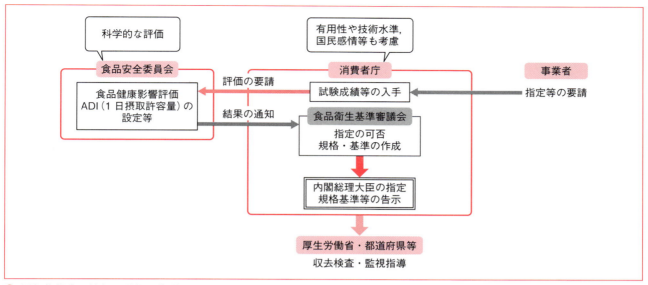

❸ 添加物指定の流れと監視・指導

## 2 食品添加物のメリットとデメリット

### 食品添加物の使用目的と種類

- 食品添加物を使用する目的は大きく分けて以下の4つであり，これらの使用目的はメリットともいえる[1]．
  ①食品の安全を守る：微生物による腐敗・変敗や食中毒のリスクを減らす保存料や，惣菜など保存期間の短い食品の日持ちを延長する日持ち向上剤，酸化による有害物質の生成や変色などを抑える酸化防止剤など．
  ②食品の嗜好性を向上させる：味や香りを良くする甘味料や酸味料，調味料，香料などや，食感を良くする安定剤，増粘剤など，色を良くする着色料，発色剤など．
  ③食品の製造・加工時に必要：豆腐を固める凝固剤，中華めん特有の食感・風味などをつくるかんすいのように，その食品を製造する際に必要なもの．また，流通過程における食品の劣化を防ぐものもある．
  ④栄養価を補填・強化する：栄養強化剤として添加されるビタミン，ミネラル，アミノ酸類など．

### 食品廃棄の削減と食料資源の有効利用 [1]

- 腐敗や変敗を引き起こす微生物を抑える保存料や日持ち向上剤は，食品の日持ちを長くする．これは食品廃棄（食品ロス）を減らすことにつながる．
- 食品リサイクル法が施行された現在でも約2,400万トンの食品が1年間に捨てられて

### Column 「無添加プレミアム」という見えない負担

　コンビニエンスストアの弁当などには，「30℃保管で72時間以内は一般生菌数$10^5$ cfu/g未満」（cfuはコロニー形成単位）というようなきわめて厳しい基準が弁当製造業者に課されることがある．加えて，コンビニエンスストアでは店頭在庫時間をできるだけ短縮したり，物流時に温度管理などの徹底的な品質管理を行って，保存料不使用の商品が提供されている．

　しかし，それらの改善に要したコストや，日持ち向上剤やpH調整剤に変更したことによるコストアップ分の経費は，消費者が自覚しないうちに「無添加プレミアム」として負担しているのではないか．

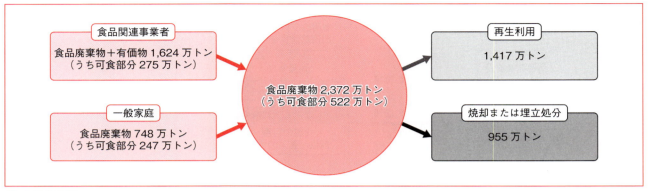

❹ 食品廃棄量
（環境省．食品廃棄物等の利用状況等（令和2年度推計）〈概念図〉．https://www.env.go.jp/content/000140159.pdf を参考に作成）

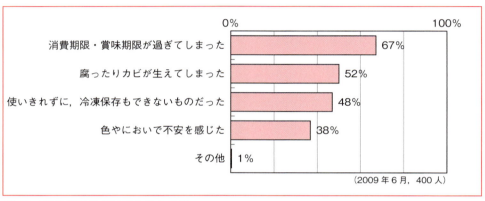

❺ 食べ物を捨てるのはどんなとき？
（株式会社アミタ持続可能経済研究所調べ）

おり，その約3割が家庭からのごみ（可食部分）である（❹）．
- 食品を捨てるときはどういうときか調査したところ，「消費期限，賞味期限が過ぎてしまったとき」や，「腐ったり，カビが生えてしまったとき」などが上位を占めた（❺）．
- 日持ちをよくすることで食品廃棄が削減されるので，食料資源の有効利用に食品添加物は有用であるといえる．

### 食品添加物のデメリット

- 食品添加物に関するもともとのニーズが食品工業的あるいは商業的な観点からのものであり，その利点と必要性が消費者に理解されにくい．
- 消費者のニーズは，市場に潜在する要望をくみとったもので，加工食品の豊富さや便利さに食品添加物が貢献していることは認識されない傾向がある．
- 科学的な安全性評価の表現が消費者にわかりにくいため，「漠然とした不安」を与えてしまう．
- 食品添加物は毒性があるのでは？という疑問をもつ人に，実質的な危険はないことは理解・納得されにくい．
- 食品添加物の必要性に納得しない，あるいはその安全性に信頼がおけないと思う一部の消費者に敬遠される傾向がある．

## 3 安全性評価

- 「すべてのものは毒であり，毒でないものはない．正しい服用量が毒と療法（薬）を分ける」．これは「医化学の祖」とも「毒性学の父」とも称されるパラケルスス（スイス，1493〜1541）の言葉である．ほとんどの物質が何らかの生理活性を示すことを考えれ

## ❻ 主な保存料と日持ち向上剤の急性毒性値の例

| 有効成分のタイプ | 物質名 | 添加物分類 | 天然での所在例 | 工業的製法 | 急性毒性（$LD_{50}$）* |
|---|---|---|---|---|---|
| 有機酸系 | ソルビン酸(K) | 保存料 | クラウドベリー | 化学合成 | ソルビン酸：7.5～10.5 g/kg（ラット，経口） |
| | 安息香酸(Na) | 保存料 | 各種植物 | 化学合成 | 安息香酸Na：2.1～3.5 g/kg（ラット，経口） |
| | プロピオン酸(Ca/Na) | 保存料 | 発酵食品の香気成分 | 化学合成 | プロピオン酸Ca：5.2 g/kg（ラット，経口） |
| | パラオキシ安息香酸ブチル | 保存料 | | 化学合成 | 13.2 g/kg（マウス，経口） |
| | 酢酸Na | 日持ち向上剤 | 醸造酢（酢として） | 化学合成 | 3.5 g/kg（ラット，経口） |
| アミノ酸・たんぱく系 | しらこたんぱく（プロタミン） | 保存料 | 魚類の精巣 | 魚類精巣から抽出 | ＞5 g/kg（マウス，経口） |
| | ポリリジン | 保存料 | 放線菌が産生 | 発酵 | ＞5 g/kg（マウス，経口） |
| | 卵白リゾチーム | 日持ち向上剤 | 鶏卵など | 卵白から抽出 | ＞4 g/kg（マウス・ラット，経口） |
| | グリシン | 日持ち向上剤 | アミノ酸 | 化学合成 | 6.3 g/kg（マウス，経口） |
| 参考 | 食塩(NaCl) | 食品 | 海水 | 海水から精製，岩塩 | 3 g/kg（ラット，経口），4 g/kg（マウス，経口） |

＊：値が小さいほうが毒性が強い．

---

ば，食品であれ食品添加物であれ，それが危険かどうかは摂取する量によって変わってくる．

### 毒性試験

- 食品添加物の毒性試験項目には，反復投与毒性試験（**亜急性・慢性毒性**），遺伝毒性（**変異原性**）試験，癌病（**発がん**）性試験などが含まれる[4]．本項では，比較しやすい例として，哺乳動物に大量の薬物を単回投与した際の単回投与毒性試験（急性毒性）について説明する．
- ❻にまとめた実験動物の半数致死量（$LD_{50}$）を比較すると，主な保存料と日持ち向上剤の急性毒性は，いずれも一般に安全とみなされる2 g/kg体重を超えており，たとえば保存料のソルビン酸は日持ち向上剤の酢酸ナトリウムやグリシン，あるいは食品である食塩などよりむしろ毒性が低いことがわかる[5]．
- ❻にはそれぞれの物質の天然界での所在と工業的製法も記載したが，食品添加物の多くはもともと天然界に存在しており，それらの有効性が認められ，工業的に生産することでコスト的にも実用性を得ている．

### 無毒性量（NOAEL）

- 毒性試験は毒性側からの比較であるが，安全性評価は，以下のように「毒性を示さない量」から検証されている（❼）．
- 食品安全委員会の「食品の安全性に関する用語集（第5.1版）」では，無毒性量（no-observed adverse effect level：NOAEL）は「ある物質について何段階かの異なる投与量を用いて行われた反復毒性試験，生殖発生毒性試験等の毒性試験において，有害影響が認められなかった最大投与量のこと」と定義されている*2．
- 具体的には，一つひとつの食品添加物に対して，長期の継続的摂取，世代をまたがっての摂取といった動物実験が行われ，慢性の毒性，発がん性，生殖機能や胎児に与える影響，アレルギーの原因とならないかなどが科学的に調べられる．さまざまな試験をしたなかで，「これ以下なら何も健康へのわるい影響が出ない食品添加物摂取量」である無毒性量が算出される[1]．

### 一日摂取許容量（ADI）

- 無毒性量は動物実験から算出されるため，ヒトに当てはめるために「安全係数（1/100）」を掛けて「一日摂取許容量（acceptable daily intake：ADI）」が求められる．これは，ヒトが一生食べ続けても健康への悪影響がないと認められた一日あたりの摂取量である．

---

**【用語解説】**[1]

**急性毒性**：1回または短期間の複数回投与で短期間（1日～2週間程度）に生じる毒性．

**亜急性毒性**：比較的短期間（通常1～3か月程度）の連続または反復投与によって生じる毒性．亜慢性毒性ともいう．

**慢性毒性**：長期間（通常6か月程度）の連続または反復投与によって生じる毒性．

**変異原性**：遺伝情報を担う遺伝子（DNA）や染色体に変化を与え，細胞または個体に悪影響をもたらす性質．

**癌病（発がん）性**：ある物質を生体内に摂取することによって，その影響で体内に腫瘍を発生させる，または発生を促進する毒性．

*2 かつては無作用量（NOEL）と同義語として扱われたが，WHOなどの国際機関に合わせ日本でも無毒性量を用いるようになった．

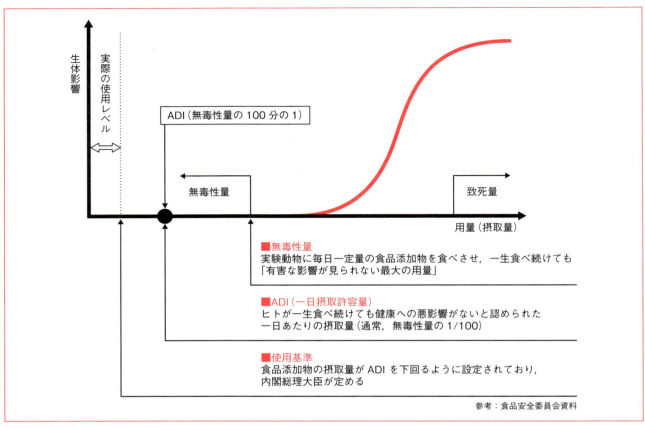

**❼ 安全性の量の概念**
(株式会社ウエノフードテクノ.「食の安全を守るために」. http://www.ueno-food.co.jp/foodsafety/より)

- 無毒性量と一日摂取許容量は科学的な「リスク評価」にも用いられる[1].

**食品添加物の使用基準**

- 一日摂取許容量をもとに,その食品添加物を使ってもよいか,使ってもよい場合にはどの食品にどれくらい使ってよいかが検討される.
- 日本人がどの食品をどれだけ食べているか,食品添加物が効果を発揮するにはどのくらいの量を添加しないといけないかを考慮して,いろいろな食品から食品添加物を摂取しても一日摂取許容量を超えないように,内閣総理大臣が使用基準を定めている[1].

**厚生労働省のモニタリング調査**

- 厚生労働省は,使用が認められた食品添加物についても,使用基準を超えて添加していないか,国民1人あたりの実際の摂取量を調査するなど,安全の確保に努めている

●MEMO●

使用基準は,食品添加物の摂取量がADIを十分下回るように設定される.たとえば保存料のソルビン酸をハムに使用するケースを例にとると,ソルビン酸のADIは25 mg/kgなので体重50 kgの人なら1.25 gとなる.使用基準上限の2.0 g/kgが使用されたハムなら625 gを食べないと,このADIには届かない.

## Column　化学的合成品と天然物偏重

　過去には,安全性に問題のある化学物質が使われたり,工業的に未熟であったことから不純物が含まれていたり,安全性評価の手法が未確立であったなどのさまざまな理由から,化学合成された食品添加物の安全性が問題になったことがある.しかし,現在では食品添加物,特に化学合成された指定添加物には規格・基準が設けられ,測定法も整備・統一され,安全性が厳密に評価され,また必要に応じて随時再評価されることにより信頼性は格段に向上している.

　人間もミクロにみれば数々の化学物質で構成されている.ほぼ純物質であり厳密に品質が管理され,安全性が証明されている化学合成品より,未知成分や多様な物質から成る天然物が,より好まれることに対し明確な根拠を見出すのは難しい.

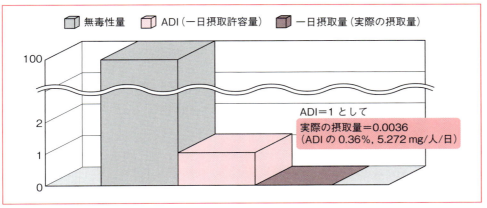

❽ ソルビン酸の実際の摂取量
（日本食品化学研究振興財団．平成24年度マーケットバスケット方式による保存料及び着色料の摂取量調査の結果について〈訂正版〉．https://www.ffcr.or.jp/upload/tenka/DI-studyH24.pdfをもとに作成）

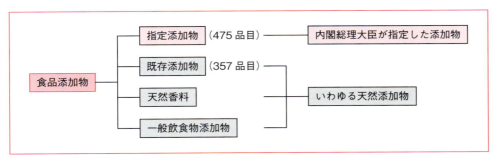

❾ 食品添加物の分類（厚生労働省より）
（指定添加物は令和5年7月26日改正，既存添加物は令和2年2月26日改正までを記載）

（❽）．また，輸入食品においても，日本の使用基準が守られているかチェックされている．

- 食品添加物の使用基準，厚生労働省のモニタリング調査のように，一日摂取許容量をもとに使用基準を設定して，その遵守状況も管理することは「リスク管理」の一部である．
- これら評価と管理との組み合わせで，食品添加物は使っても安全な量がよく調べられ，それが守られている．ちなみに，使用基準を超えて食品添加物が使用された場合は食品衛生法違反となる．
- 健康のため砂糖や塩の摂り過ぎを控えるように，化学合成品であれ天然物であれ，どんな物質でも「ゼロリスク」はありえないが，食品添加物はその安全性の検証と使用基準により，リスクがきわめて低くなるように管理されている[5]．

## 4 食品衛生法による分類と表示

### 食品添加物の分類

- 食品添加物の安全性と有用性を確認して内閣総理大臣が指定した「指定添加物」，長年使用されてきた天然添加物として品目が決められている「既存添加物」のほかに，「天然香料」や「一般飲食物添加物」に分類されている（❾）．今後新たに使われる食品添加物は，天然，合成の区別なく，すべて食品安全委員会による安全性の評価を受け，内閣総理大臣の指定を受け「指定添加物」になる[2]．
- いわゆる天然添加物（現在は既存添加物に分類）には日本でしか許可されていないものが多い．これは，日本では天然由来のほうがイメージが良いとされてきたこと，以前は食品添加物の指定は化学合成品のみが対象とされていたことなどにより，日本独特のものが開発されたためである．

●MEMO●
指定添加物の数は近年増えている．これは，諸外国では広く使用されているが日本では認可されていない食品添加物を使用した食品は輸入することができず，海外からは非関税障壁とみなされるので，安全性の評価や審査・指定が順次進められているためである．一方，既存添加物は1995年には489品目あったが，2011年には365品目に減った．これは，流通実態のないものがリストから外された（消除）ことによるもので，今後も減少はありうる

- 1995年に，天然系の食品添加物も含めて指定する制度に移行し，それまで使用されてきたいわゆる天然添加物489品目は例外的に既存添加物として使用が認められることになった．また，これまでに流通実態が確認できないものの消除が進められ，2018年7月3日改正時には既存添加物名簿収載数は455品目となっている．これらのなかにはまだ十分な安全性評価が済んでいないものもあり，現在評価が進められている．なお，アカネ色素という天然色素については発がん性が疑われたため，すみやかに使用禁止とされた[1]．

### 食品添加物の表示 [1]

- 食品衛生法第20条では，「食品，添加物，器具又は容器包装に関しては，公衆衛生に危害を及ぼすおそれがある虚偽の又は誇大な表示又は広告をしてはならない．」と規定されている．
- 具体的には，食品衛生法施行規則（昭和23年厚生省令第23号）に従い，以下の基本ルールに沿って運用されている．後述するが，具体的には食品表示基準（平成27年内閣府令第10号）に従った表示が求められる．

#### 原則は物質名による表示

- 物質名のほか，わかりやすい名称として簡略名等の使用も認められている．たとえば，L-アスコルビン酸なら「ビタミンC」「V.C」「アスコルビン酸」，ソルビン酸カリウムなら「ソルビン酸K」，ウコン色素なら「クルクミン」「ターメリック色素」「ウコン」を簡略名として使用できる．

#### 用途名を併記しなければならない場合

- 特定用途で使用した場合には，物質名に加えて用途名の併記が義務づけられている．
  例）保存料（ソルビン酸）
  　　　↑用途名　↑物質名
- 用途名の併記を要するもの：甘味料，着色料，保存料，増粘剤・安定剤・ゲル化剤または糊料，酸化防止剤，発色剤，漂白剤，防かび剤・防ばい剤．
- 主にこれらの用途で用いられる食品添加物は法令で例示されている．ただし，例示に含まれていなくても，該当する用途で使用した場合には用途名の併記が必要である．

#### 一括名による表示が認められる場合

- 複数の食品添加物を組み合わせて効果を得るのが通常の場合は，その効果を表す名称で表示するほうが合理的と考えられている．たとえば，香料は複数の食品添加物を微量ずつ組み合わせることにより，食品に豊かな香味をつける．調味料やpH調整剤として用いられるアミノ酸や有機酸も，複数のものを組み合わせて使用される．
- 一括名による表示が認められるもの：イーストフード，ガムベース，かんすい，苦味料，酵素，光沢剤，香料（または合成香料），酸味料，軟化剤（チューインガム軟化剤），調味料（アミノ酸等）等（その構成成分に応じてアミノ酸，核酸，有機酸，無機塩といった種類別を表示），豆腐用凝固剤（または凝固剤），乳化剤，pH調整剤（または水素イオン濃度調整剤），膨脹剤（膨張剤，ベーキングパウダーまたはふくらし粉）
- 一括名で表示できる食品添加物は法令で定められており，それ以外の食品添加物を一括名に含めることはできない．
- これらをふまえて，たとえば❿のように表示されている．

---

### ❿ 一括名による表示

| 名称 | 菓子パン |
|---|---|
| 原材料名 | フラワーペースト，小麦粉，砂糖，マーガリン，パン酵母，食塩，脱脂粉乳/乳化剤，保存料（ソルビン酸），V.C |

V.Cは簡略名であり，L-アスコルビン酸（ビタミンC）を表している．パン生地の性質を調整するのに使われる．保存料（ソルビン酸）は，用途名と物質名との併記．乳化剤は一括名で表示されている．油分と水分とを馴染みやすくするなどの効果がある．

---

**豆知識**

2015年4月に施行された食品表示法では，食品原料と食品添加物との間にスラッシュ（/）を入れるなどして明確に区分することが定められた．5年間の経過措置期間があるので，本項執筆時点の市販品ではまちまちであるが，徐々によりわかりやすいように統一されていくものと思われる．

**MEMO**

海外の多くの国では，食品原料と食品添加物との区別なく量の多いものから順に表示されている．この場合，食品原料と食品添加物との量の関係がわかるというメリットがある．

物質名，簡略名等はともに法令で定められていて，勝手に変えて表示することはできないんだ！

**表示が免除される場合**

- 以下の場合には，食品への表示が免除される（ただし，アレルギー物質に関する特定原材料等に由来する食品添加物は除く）．

### (1) 加工助剤

- 食品の加工の際に添加されたが，以下のいずれかに該当する場合．
  ① 最終食品として包装する前に食品から除去されるもの
  ② 食品中に通常存在する成分に変えられ，食品中に天然に存在するその成分の量を有意に増加させないもの
  ③ 最終食品中にごくわずかなレベルでしか存在せず，その食品になんら影響を及ぼさないもの

- つまり，加工に用いられるが，最終食品に残存していないか，ごくわずかしか残らず，その食品になんら影響を及ぼさないものは表示が免除される[*3]．

### (2) キャリーオーバー

- 以下のすべての条件に該当する場合．
  ① 原材料（食品添加物を含む）に対して食品添加物の使用が認められている．
  ② その量が許可されている最大量を超えていない．
  ③ 食品が原材料から持ち越される量より多量の当該食品添加物を含まない．
  ④ 持ち越された食品添加物の量が食品中で効果を発揮するのに必要な量より有意に少ない．

- 食品の原材料に使用され，その食品には使用されないもので，最終食品中には効果を発揮することができる量より少ない量しか含まれていないものは表示が免除される[*4]．ただし，着色料，調味料，香料など五感で感じる食品添加物は，原則としてキャリーオーバーを認められない．

### (3) 栄養強化目的

- ビタミン，ミネラル，アミノ酸などの栄養強化剤は，食品添加物としての表示が免除される．なお，栄養強化剤として認められる食品添加物は法令により示されている．

### (4) その他

- 表示可能面積が $30\ cm^2$ 以下の表示困難な小包装食品や，店頭でばら売りされる食品は，表示が免除される．

## 5 食品添加物の種類と用途[1)]

- 食品添加物は用途によって，以下の4つに分類される．

**食品の安全を守るもの**

- 食品の安全を守る代表的な食品添加物として，微生物による腐敗・変敗や食中毒のリスクを減らす保存料や，惣菜など保存期間の短い食品の日持ちを延長する日持ち向上剤，酸化による有害物質の生成や変色などを抑える酸化防止剤などがある．

[*3] たとえば，活性炭を砂糖製造時の脱色剤として使用した場合，濾過除去されるため，砂糖には表示が不要である．

[*4] たとえば，保存料の安息香酸を含むしょうゆでせんべいの味つけをした場合，この安息香酸は含有量が少なく，せんべいにおいては効果を発揮しないので，表示が不要である．

● MEMO ●
栄養強化剤には，ビタミンA，B，カロテンなどのビタミン類，塩化カルシウム，乳酸鉄などのミネラル類，L-アスパラギン酸ナトリウム，L-バリンなどのアミノ酸類がある．

---

### Column　缶コーヒーの表示

　缶コーヒーのうちブラックの原材料欄には，多くはコーヒー以外に香料や乳化剤が記載されている．缶コーヒーは充填後にも加熱殺菌される缶詰飲料なので，香料は加熱により低下する風味の補填・増強のため，乳化剤は油性物質の分離を防ぎ滑らかな口あたりとともに，耐熱性菌によるフラットサワー変敗（ガス膨張をともなわない酸敗）防止のために添加されている．このように，どのような特徴や品質の商品を消費者に提供するかという製品設計（商品デザイン）と製造条件および食品添加物の利用技術はきわめて密接に関係している．

### 保存料
- 加工食品中の微生物が増えるのを防ぎ，腐敗，変敗や食中毒のリスクを低減する．
- ソルビン酸，安息香酸ナトリウム，しらこたんぱく，ε-ポリリシンなど．

### 日持ち向上剤
- 惣菜，サラダなどの保存性の低い食品の短期間の腐敗，変敗を抑える．
- グリシン，酢酸ナトリウム，キトサン，リゾチームなど．

### 殺菌料
- 食品や原料の微生物または有害細菌を殺菌し，腐敗，変敗や食中毒のリスクを低減する．
- 次亜塩素酸ナトリウム，次亜塩素酸水，亜塩素酸水など．

### 防かび剤
- オレンジ，レモンなどのかんきつ類やバナナの輸送貯蔵中のカビの発生を防止する．
- イマザリル（IMZ），オルトフェニルフェノール（OPP）など．

### 酸化防止剤
- 食品中の油脂の酸化を防止したり，果実加工品や漬物などの変色や褐変を防止する．
- L-アスコルビン酸，亜硫酸ナトリウム，$dl$-$\alpha$-トコフェロールなど．

## 食品の嗜好性を向上させるもの
- 食品の嗜好性を向上させる代表的な食品添加物として，味や香りを良くする甘味料や酸味料，調味料，香料などや，食感を良くする安定剤，増粘剤など，色を良くする着色料，発色剤などがある．

### 着色料
- 食品を着色し，色調を調整する．
- 食用赤色2号，$\beta$-カロテン，ウコン色素など．

### 発色剤
- ハム・ソーセージの色調や風味を改善する．ボツリヌス菌による食中毒リスクを抑えるはたらきもある．
- 亜硝酸ナトリウム，硝酸カリウムなど．

### 漂白剤
- 加工食品の原料である食品などに含まれる好ましくない色素成分や着色物質を脱色し，色調を白くする．
- 亜硫酸ナトリウム，次亜硫酸ナトリウムなど．

### 光沢剤
- 食品の表面に光沢を与え，防湿など食品を保護する．
- ミツロウ，ラノリンなど．

### 香料
- 食品に香気を付与または増強する．

● MEMO ●
保存料に比べ日持ち向上剤は静菌効果が劣る．これは微生物の増殖を抑える効果だけではなく，静菌効果を及ぼす対象微生物の種類の広さ（静菌スペクトルという）の点でも同様である．したがって，保存料と同等の効果を求めれば必然的に日持ち向上剤の使用量（添加量）を増やすことになり，食品の風味や物性への影響も大きくなる．

---

### Column　ポストハーベスト農薬とは

収穫後の農産物に使用して，カビや害虫による被害を防止する農薬．日本ではポストハーベスト農薬を使用することは禁止されている．アメリカなどでは収穫後のかんきつ類や小麦，じゃがいもに殺虫剤，殺菌剤，除草剤などを使用することが認められている．

日本では輸入かんきつ類やバナナなどの保存性を向上させる目的で，食品添加物（防かび剤）として，IMZ，OPP，TBZ（チアベンダゾール），DP（ジフェニル），フルジオキソル，アゾキシストロンビン，ピリメタニルが使用できる．

- 酢酸エチル，バニリンなど．

### 香辛料抽出物
- 食欲を増進し，おいしさを高める．

### 甘味料
- 食品に甘味を付与する．
- アスパルテーム，アセスルファムカリウム，D-キシロース，ステビア抽出物など．

### 酸味料
- 食品に酸味の付与または酸味の調整や味の調和のために使用される．
- クエン酸，DL-リンゴ酸，フィチン酸など．

### 調味料
- 食品にうま味や塩味などを付与・増強し，また味を調和させて味覚を向上あるいは改善する．
- L-グルタミン酸ナトリウム，5′-イノシン酸二ナトリウム，L-アラニンなど．

### 苦味料
- 食品に適度の苦味を与え，おいしさを増す．
- カフェイン（抽出物），ナリンジンなど．

### 軟化剤
- チューインガムの柔軟性保持のために使用される．
- グリセリン，D-ソルビトールなど．

## 食品の製造・加工時に必要なもの

- 豆腐を固める凝固剤や，中華めん特有の食感・風味などをつくるかんすいのように，食品添加物がないと作ることができない食品がある．また，流通過程における食品の劣化を防ぐものも含まれる．

### 豆腐用凝固剤
- 大豆から作られる豆乳を固めて，豆腐を作るときに使われる．
- 塩化マグネシウム，グルコノデルタラクトン，粗製海水塩化マグネシウムなど．

### かんすい
- 中華めん特有の食感，風味，色調を作りだすアルカリ剤で，ワンタンの皮などにも使われる．
- 炭酸ナトリウム，ポリリン酸ナトリウムなど．

### 酵 素
- 生体細胞によって生産されるたんぱく質で，一般の化学反応とは異なり，特定の物質に温和な条件で反応を行い，目的の物質を製造するために使用される．
- α-アミラーゼ，リゾチームなど．

### pH調整剤
- 食品のpHを適切な範囲に調整し，食品の変質，変色を防止したり，他の食品添加物の効果を向上させる．
- フマル酸，リン酸，イタコン酸など．

### 乳化剤
- 食品の乳化，分散，浸透，気泡，消泡，洗浄などの目的で使用される．
- グリセリン脂肪酸エステル，ショ糖脂肪酸エステル，植物レシチンなど．

### 増粘剤，安定剤，ゲル化剤，糊料
- 食品に滑らかな感じや，粘り気を与え，分離を防止し，安定性を向上させる．
- アルギン酸ナトリウム，メチルセルロース，アラビアガム，キサンタンガムなど．

### 膨張剤
- パン，菓子などの生地を膨張させ多孔質にし，食感を向上させる．
- グルコノデルタラクトン，炭酸水素ナトリウムなど．

### イーストフード
- パンや菓子などの製造工程で，イースト（酵母）の栄養源などの目的で使用される．
- 塩化アンモニウム，塩化マグネシウムなど．

### ガムベース
- チューインガムの咀嚼基材として使用される．
- エステルガム，グリセリン脂肪酸エステルなど．

### 製造用剤
- 食品の製造や加工の工程で使用される．
- 消泡剤，抽出溶剤，濾過剤，酸・アルカリ剤，結着剤，離型剤，グレース剤など．

## 栄養価を補填・強化するもの
- ビタミン，ミネラル，アミノ酸類などがあげられる．

### 栄養強化剤
- 栄養を強化するために使用される．
- L-アスコルビン酸，β-カロテン，d-α-トコフェロール酢酸エステル，乳酸カルシウムなど．

**引用文献**
1) 株式会社ウエノフードテクノ．「食の安全を守るために」．http://www.ueno-food.co.jp/foodsafety/
2) 一般社団法人日本食品添加物協会．http://www.jafaa.or.jp/
3) 総務省法令データ提供システム，電子政府の総合窓口．http://law.e-gov.go.jp/cgi-bin/idxsearch.cgi
4) 食品安全委員会．添加物に関する食品健康影響評価指針．http://www.fsc.go.jp/senmon/tenkabutu/index.data/tenkabutu-hyouka-shishin.pdf
5) 上野有史．保存料メーカーが説明します．ジャパンフードサイエンス 2012；51（8）：16-22．

本章の記載の多くは，一般社団法人日本食品添加物協会のウェブサイトおよび株式会社ウエノフードテクノのウェブサイト「食の安全を守るために」に依っている．両サイトとも，Q＆Aなどが充実し，参考資料の無料ダウンロードにも対応している．また，食品関係法令に関しては総務省法令データ提供システム「電子政府の総合窓口（e-Gov，イーガブ）」に最新版がすべて公開されている．さらに詳しく学習される際に活用されたい．

---

## カコモン に挑戦!!

### ◆ 第30回-58
**食品添加物に関する記述である．正しいのはどれか．1つ選べ．**
(1) 食品添加物は，JAS法によって定義されている．
(2) 加工助剤の表示は，省略できない．
(3) キャリーオーバーの表示は，省略できない．
(4) 酸化防止の目的で使用したビタミンEの表示は，省略できない．
(5) 栄養強化の目的で使用したビタミンCの表示は，省略できない．

### ◆ 第30回-59
**食品添加物とその用途の組合せである．正しいのはどれか．1つ選べ．**
(1) オルトフェニルフェノール ——— 防カビ剤
(2) 亜硝酸ナトリウム ——— 殺菌料
(3) β-カロテン ——— 酸化防止剤
(4) ステビア抽出物 ——— 保存料
(5) 次亜塩素酸ナトリウム ——— 発色剤

---

## 解答＆解説

### ◆ 第30回-58　正解(4)
正文を提示し，解説とする．
(1) 食品添加物は，食品衛生法によって定義されている．
(2) 加工助剤の表示は，省略できる．
(3) キャリーオーバーの表示は，省略できる．
(4) ○
(5) 栄養強化の目的で使用したビタミンCの表示は，省略できる．

### ◆ 第30回-59　正解(1)
正しい組合せを提示し，解説とする．
(1) ○
(2) 亜硝酸ナトリウム ——— 発色剤
(3) β-カロテン ——— 着色料あるいは栄養強化剤
(4) ステビア抽出物 ——— 甘味料
(5) 次亜塩素酸ナトリウム ——— 殺菌料

# 第10章 食品の包装

**学習目標**
- 食品の包装に求められる機能を理解する
- 包装材料の種類と性質および包装技法を理解する
- 容器包装の衛生性・安全性の担保，環境への配慮の必要性を理解する

**要点整理**
- ✓ 食品包装の目的は，食品の品質や価値を維持することであり，保護機能，利便機能，情報機能が求められる．
- ✓ 包装材料には，食品の種類や特性などに応じて，金属，ガラス，紙，プラスチックが単独または複合化して用いられる．
- ✓ 包装技法には，微生物による品質劣化を防止するためのレトルト包装や無菌包装，酸素由来の品質劣化を防止するための真空包装，ガス置換包装，脱酸素剤封入包装，青果物の鮮度保持を目的とするCA貯蔵，MA包装などがある．
- ✓ 容器包装における衛生性と安全性の大原則は，それらによって生じる事象が人体に危害を及ぼさないように考慮することである．
- ✓ 容器包装の環境負荷を軽減するために，3R (Reduce, Reuse, Recycle) の取り組みが必要であり，法的な規制として「容器包装リサイクル法」がある．

## 1 包装の目的と必要な機能

### 包装の定義
- 日本産業規格 (JIS Z 0108) において「包装」とは，「物品の輸送，保管，取引，使用などに当たって，その価値及び状態を維持するために，適切な材料，容器などに物品を収納すること及びそれらを施す技術，又は施した状態」と定義されている．
- 包装は，以下の3つに大別される．
  ①個装：物品個々の包装であり，単位包装，一次包装ともいう．
  ②内装：包装貨物の内部の包装．
  ③外装：包装貨物の外部の包装であり，二次包装ともいう．

### 食品包装の目的と必要な機能
- 食品包装の目的は，食品の輸送，貯蔵，取引，使用などにあたって，その品質や価値を維持することである．食品用の包装材料には，人体にとって安全であり衛生的であることに加え，食品の保護機能（物理的，化学的，生物学的および人為的危害要因からの保護），利便機能（流通・販売・消費における利便性），情報機能（商品表示や訴求性など）が求められる．
- 保護機能としては，強度，ガスバリア性（気体遮断性），防湿性（水蒸気遮断性），遮光性，耐熱性，耐寒性，耐薬品性などがある．
- 利便機能としては，携帯性，易開封性，再封性，電子レンジ適性などがある．
- 情報機能としては，印刷適性などがある．
- すべての機能を満たすことは困難であるとともに，資源・エネルギーの浪費や経済的な無駄につながる．そこで，「適正包装」（省資源，省エネルギーおよび廃棄物処理性を考慮し，合理的で，かつ，公正な包装）の観点から，用途に応じて，必要な機能を

● MEMO ●
包装には，ユニバーサルデザインの考え方も取り入れられている．すべての人が，可能な限り最大限まで，特別な改造や特殊な設計をせずに利用できるように配慮された，製品や環境の設計という概念で，大きな文字や図を用いたわかりやすい表示，点字表示などがあげられる．

【用語解説】
**強度**：材料の強度には，引張強度，引裂強度，圧縮強度，曲げ強度などいろいろな指標があるので，強度の大小を論じるときは，どの強度を指しているのか明確にする必要がある．
**ガスバリア性**：酸素などの気体を遮断する能力のことであり，気体遮断性，防気性などとも表現される．ガスを透過しにくい場合，ガスバリア性が高い（または優れる）と表現する．

❶ **適正包装7原則**
① 内容物の保護または品質保護が適切であること
② 包装材料および容器が安全であること
③ 内容量が適切であり，小売の売買単位として便利であること
④ 内容物の表示または説明が適切であること
⑤ 商品以外の空間容積が，必要以上に大きくならないこと
⑥ 包装費が内容品に相当し適切であること
⑦ 省資源および廃棄処理上適当であること

選択し包装設計を行うことが重要である（❶）．

## 2　包装材料の種類と性質

- 包装材料には，金属，ガラス，紙，プラスチックが主に使用されている．それぞれの材料が単独で使用される場合と複合化して使用される場合がある．

### 金属

- 金属缶の素材であり，スチール（鉄）（ぶりき，TFS〈Tin Free Steel〉）やアルミニウムがある．TFS缶は鋼材の表面をクロムメッキしたもので，ぶりき缶のように錫イオンの溶出がないため食品との反応性が低い．
- 炭酸飲料やビールのように大気圧よりも内圧が高い陽圧缶にはアルミ缶が，お茶や野菜ジュースなどのように内圧が低い陰圧缶には，外圧による変形を防ぐためにスチール（鉄）缶が用いられる場合が多い．いずれも気体や光の透過を完全に遮断できるため，長期間にわたって酸素や光による内容物の変質を防止できる．
- アルミ箔は，きわめて高いガスバリア性と遮光性を活かし，紙やプラスチックと複合化して使用される．たとえば，後述するロングライフ牛乳用の紙容器，レトルトカレー用のラミネート袋などがあげられる．

### ガラス

- 主にビールや酒など飲料の容器（ガラスびん）に用いられる．
- 衝撃によって割れやすいという欠点があるが，完全なガスバリア性を有するため，酸化に由来する変質を防止できる．

### 紙

- 乳飲料，ジュースや酒類などの飲料用紙容器（紙パック）に用いられる．
- 賞味期間が短い牛乳の場合，内容物と紙の間にポリエチレン（PE）層が設けられたラミネート構成になっている．
- 賞味期間が長期にわたるロングライフ牛乳や酒類用の紙容器は，ガスバリア性や保香性，耐アルコール性を付与するため，アルミ箔やPET層がラミネートされている．

### プラスチック（合成樹脂）

- 包装材料には，加熱すると軟化して成形可能となり冷却すると固まる性質を有する「熱可塑性プラスチック」が用いられる．
- フィルム，パウチ（袋），ボトル，チューブなどのさまざまな種類の容器包装形態があり，樹脂の性質や用途に応じて，インフレーション成形，射出成形，押出成形，ブロー成形などの製法によって作られる．
- 包装材料として使用される代表的なプラスチックの種類と性質を❷に示す．

### 多層フィルム・多層容器

- 包装には多様な機能が要求されるため，包装用フィルムや容器は，2種類以上の材料を組み合わせて多層化することでそれらの機能を満たしている．
- フィルムの場合，2種類以上のフィルムを貼り合わせて積層した「ラミネートフィルム」，複数の材料を同時に溶融押出成形して積層した「共押出多層フィルム」がある．
- ❸に，用途別の多層フィルム・容器の材質構成例を示した．

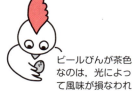
ビールびんが茶色なのは，光によって風味が損なわれないようにするためだよ！

 **豆知識**

**マイクロプラスチックの問題**：マイクロプラスチックとは，海にたどりついた使用済みプラスチックが波や太陽光（紫外線など）の作用でもろくなり断片化した5mm以下のサイズの粒子を指す．近年，マイクロプラスチックによる海洋汚染が進み，魚が餌と間違えて食べてしまうなどの問題が指摘されている．

● MEMO ●
PETボトルの内面にアモルファスカーボンをコートしてガスバリア性を高めたハイバリアボトルは，ワインや加温販売用のお茶の包装に使用されている．

# 食品の包装

## ❷ 包装材料として使用される代表的なプラスチックの種類と性質

| 名称（略号） | 分類 | 性質，特徴など | 用途 | 代表例 |
|---|---|---|---|---|
| ポリエチレン (PE) | 低密度ポリエチレン (LDPE) | ●透明で柔軟性があり，耐薬品性やヒートシール性に優れている<br>●防湿性に優れる反面，ガスバリア性や保香性が劣る | ガスバリア性が高い樹脂と複合化したラミネートフィルムのヒートシール層 | このような包装体のヒートシール層に用いられる |
| | 高密度ポリエチレン (HDPE) | ●不透明だが，強度や耐寒性に優れる | 冷凍食品の包装，米袋 | |
| ポリプロピレン (PP) | 二軸延伸ポリプロピレン (OPP) | ●透明で強度や防湿性に優れる | スナック菓子，おにぎり，冷凍食品の包装 | OPP 25μm / グラビア印刷 / 接着層 / CPP 25μm |
| | 無延伸ポリプロピレン (CPP) | ●OPPより透明性はやや劣るが，柔軟性，引き裂き強さ，ヒートシール性に優れている<br>●ポリエチレンよりも耐熱性に優れる | ボイル・レトルト食品用パウチのヒートシール層 | |
| ポリスチレン (PS) | | ●無味無臭，軽量で剛性が高いが，ガスバリア性は低い | 乳酸菌飲料やデザートの容器など | |
| | 発泡ポリスチレン（発泡スチロール） | ●内部に空気を包含するので断熱性に優れる<br>●柑橘類の皮に含まれるリモネンやベンジン，シンナーに溶解する | カップめんの容器，保温・保冷容器 | |
| ポリ塩化ビニル (PVC) | | ●柔軟性，伸縮性，透明性，自己粘着性に優れる | 業務用ラップフィルムとして，プラスチックトレイに入った精肉，魚，野菜などの生鮮食品や惣菜の包装 | トレイを覆うラップに用いられる |
| ポリ塩化ビニリデン (PVDC) | | ●透明で熱収縮性があり，ガスバリア性と防湿性に優れる<br>●耐熱性に優れ，電子レンジ適性を有する | 家庭用ラップフィルム，魚肉ソーセージの包装材料 | ソーセージの包装（ロケット包装）に用いられる |
| ナイロン (NY) | | ●ポリアミド (PA) の一種で，耐衝撃性，耐摩耗性，耐熱性，耐寒性に優れる | 和洋菓子，もち，漬物，珍味などの包装（ラミネートフィルムの基材として使用） | NY15μm / グラビア印刷 / 接着層 / EVA 60μm |
| | ナイロンポリ (NYとLDPEをラミネートしたもの) | ●ナイロンのガスバリア性および強度＋ポリエチレンのヒートシール性を活かし，真空包装などのガスバリア包装に適している | 惣菜や冷凍食品などの包装 | 単独で用いることは少なく，バリア材として他の材料と複合して用いる |
| ポリエチレンテレフタレート (PET) | | ●ポリエステルの一種で，テレフタル酸とエチレングリコールの重縮合によって得られる<br>●耐熱性，耐衝撃性，防湿性，ガスバリア性，保香性などに優れる反面，融点が高く，ヒートシール性に劣る | PETボトルとして飲料や調味料などの包装 | |
| エチレンビニルアルコール樹脂 (EVOH) | | ●ガスバリア性，保香性，透明性に優れる | 樹脂が積層されたラミネートフィルムや容器のガスバリア層<br>積層フィルム：削り節や食肉加工品の包装<br>積層容器（多層ボトル）：ケチャップやマヨネーズの包装 | 静防OPP 20μm / グラビア印刷 / 接着層 / EVOH 12μm / PE 25μm / 静防EVA 25μm<br>かつお削り節用パウチのバリア材として用いられる |

※上記のなかで単独で用いられる材料はPS，PVC，PVDC，PETくらいで，ほとんどの樹脂は他の材料と組み合わせて使用されている．

**カレー用レトルトパウチ**
- PET (12 μm)
- 延伸 NY (15 μm)
- アルミ箔 (7 μm)
- CPP (60 μm)

**冷凍食品用パウチ**
- OPP (20 μm)
- アルミ蒸着 PET (12 μm)
- LDPE (60 μm)

**切り餅 脱酸素剤封入包装**
外装
- 延伸 NY (15 μm)
- LDPE (50 μm)

内装
- OPP (20 μm)
- LDPE (30 μm)

**マヨネーズボトル**
- LDPE
- EVOH
- LDPE
- （総厚み約 200 μm）

**ロングライフ牛乳 紙容器**
- LDPE
- 紙
- 接着用 PE
- アルミ箔
- LDPE

**無菌米飯 トレー**
- PP
- EVOH
- PP
- （総厚み約 650 μm）

❸ 多層フィルム・容器の積層構成例（接着材層は非表示）

## 3　各種包装技法

### 微生物による品質劣化を防止するための包装

#### レトルト包装

- 袋や容器に充填包装した食品を，加圧加熱殺菌装置で処理することによって，内容品中の微生物を死滅させ，かつ，外部からの微生物の侵入を防いで，常温下での長期間の保存・流通を可能にする包装である．
- レトルト殺菌の条件は，食品衛生法に基づき「そのpHが4.6を超え，かつ，水分活性が0.94を超える容器包装詰加圧加熱殺菌食品にあっては，中心部の温度を120℃で4分間加熱する方法又はこれと同等以上の効力を有する方法であること」と定められている[*1]．
- 容器包装詰加圧加熱殺菌食品のうち，気密性および遮光性を有する袋や容器（アルミ箔を使用した容器等）に充填されたものを「レトルトパウチ食品」と呼び，カレーやシチューなどがある．

#### 無菌包装（アセプティック包装）

- 殺菌した食品を，殺菌済みの包装材料を用いて無菌の環境下で包装することによって，包装内の微生物数を限りなくゼロに近づけ，常温下での長期間の保存・流通を可能にする包装である．
- レトルト包装に比べ，食品本来の色，香り，味を保ったまま包装できる利点がある．主に牛乳，乳飲料，果汁飲料などの液体食品，米飯などに用いる．

#### 無菌化包装（セミアセプティック包装）

- 微生物数が少なくなるように制御して製造した食品を，クリーンルーム内などの微生物の少ない環境下で，所要のクリーン度をもった包装材料で包装し，包装内の微生物数を可能な限り少なくする包装である．
- 無菌包装よりも無菌レベルは劣るが，通常の包装よりも低温下でのシェルフライフを延長できる．主にスライスハム，スライスチーズ，惣菜，もち，米飯などに用いる．

### 酸素に由来する品質劣化を防止するための包装

- 包装内から酸素を排除することによって，酸素に由来する劣化を防止するための包装技法である．いずれも，外部からの酸素の侵入を防止するために，ガスバリア性に優れた包装材料を用いる必要がある．

[*1] これは，耐熱性の高い芽胞を形成するボツリヌス菌を流通過程や保存中に増殖させないために必要な条件である．

### 真空包装

- 食品の充填時に袋や容器から空気を吸引排気して密封し，主に酸素による変質などを防止することを目的とする包装である．食肉加工品や惣菜などの包装に広く用いられている．
- 好気性の細菌やカビの生育を抑える効果もある反面，長期間の保存中にボツリヌス菌など嫌気性細菌の生育が助長されるおそれがある．真空包装の品質保持効果を過信せず，表示にある保存条件を順守し，賞味期間内に消費することが肝要である．

### ガス置換包装

- ガス充填包装ともいう．食品の充填時に袋や容器から空気を排除し，窒素や二酸化炭素（炭酸ガス）のような不活性ガスで置換して密封する包装である．酸化劣化や好気性微生物による変質などを防止することができる．
- 真空包装のように内容物を圧迫しない長所があり，スライスハム，ウインナーソーセージなどの食肉加工品，ポテトチップス，削り節などの包装に用いられている．

### 脱酸素剤封入包装

- 袋や容器内に脱酸素剤を入れて密封する包装である．脱酸素剤には，鉄の酸化反応を利用した無機系脱酸素剤と，レダクトン，糖，カテコールなどを反応基材とした有機系脱酸素剤がある．金属探知機を通したり，電子レンジ加熱を行う場合は有機系脱酸素剤を用いる．
- カステラやパンなど内部に空気を包含した食品に好適な包装である．包装時に脱酸素剤を封入するだけで専用の包装機を導入しなくてもよいという長所もある．

### 青果物の鮮度を保持するための包装

- 青果物は収穫後も生きて呼吸をしている．水分と栄養分の供給がない中で，水分の蒸散と呼吸作用による成分の分解による鮮度低下が急速に進行する．
- 青果物の鮮度を維持するためには呼吸の抑制が重要であり，「低温で貯蔵すること」と「環境ガス組成を低酸素かつ高二酸化炭素の濃度条件にすること」が効果的である．

### CA貯蔵 (controlled atmosphere storage)

- CA貯蔵庫を用いて，環境条件を低温（0～5℃），高湿度（90％以上），低酸素（2～10％）かつ高二酸化炭素（2～10％）の状態に保つ貯蔵法である．青果物の種類や特性に応じて最適な条件を設定する必要がある．
- 代表的な例として，りんごのCA貯蔵があり，ふじの場合は庫内の空気組成を酸素1.8～2.5％，二酸化炭素1.5～2.5％に調整して貯蔵されている．

### MA包装 (modified atmosphere package)

- 包装材料の気体透過性を利用して，外部からの酸素の取り入れと二酸化炭素の排出の量をコントロールすることで，低酸素かつ高二酸化炭素の状態を作り出し，鮮度を保つ包装である．
- 低密度ポリエチレンやポリプロピレンのほか，微細孔あきフィルムなどが用いられている．また，青果物が生成するエチレンガスを吸収するゼオライトなどの無機多孔質材料を練りこんだ鮮度保持フィルムも使用されている．

## 4 器具・容器包装[*2]の衛生性と安全性

### 器具・容器包装とは

- 器具・容器包装における「容器包装」は，包装において食品と直接接触しているものを指し，びん，缶，プラスチックパウチ（袋），トレー，ラップフィルムなどのいわゆる包装材料が該当する．
- 「器具」は，食品に直接触れるもので容器包装以外のものを指し，はし，皿，しゃもじ，手袋，鍋，ポットなどがあげられる．

---

● MEMO ●
真空包装は食品の品質保持に非常に有効である一方で，衛生管理や温度管理の不備によって嫌気性食中毒細菌の増殖を助長するリスクがある．真空包装された食品の食中毒事件として，1984年に起こった辛子れんこんのボツリヌス中毒事件があげられる．微量のボツリヌス菌に汚染された内容物が真空包装され，長期間の常温保存中に本菌の増殖と毒化が進んで生じたものと推定されている．

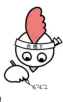

ガス置換包装で細菌の増殖を抑制する効果（静菌効果）を強化したい場合は，窒素だけではなく二酸化炭素を併用するんだよ！

CA貯蔵は，色の保持，果肉硬度の保持，追熟の抑制，発芽の抑制などの効果があるよ！

[*2] 食品衛生法では，包装材料について「器具・容器包装」の用語が使用されているので，本項ではそれを用いる．

● MEMO ●
器具・容器包装における容器包装の材料には熱可塑性プラスチックが用いられるが，はし，皿，椀などの器具（食器）には，メラミン樹脂など，加熱によって不可逆的に硬化する熱硬化性プラスチックが用いられる．

### 衛生性と安全性に関する法規制

- 器具・容器包装における衛生性と安全性の大原則は、いかなる場合においても器具・容器包装によって生じる事象が人体に危害を及ぼさないように考慮することである.
- 器具・容器包装を食品に使用した場合の衛生上の危害を防止するため、食品衛生法では、営業上使用する器具・容器包装は清潔で衛生的であること（第15条）、有害有毒な器具・容器包装の販売などの禁止（第16条）、器具・容器包装の規格基準の制定（第18条）を掲げている.
- 食品衛生法第18条に基づく器具・容器包装の規格基準は、「食品、添加物等の規格基準」（厚生省告示第370号）に設けられており、①すべてに適用される一般規格、②材質ごとに適用される材質別規格、③安全性に関して配慮が必要な使用用途ごとに適用される用途別規格、④製造基準がある.
- 「食品、添加物等の規格基準」における器具・容器包装の材質は、①ガラス等、②合成樹脂（プラスチック）、③ゴム、④金属缶に大別される. そのうち、合成樹脂製のものについては、すべての合成樹脂に適用される一般規格に加え、必要に応じて、個別の合成樹脂ごとに規格が設定されている.
- 乳及び乳製品に使用する器具・容器包装については、「乳及び乳製品の成分規格等に関する省令（乳等省令）」（厚生省令第52号）において当該用途に求められる規格基準が定められている.

### ポジティブリスト制度

- 2020年に施行された「食品衛生法等の一部を改正する法律」により、食品用器具・容器包装について、安全性が確認された物質のみを使用可能とするポジティブリスト（PL）制度が導入された. 合成樹脂製容器包装の原材料については、ポジティブリストに収載された物質以外の使用は原則として認められていない.

## 5　容器包装*3の環境配慮

### 3Rの推進による循環型社会の構築

- 3Rとは、持続可能な循環型社会を目指すためのキーワードであり、以下の3つの「R」を指す.

  Reduce（リデュース）：ごみを減らす＝発生抑制
  Reuse（リユース）：何度も繰り返し使う＝再使用
  Recycle（リサイクル）：使えなくなったものは資源に戻す＝再資源化

- 食品包装におけるReduceの例としては、牛乳びんやPETボトルの軽量化があり、Reuseの代表例では、ガラスびん（リターナブルびん）の洗浄による繰り返し使用がある.

### 容器包装リサイクル法

- 容器包装リサイクル法（以下、容リ法）は、3Rによる一般廃棄物排出量の削減と再生利用を目的に、1997（平成9）年から施行された法律である.
- 家庭などから一般廃棄物として排出される容器包装廃棄物について、消費者は排出抑制と分別排出、市町村は分別収集、事業者はリサイクル（再商品化）という役割分担が明確化され、社会全体として取り組む体制になっている.

#### 容リ法の対象となる容器包装

- 容リ法における「容器包装」とは、商品を入れる「容器」および商品を包む「包装」であり、商品を消費したり商品と分離した場合に不要となるものを指す.
- 容リ法の分別収集の対象となる容器包装は、①ガラスびん、②PETボトル、③紙製容器包装、④プラスチック製容器包装、⑤アルミ缶、⑥スチール缶、⑦紙パック、⑧段ボールである.

---

● MEMO ●

**合成樹脂製の器具・容器包装における一般規格と個別規格**：一般規格では、所定の材質試験においてカドミウムと鉛がそれぞれ100 μg/g以下であり、溶出試験において重金属の量が鉛として1 μg/mL以下、過マンガン酸カリウム消費量が10 μg/mL以下でなければならない. 個別規格としては、たとえばPETの場合、ゲルマニウム（0.1 μg/mL以下）とアンチモン（0.05 μg/mL以下）の溶出量が規定されている.

 豆知識

**プラスチック資源循環促進法**：2022年に施行されたプラスチックの資源循環への取り組みを求める法律で、3R＋Renewable（リニューアブル）を基本原則とする. リニューアブルとは、再生素材や再生可能資源（紙・バイオマスプラスチックなど）への適切な切り替えを指している.

*3 容器包装リサイクル法では、包装材料について「容器包装」の用語が使用されているので、本項ではそれを用いる.

 豆知識

PVCやPVDCのような塩素を含む素材は焼却時にダイオキシンを発生する可能性が指摘されていたが、ゴミの焼却施設と焼却条件の適正化により、現在は800℃以上の高温で焼却が行われ、ダイオキシンはほとんど発生しないことがわかっている.

| プラスチック製容器包装 | 紙製容器包装 | 飲料・酒類・特定調味料用のPETボトル | 飲料用スチール缶 | 飲料用アルミ缶 |
|---|---|---|---|---|
| 飲料・酒類・特定調味料のPETボトルを除く | 飲料用紙パック（アルミ不使用のもの）と段ボール製のものを除く | | | |

❹ 容器包装の識別マーク
（資源有効利用促進法の識別表示より）

### 再商品化義務
- 容リ法の対象となる容器包装のなかで，分別収集とともに再商品化義務のある素材は，①ガラスびん，②PETボトル，③紙製容器包装（段ボールを主とするものとアルミ不使用の飲料容器を除く），④プラスチック製容器包装である．
- ⑤アルミ缶，⑥スチール缶，⑦紙パック（アルミ不使用），⑧段ボールは，分別収集の対象ではあるが，すでに市場経済において有価で取り引きされており，円滑なリサイクルが行われているため，再商品化義務の対象にはなっていない．

### 材質の識別表示
- 容リ法に基づくリサイクルが円滑に行われるためには，消費者が容易に分別排出できるようにする必要がある．
- そこで，資源有効利用促進法に基づき，プラスチック製容器包装，紙製容器包装，飲料・酒類・特定調味料用PETボトル，飲料・酒類用スチール缶，飲料・酒類用アルミ缶には，材質を示すための識別表示が義務づけられている（❹）．

**参考文献**
- JIS Z 0108：2012包装—用語．日本工業規格．
- （公社）日本包装技術協会編．包装…知っとく知識．（公社）日本包装技術協会；2012．
- （社）日本包装技術協会編．包装…？知ってなっ得．（社）日本包装技術協会；2002．

## カコモン に挑戦!!

### ◆ 第29回-71
かつお節の削り節を品質良く長期間保存するための包装に関する記述である．正しいのはどれか．1つ選べ．
(1) 水蒸気が容易に透過する包装容器を使用する．
(2) 空気が容易に透過する包装容器を使用する．
(3) 密閉しない包装を行う．
(4) 包装容器に窒素を充填する．
(5) 包装容器に酸素を充填する．

### ◆ 第34回-63
食品の容器・包装に関する記述である．最も適当なのはどれか．1つ選べ．
(1) ガラスは，プラスチックに比べて化学的安定性が低い．
(2) 生分解プラスチックは，微生物によって分解されない．
(3) ラミネート包材は，単一の素材から作られる．
(4) 無菌充填包装では，包装後の加熱殺菌は不要である．
(5) 真空包装は，嫌気性微生物の生育を阻止する．

## 解答＆解説

### ◆ 第29回-71　正解(4)
正文を提示し，解説とする．
(1) 水蒸気が透過しにくい包装容器を使用する．
(2) 空気が透過しにくい包装容器を使用する．
(3) 密閉した包装を行う．
(4) ○
(5) 包装容器に窒素を充填する．

### ◆ 第34回-63　正解(4)
正文を提示し，解説とする．
(1) ガラスは，プラスチックに比べて化学的安定性が高い．
(2) 生分解プラスチックは，微生物によって分解される．
(3) ラミネート包材は，複数の素材から作られる．
(4) ○
(5) 真空包装は，好気性微生物の生育を阻止する．

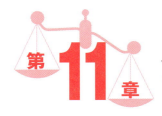

# 第11章 食品衛生管理

- 衛生管理の重要性を理解する
- コーデックス「食品衛生の一般原則」「管理運営基準」「改正食品衛生法」「前提条件プログラム」を理解する
- 施設設備や従業員に対する衛生管理の重点ポイントについて学ぶ
- 洗浄剤，殺菌剤の役割とその種類について学ぶ
- HACCPシステムとは何かを理解し，HACCPに基づく衛生管理手法について学ぶ
- 各種FSMSの種類，要求事項の違い，認証制度の概要について学ぶ
- 衛生検査の意義と役割について学ぶ
- 給食調理での衛生管理（大量調理施設衛生管理マニュアル），家庭での衛生管理，企業における品質管理と品質保証について学ぶ

- 前提条件プログラム（PRP）を確立し実行することが衛生管理の基本である．
- PRP確立のための原則，基準，マニュアルなどがあるが，自組織に沿うPRP構築が重要である．
- 洗浄剤，殺菌剤の特性や有効性を理解し，適切に洗浄・殺菌操作を行う必要がある．
- HACCPは「ハサップ」といい，危害分析重要管理点監視方式と訳す．
- HACCPシステム構築で最も重要な作業は危害分析（HA）である．
- HACCPシステム構築のために「7原則12手順」がある．
- 食品安全マネジメントシステム（FSMS）はHACCPと組織の両者をPDCAサイクルで動かし機能させるよう構成されている．
- 衛生検査は食品および環境（施設，設備，機械，器具，水，空気など），従事者，糞便などを対象に行い，その結果は事故の予防だけでなく事故の原因究明にも活用される．
- 大量調理施設衛生管理マニュアルはHACCPの概念に基づき調理過程における重要管理事項を示したもので，同一メニューを1回300食以上または1日750食以上を提供する調理施設に適用される．
- 食中毒の予防3原則は「付けない」「増やさない」「殺す（やっつける）」である．
- ノロウイルス食中毒の予防4原則は「持ち込まない」「拡げない」「加熱する」「付けない」である．
- 品質保証には5つの基本原則があり全組織的な活動である．「品質管理」は「品質保証」の一部である．

## 1 衛生管理の重要性

### 1 食品衛生管理の重要性

- 食品に求められる品質には「当たり前の品質」と「魅力的品質」がある．「当たり前の品質」とは「安全」であり，「魅力的品質」とは「おいしさや機能性」などである．
- 免疫力が低い幼児，老人などを含む不特定多数の消費者に喫食される食品は「安全」が最優先されるべきで，それは「当たり前」のことである．しかし，過去に発生した食中毒事件では幼児や老人が被害者となる痛ましい事例もあり，当該食品を製造販売する企業も倒産に追い込まれているなど，「当たり前」である前提が崩れた代償は非常に大きなものとなる．

食品が「安全」なのは「当たり前」だけど，そのために衛生管理が日々細心の配慮で行われているんだ！

## 1 衛生管理の重要性

- これらの事件の原因は，使用する原料の品質の劣化，加工手順の不備・未熟，加工装置の保守点検不足やその技術不足など，食品衛生管理手順の不備に起因している．たとえば，原材料が有害微生物に汚染されていることを経験上承知していたが，洗浄・殺菌工程の手順があいまいだったり，製造量の増加にともない遵守されなかったりして，有害微生物が食品に移行して食中毒を発生させた事例もある．
- これらの事件から学ぶべきことは，食品衛生管理は決して特殊で専門的なものではなく，「当たり前のこと」を日々確実に実行することである．

## 2 食品衛生管理の基本

- 「当たり前の品質」を実現するためには食品衛生管理に関する各種手順を「適正に作り，確実に運用する」ことが基本である．

### 手順を適正に作る

- 「手順を適正に作る」とは，国の法律や地方自治体の条例，業界団体のガイドラインや規範，コーデックス（Codex）「食品衛生の一般原則」，ISO/TS22002-1，他組織の手順などをそのまま引用することではない．そのようなことを行うと自分たちの製造現場と乖離した手順となり，製造担当者が遵守できない．
- コーデックス「食品衛生の一般原則」やISO/TS22002-1などに記載されている要求事項が「自分たちの製造現場では実施されているか？」と問いかけ，もし，実施されているのであれば，現状の手順を文書化することにより，現場に適合したものになる．
- この作業を原料受入れから製品出荷に至るまで丹念に行い，不足している要求事項だけを新たに補完することで現場に適した手順となり，製造担当者の遵守も容易である．

### 手順を正しく運用する

- 「手順を確実に運用する」とは，科学的根拠や蓄積した経験や知識に基づいて運用することである．
- たとえば，全ての製造担当者が決められた手順に従って作業を行うことである[*1]．
- また，殺菌や保管温度の測定用温度計を，国家検定に合格した標準温度計で，定期的（1回/年以上）に校正することや，洗浄効果をATP拭き取り検査で定量的に検証すること，次亜塩素酸ナトリウムの残留塩素濃度を測定器または試験紙などで検証することである．

## 3 食品衛生管理とHACCPシステム

- 食品衛生管理を体系的に実践するしくみとしてHACCPシステム[*2]がある．これは前提条件プログラムとHACCPプランから構成され，日本には1997（平成9）年ごろから導入されている．
- HACCPシステムは，原料・資材の生産工程から，加工・使用，流通販売，消費に至るフードチェーンの各段階で導入が可能であり，それぞれの段階に存在する生物的危害，化学的危害，物理的危害およびアレルギー物質を事前に特定し，その発生頻度や重篤性を考慮し評価して，前提条件プログラムやHACCPプランにより管理するしくみである．
- 2021（令和3）年10月1日現在の食品製造業におけるHACCPに沿った衛生管理の導入状況を「すべて又は一部の工場・工程（ライン）で導入している」とする事業所は61.9％で，前年度と比べ19.2ポイント増加した[*3]．また，「導入途中の工場がある」は5.2％，「今後導入予定」は32.8％となった．

#### 参考文献
- 厚生労働省．食品衛生管理の国際標準化に関する検討会　最終とりまとめ．
- 農林水産省．令和3年度 食品製造業におけるHACCPに沿った衛生管理の導入状況実態調査．

---

[*1] 以下の活動が重要となる．
ア．製造担当者に手順を定期的（例：1回/年以上）に教育する．
イ．定期的（例：1回/月以上）な観察により製造担当者の手順の遵守状況を確認する．
ウ．製造ロットごとの各種記録を責任者が確認するとともに，製品検査結果により手順の遵守状態を保証する．

● MEMO ●
次亜塩素酸ナトリウムを調合する際の留意点：原液を，取扱い説明書通りに調合しても，開封後の経過時間によって有効塩素濃度が変化することがある．開封後長期間放置された原液を使って調合するときには，必ず有効塩素濃度を測定する必要がある．保管時はしっかり密栓し，光の当たらない場所に置くとよい．

[*2] HACCPシステムについては，本章「8 PRPとHACCPによる衛生管理」(p.138)を参照．

[*3] これを事業所の年間の食品販売金額規模別にみると，10億円以上の事業所では9割以上が「すべて又は一部の工場・工程（ライン）で導入している」であるのに対し，5,000万円未満の事業所では約5割となっており，食品の販売金額規模が大きくなるほど割合は上昇している．

## 2 食品衛生の一般原則

### 1 コーデックス「食品衛生の一般原則」とは

- コーデックス「食品衛生の一般原則」(以下，一般原則)は，1997年にコーデックス委員会により食品衛生管理の基本原則として刊行された．最新改定は2020年に行われ，Chapter1「適正衛生規範」には❶のSection1～9までの要求事項があるほか，HACCPシステム構築手順が解説されたChapter2「ハザード分析及び重要管理点(HACCP)システムとその適用のための指針」(以下　Chapter2の「指針」)も含まれている．
- Chapter1「適正衛生規範」は食品安全マネジメントシステムの国際標準であるISO22000，FSSC22000，SQF2000などの前提条件プログラム[*4]や国内の「HACCPの制度化」で食品衛生管理手順の参考とされている．

[*4] 前提条件プログラムについては，本章「4 一般的衛生管理(PRP)」(p.130)を参照.

### 2 Chapter1を前提条件プログラムとして引用する際の注意点

- 多くの食品安全マネジメントシステムやHACCPシステムの前提条件プログラムの設定では，Chapter1「適正衛生規範」のSection1～9を参考としている．ただし，以下の注意点がある．
  ①Chapter1「適正衛生規範」に記載されている要求事項は，多くの生産現場および製造現場に共通する食品衛生管理項目であり，これに従うことでも食品衛生管理体制を強化することが可能である．
  ②しかし，それだけでは各現場固有の問題点を解決することは困難である．
  ③そこで，Chapter2の「指針」にある7原則12手順を用いて「危害要因抽出と評価」を行い，各現場固有の危害要因を見つけ出し，重要性に応じてHACCPプランの作成や前提条件プログラムの補完により食品衛生管理体制がいっそう強化される．
- 大切なことは7原則12手順の本来の目的である「重要管理点(CCP)を見つけ出し徹底した管理を行う」ことだけではなく，CCP以外の食品衛生管理に影響の大きな危害要因を見つけ出し前提条件プログラムで管理を徹底することである．これを行わないとHACCPシステムを導入しても重大な事故を発生させる可能性がある．

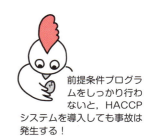

前提条件プログラムをしっかり行わないと，HACCPシステムを導入しても事故は発生する！

### 3 Chapter2の「指針」の「7原則12手順」

- Chapter2の「指針」にはHACCPシステム構築の国際標準となる「7原則12手順」が提示されている[*5]．
- この手順は，国内・国外で普及しているHACCPシステムや食品安全マネジメントシステムのほとんどに採用されているほか，アメリカの食品安全強化法(FSMA)でも，この手順に準じた危害要因分析を行い，その結果に従った各種管理プログラム(プロセ

[*5]「7原則12手順」については，本章「8 PRPとHACCPによる衛生管理」の❶ (p.140)を参照．

**❶ コーデックス「食品衛生の一般原則」の要求事項**

| Section 1 | 序章及び食品ハザードのコントロール |
|---|---|
| Section 2 | 一次生産 |
| Section 3 | 施設：設備および機械器具のデザイン |
| Section 4 | トレーニングおよび力量 |
| Section 5 | 施設のメンテナンス，洗浄・消毒及びペストコントロール |
| Section 6 | 従業員衛生 |
| Section 7 | 食品等の取扱い |
| Section 8 | 製品の情報および消費者の意識 |
| Section 9 | 輸送 |

ス管理，アレルゲン管理，衛生管理，サプライチェーン管理）の作成が要求されている．

**参考文献**
・豊福 肇翻訳ほか．Codex 食品衛生の一般原則2020―対訳と解説―．日本食品衛生協会；2021．

# 3 「HACCP制度化」に向けた関連法の変化

## 1 コーデックス「食品衛生の一般原則」と食品衛生法の関係

- 2003（平成15）年の食品衛生法の改正を契機として，コーデックス「食品衛生の一般原則」の内容などを参考に策定され，食品衛生法第50条第2項にある「都道府県，指定都市及び中核市が営業施設の衛生管理上講ずべき措置を条例で定める場合」の技術的助言として，2004（平成16）年2月27日付厚生労働省医薬食品局食品安全部長発（食安発第0227012号）の別添として各都道府県知事，保健所設置市長，特別区長宛てに通知された．
- この指針は必要時に改正が行われ，2014（平成26）年5月12日付通知では「I 危害分析・重要管理点方式（HACCPシステム）を用いる場合の基準（以下，I基準）」と「II 危害分析・重要管理点方式を用いずに衛生管理を行う場合の基準（以下，II基準）」の2通りの基準となり，HACCPシステムの制度化[*6]を視野に入れた改正が行われたが，2021（令和3）年6月1日に改正食品衛生法の完全施行に伴い廃止された．

## 2 「HACCPに沿った衛生管理」に向けた食品衛生法の改正

- 一方，食品衛生法は食品安全に対する消費者の意識変化や食品流通の国際化などに対応するため，2018年に「HACCPの制度化」も盛り込まれた改正を行った．
- この改正食品衛生法は2021年（令和3年）6月1日から完全施行され，原則すべての食品等事業者は「HACCPに沿った衛生管理」に取り組むこととなった．❷に「HACCPに沿った衛生管理」に関係する条項を示す．

[*6] 2018（平成30）年6月，食品衛生法が改正され，HACCPによる衛生管理が制度化された．すなわち，それぞれの食品等事業者が，使用する原材料や製造方法などに応じて，一般的衛生管理（前提条件プログラム）と，HACCPに基づく，あるいはHACCPの考え方を取り入れた衛生管理計画を作成し，実行することとなった．

### ❷ HACCPに沿った衛生管理

| 食品衛生法 施行規則<br>別表17（第66条の2第の第1項関係）<br>（前提条件プログラム項目） | 食品衛生法施行規則<br>別表18（第60条の2の第2項関係）<br>（7原則12手順の内の7原則） | |
|---|---|---|
| 1 食品衛生責任者等の選任 | 1 危害要因の分析 | [原則1] |
| 2 施設の衛生管理 | 2 重要管理点の決定 | [原則2] |
| 3 設備等の衛生管理 | 3 管理基準の設定 | [原則3] |
| 4 使用水等の管理 | 4 モニタリング方法の設定 | [原則4] |
| 5 ねずみ及び昆虫対策 | 5 改善措置の設定 | [原則5] |
| 6 廃棄物及び排水の取扱い | 6 検証方法の設定 | [原則6] |
| 7 食品又は添加物を取り扱う者の衛生管理 | 7 記録の作成 | [原則7] |
| 8 検食の実施 | 8 令第34条の2に規定する営業者（小規模な営業者等） | |
| 9 情報の提供 | | |
| 10 回収・廃棄 | | |
| 11 運搬 | | |
| 12 販売 | | |
| 13 教育訓練 | | |
| 14 その他 | | |

**参考文献**
- 厚生労働省．食品等事業者が実施すべき管理運営基準に関する指針（ガイドライン）．
  食安発0512第6号．平成26年5月12日．
  食安発1014第1号．平成26年10月14日．
  生食発0601第7号．令和3年6月1日．
- 食品衛生法（令和3年6月1日より平成30年改正法完全施行）．
- 食品衛生法施行規則（令和3年6月1日より改正内容完全施行）．

# 4 一般的衛生管理（PRP[*7]）

[*7] PRP：prerequisite programme. PPまたはPRPsと表示されることもある．「一般的衛生管理プログラム」とも呼ばれる．

## 1 前提条件プログラムの重要性

- 前提条件プログラムはHACCPシステムの根幹となる食品衛生管理プログラムである．
- HACCPシステム導入後の食品工場でも出荷停止，回収事故が発生する場合があり，これらの原因はHACCPプランではなく，前提条件プログラムで管理されるべき危害要因で多発している．
- このように，食品安全を確立するにはHACCPプランだけでは十分ではなく，前提条件プログラムやそれに関連する製造作業手順を正しく確立し，従業員に徹底した教育・訓練を行い遵守させる必要がある．

## 2 前提条件プログラムを適正かつ省力的に作成するには

- 食品加工・販売等の営業許可を有する食品工場では，食品衛生管理上で必要な管理手順を文書化しているか否かの違いがあっても十分実践されている．
- そのような食品工場では自工場の管理に起因した苦情がまれであれば一定の食品衛生管理レベルにあると考え，現在実施している手順をコーデックス「食品衛生の一般原則」などの要求事項と照合して不足分のみを補完することが，その施設設備，製造食品の特性，従業員の力量などに適合し，かつ，省力的な前提条件プログラムの作り方である．
- 作成された前提条件プログラムは文書化することが望ましい．

## 3 前提条件プログラムの比較

- 前提条件プログラムは食品安全マネジメントシステム（FSMS[*8]）の種類により項目が異なる．その事例を❸に示す．
- 前提条件プログラムの項目の違いはFSMS構築の難易度に関係し，北海道HACCPのような地域HACCP認証制は中小零細食品関連企業が導入しやすい．地域HACCPを導入後に，上位規格であるISO22000やFSSC22000に挑戦することを推奨する．

[*8] FSMSについては，本章「9 FSMS（ISO22000/FSSC22000/国際認証・地域認証）」(p.141)を参照．

**参考文献**
- ISO/TS22002-1：2009技術仕様書．
- 豊福 肇翻訳ほか．Codex食品衛生の一般原則2020—対訳と解説—．日本食品衛生協会；2021．
- 北海道HACCP評価事業評価調書．

## ❸ 各FSMSで比較した前提条件プログラム（PRP）項目

| 北海道HACCP（地域HACCP） | ISO22000：2018 | FSSC22000<br>ISO22000：2018 及び ISO/TS 22002-1 |
|---|---|---|
| ①施設設備・機械器具の衛生管理 | a) 構造物，建物の配置，及び付随したユーティリティ<br>b) 該当するゾーニング，作業区域及び従業員施設を含む構内の配置 | 4 建物の構造と配置<br>5 施設及び作業区域の配置 |
| ②施設設備・機械器具の保守点検 | e) 装置の適正性，並びに清掃・洗浄及び保守のためのアクセス可能性 | 8 装置の適切性，清掃・洗浄及び保守 |
| ⑧使用水の衛生管理 | c) 空気，水，エネルギー及びその他のユーティリティの供給 | 6 ユーティリティ 空気，水，エネルギー |
| ⑦排水及び廃棄物の衛生管理 | d) ペストコントロール，廃棄物及び汚水処理並びに支援サービス | 7 廃棄物処理 |
| ⑥食品等の衛生的取り扱い | h) 交差汚染の予防手段<br>i) 清掃・洗浄及び消毒 | 10 交差汚染の予防手段<br>11 清掃・洗浄及び殺菌・消毒 |
| ⑤そ族昆虫の防除 | d) ペストコントロール，廃棄物及び汚水処理並びに支援サービス | 12 有害生物の防除（ペストコントロール） |
| ④従業員の衛生管理 | j) 人々の衛生 | 13 要員の衛生及び従業員のための施設 |
| ⑨苦情返品対応，緊急時の対応，回収方法 | 8.4 緊急事態への準備及び対応<br>8.9.5 回収／リコール | 14 手直し<br>15 製品リコール手順 |
| ⑩自主検査 | 9 フォーマンスの評価 | 9 パフォーマンスの評価 |
| ③従業員の衛生教育 | 7.2 力量／7.3 認識 | 7.2 力量／7.3 認識 |
|  | g) 供給者の承認及び保証プロセス<br>f) 購入した資材，供給品，廃棄及び製品の取り扱い | 9 購入材料の管理（マネジメント） |
|  | k) 製品情報／消費者の認識 | 17 製品情報及び消費者の認識 |
|  | l) 必要に応じて，その他のもの | 16 倉庫保管<br>18 食品防衛，バイオビジランス（ウイルス感染防止）及びバイオテロリズム |

赤字は前提条件プログラムには含まれない項目．

# 5 施設・設備・機械・器具の管理

## 1 施設・設備・機械・器具の管理の重要性

- 食品工場の壁やドア・窓に破損や隙間があると，外部からネズミ・害虫の侵入を許し，原材料や製品を食い荒らされたり，それらに混入したりする．また，原材料や食品を冷却する冷凍機や殺菌用蒸気を供給するボイラーの故障による冷却温度，殺菌温度管理基準の逸脱が生じて品質劣化を招くおそれもある．さらに，食品に直接触れる機械・器具の洗浄や殺菌，保守・点検に不備があると，微生物汚染や物理的，化学的な異物混入が発生する．
- したがって，施設・設備・機械・器具の保守点検や洗浄・殺菌は非常に重要であり，前提条件プログラムなどで確実に管理する必要がある．たとえば装置産業型食品工場（大手乳業メーカーや飲料メーカー，製糖メーカーなど）では，施設・設備・機械・器具に関連したトラブルが多く発生する危険性が高いため，それらの衛生管理と保守・点検には莫大な資源（人員，資金，時間など）を投入している．

## 2 施設・設備・機械・器具の管理における留意点

- 施設・設備・機械・器具の管理を行う場合は以下の点について留意する必要がある．
  ①機械・器具の効果的な洗浄手順を決定するのは難しく，専門的知識を有する者（洗剤メーカーや機械・器具製造メーカー）の助言を得ることが望ましい．
  ②洗浄・殺菌効果はATP検査や微生物培養検査などで定期的に検証することが望ま

しい．
③重点的に管理する対象の施設・設備・機械・器具を選定する際には危害要因分析[*9]結果を利用するとよい．
- 施設・設備・機械・器具の保守・点検を意識した危害要因抽出は以下の点に留意する．
  ①保守・点検漏れの機械・器具を根絶する．
    危害要因抽出を行うときには，配管図面や機器配置図（常に最新版を使用する必要がある）を必ず携帯して複数名で現場確認を行う．
  ②製造・加工工程に供給される水，蒸気，温水，洗剤等のユーティリティ工程も必ず危害要因分析対象とする．
  ③危害要因分析で前提条件プログラムでの管理が決定された施設等は，確実に管理用プログラムが作成され，実施されていることを内部監査員等で確認する．
- 危害要因分析時には重要管理点（CCP）を決定するだけでなく，以下の視点で食品衛生上重要な施設・設備・機械・器具を選定し，点検計画表を作成して確実に点検を実施することを推奨する．
  ①異常を検出することが難しい．
  ②悪影響が広範囲（複数の製造ロット，など）に及ぶ．
  ③過去に重大な事故を発生した（自組織および他組織）．

### 3 保守・点検記録の重要性

- 保守・点検は点検計画表に従い実施することは重要だが，その記録を保持することもさらに重要である．
- 万が一，市場から異物混入の苦情が寄せられ，自工場の装置破損が原因だった場合，点検実施時期とその記録が存在しない場合，市場にあるすべてのロットを回収することとなる．

**参考文献**
・わたなべコンサルタントオフィス．HACCPシステム構築3日間研修資料．

## 6 従業員の衛生

- 食品の製造・加工にたずさわる従業員は，食品衛生に大きな影響を与える立場にある．そのため組織は，従業員の健康状態の把握に努め，清潔な作業服の着用や身だしなみの指導，および意識・行動に関連する教育・訓練を実施し，教育・訓練の効果を確認する必要がある．
- また組織は，従業員由来の危害を防止するために更衣室，食堂，便所といった施設を整備する必要がある．

### 1 清潔な作業服の着用や身だしなみ

- 食品の製造・加工にたずさわる従業員は，製造施設内専用の作業服，帽子，靴などを着用する．
- 通勤時，休憩時，便所使用時には，製造施設内専用の作業服などを着用しない．
- 製造施設内専用の作業服は，自宅に持ち帰り洗濯を行わない．
- 毛髪，ひげ，爪などは清潔に保ち，微生物汚染，異物混入の危険性がある装飾品（時計，指輪，付け爪，ピアス，ネックレス）などは製造・加工作業時には身に付けない（ただし，健康上，宗教上，そのほか避けられない場合は対策を講じて許可する）．

---

[*9] 危害要因分析とは，HACCPシステム構築の7原則12手順のうち，原則1でかつ手順6で行う活動のことで，具体的には危害要因リストを作成し，すべての危害要因を抽出し，重要管理点（CCP）を決定することである（本章「8 PRPとHACCPによる衛生管理」の「4 HACCPシステム構築の7原則12手順」〈p.140〉を参照）．

● MEMO ●
故障すると生産が長期間停止する装置等，特殊で高価な装置等も重点的に管理する対象となる（生産効率の低下および生産コストの上昇防止のため）．

● MEMO ●
賞味期限が長く，かつ，加工向け原料の場合には，自組織・顧客の在庫品回収と顧客が当該原料を使用して製造・加工した食品も含めて回収の対象となり，消費者や顧客に多大な迷惑と損害を与えることとなる．さらに，回収にかかる費用，損害賠償などのため当該組織の経営は危機的な状況に陥る．このように，施設・設備・機械・器具の確実な保守・点検の実施と記録の保持は食品衛生管理だけにとどまらず，組織の危機管理に直結するものであることを認識することが，経営者および従業員に求められる．

## 2　健康状態

- 国が定める感染症が疑われる場合は，従業員は上司等にすみやかに報告して指示をあおぐ必要がある．また，同居する家族の感染が疑われる場合も同様に報告することが重要である．
- 感染症ではなくても，黄疸，下痢，嘔吐，発熱や，外見でもわかる皮膚疾患や手指の化膿した傷がある場合は，従業員は上司等に報告し，食品を扱う作業から離れるなどの措置をとる必要がある．

## 3　意識・行動

- 組織は，従業員が製造・加工する食品が幼児や老人を含む不特定多数の消費者が喫食するもので「安全」が必須であることを自覚させる．
- 組織は，食品衛生に貢献させるため，従業員が行う作業の意味や重要性を自覚させる．
- 製造・加工に必要のないものは施設内に持ち込まない，持ち込ませない．
- 手洗いは食品衛生管理の初歩で，かつ，重要であることから，組織は正しい手洗いの方法（❹）を繰り返し指導する必要がある．また，始業前，用便後，鼻をかんだ後，汚染されている原料，資材を触った後には，必ず正しい手洗いを実施させる．
- 組織は，上記の点について従業員が自覚しているか，遵守しているかを，定期的に聞き取りや背後確認などの手段により確認して評価し，必要に応じて再教育・訓練を行う必要がある．

## 4　従業員の衛生に関連した施設等の整備

- 組織は，従業員に由来する危害の防止のために施設等の整備を行う必要がある．
- 製造・加工施設に入る際に，たとえば「用便，手洗い，着替え，トリミング，手洗い」などが動線上に沿って行えるよう各設備を配置することが望ましい．
- 従業員が持ち込む飲食物から製造・加工される食品への微生物的，物理的交差汚染を防止するため，従業員用食堂等の施設を備える．
- 便所，更衣室，手洗い施設は従業員の数に見合うよう設置する．
- 手洗い後の手の乾燥は，布タオルを共有することは厳禁であり，エアータオルの使用も控えることが望ましい．ペーパータオルを使用するのが理想的である．

●MEMO●
便所は個室の中に手洗い施設があるのが理想的である．そうすれば，用便後，着衣を直す前に手洗いを行うことができ，着衣の有害微生物汚染を防止することにつながる．

エアータオルの管理が不十分な場合は，有害微生物を食品工場内部に飛散させることもあるよ！

### 参考文献
- 日本規格協会編．ISO/TS22002-1：2009技術仕様書．
- 日本食品衛生協会編．【対訳版】ISO 22000：2018食品安全マネジメントシステム—フードチェーンのあらゆる組織に対する要求事項．日本食品衛生協会；2018．

# 7　洗浄・殺菌

- 自然界を含め，食品を製造する環境，設備，器具などには，通常多くの微生物が存在している．そのため，食品中の微生物を制御することは，食品の安全性を確保し，品質を維持，向上するために必要である．この食品中の微生物を制御する操作が洗浄・殺菌である（❺）．

## 1　洗浄の役割

- 食品製造環境における洗浄とは，環境，設備，器具などに存在する汚れを取り除く操

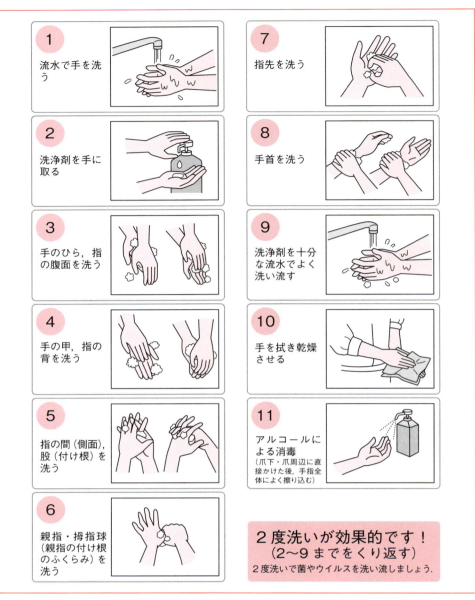

❹ 日本食品衛生協会が推奨する衛生的な手洗い
（公益社団法人日本食品衛生協会ホームページ http://www.n-shokuei.jp/ より）

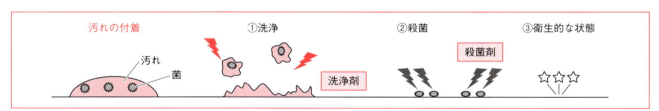

❺ 洗浄・殺菌による微生物制御

作のことである．汚れには油汚れ，でんぷん汚れなどがあり，これらは微生物の栄養となり増殖する要因となりうる．
- 洗浄操作は，水，化学力，物理力の3要素から成り立っている．水で落としきれない汚れを，化学力や物理力を組み合わせることで取り除くことができる．化学力は界面活性剤などの洗浄剤，物理力は洗浄用具などのことを指す．

### 汚れ
- 汚れは，でんぷん汚れ，たんぱく質汚れ，色素汚れ，油汚れ，金属汚れなどがある．

洗浄効果を高めるためには，汚れの種類や洗浄する対象物の材質を把握して，最適な洗浄剤を選択する必要があるよ！

## ❻ 代表的な洗浄剤の汚れの適用範囲

| 汚れの種類 | 界面活性剤 | アルカリ剤 | 有機溶剤 | キレート剤 | 酸 | 漂白剤 |
|---|---|---|---|---|---|---|
| 油脂類 | ○ | ○ | ○ | × | × | × |
| たんぱく質 | × | ○ | × | × | × | × |
| 色素 | × | × | × | × | × | ○ |
| 金属 | × | × | × | ○ | ○ | × |

○:有効,×:無効または単体では効果が得られない.

## ❼ 代表的な洗浄剤の特徴

| | 界面活性剤 | | | | アルカリ剤 | 有機溶剤 | キレート剤 | 酸[*1] |
|---|---|---|---|---|---|---|---|---|
| | 陰イオン性 | 非イオン性 | 陽イオン性 | 両性 | | | | |
| 作用 | 浸透湿潤<br>乳化<br>分散<br>再汚染防止 | 浸透湿潤<br>乳化<br>分散<br>再汚染防止 | 可溶化 | 浸透湿潤<br>乳化<br>分散<br>再汚染防止<br>可溶化 | 分解<br>分散 | 膨潤<br>溶解 | 金属封鎖 | 溶解 |
| 主な用途 | 洗浄剤(例:台所,衣類,住宅など)シャンプー | 洗浄剤(例:台所,衣類,住宅など)シャンプー | 殺菌剤<br>柔軟剤<br>リンス | シャンプー<br>殺菌剤 | 変性油や変性たんぱく質の洗浄(例:換気扇,レンジ,鍋) | 変性油の洗浄(例:換気扇,レンジ) | 石けんカス[*2]の洗浄(例:浴室,洗面所)鉄分の黄変(例:トイレ) | 石けんカス[*2]の洗浄(例:浴室,洗面所) |
| 有毒性 | 粘膜刺激性 | | | | 皮膚障害<br>吸引毒性 | 吸引毒性<br>粘膜刺激性 | ― | ― |

[*1]:キレート剤としての酸であるため,シュウ酸やクエン酸などの有機酸を指す.
[*2]:カルシウムイオンなどの金属イオンが石けんと反応してできる金属汚れを指す.

- でんぷんは水に溶けやすいが,たんぱく質や色素は洗浄剤の力を借りて水に溶けるようになる.油汚れは水に溶けにくく,有機溶剤に溶ける.カルシウム塩などの金属汚れは,酸による分解,または金属イオンを捕捉するキレート剤で取り除くことができる(❻).

### 洗浄剤

- 洗浄剤とは,物を洗う薬剤一般を指し,界面活性剤,アルカリ剤,有機溶剤,キレート剤,酸,漂白剤などがある(❼).
- 界面活性剤は,物質の表面の性質を変化させるはたらきをもち,疎水基と親水基から成る.陰イオン性,陽イオン性,両性イオン性,非イオン性に分類され,陰イオン性,非イオン性の界面活性剤は,よく洗浄剤に利用される.
- 界面活性剤には,浸透湿潤作用,乳化作用,分散作用,可溶化作用,再汚染防止作用があり,これらの作用により汚れを取り除くことができる.なかでも浸透湿潤作用は対象物や汚れを濡らしやすく,洗浄剤を染み込みやすくする.再汚染防止作用は,取り除いた汚れが再び付着するのを防ぐ.
- アルカリ剤は,油汚れを分解して石けんと,水に溶けるグリセリンに変える作用と,たんぱく質を分解してアミノ酸にする作用で汚れを落とす.また,汚れの表面の反発力を増やす分散作用により強固な汚れを落とす.ただし,金属腐食(例:アルミ)や樹脂腐食(例:ポリカーボネート)など基材損傷性があるため,使用する対象物の材質を確認する必要がある.
- 有機溶剤は,油汚れを膨潤・溶解するはたらきにより,汚れを落とす.
- キレート剤は水中に存在するカルシウムイオンなどの,2価の金属イオンを捕捉して硬水中での洗浄効果を高める.また,金属汚れから金属イオンを引き抜くはたらきにより,汚れを落とす.
- 酸は,カルシウム塩などの金属汚れと反応して塩を生成することで,汚れを落とす.

- 漂白剤は，酸化・還元作用によって，色素を分解，または汚れ自体を分解することで，色素汚れを落とす．

## 2　洗浄不足による危害

- 食品の製造環境や設備，器具の洗浄不足により，食中毒や食物アレルギーの発症事故が起こる可能性がある．食物アレルギーの原因となるのは，アレルゲン（たんぱく質）であり，微量の混入でも発症する可能性がある．
- 対策の基本は，洗浄の徹底である．必要以上に高温の水で洗浄を行うとたんぱく質が変性を起こし凝固してしまうので，40〜50℃の水で，アルカリ洗剤を使用して洗浄を行い，すすぎを十分に行うのが望ましい．

## 3　殺菌の役割

- 殺菌は，洗浄作業で取り除ききれなかった細菌やウイルスなどの微生物を除去，死滅させ，最終製品への安全性を確保する役割をもつ．また，微生物を制御することで腐敗を防止し，製品の保存性を延ばす役割も担っている．
- 殺菌方法には，大きく分けて物理的殺菌と化学的殺菌の2つがある．物理的殺菌には，高温・低温などの加熱殺菌，高圧殺菌，電磁波殺菌，プラズマ殺菌などがある．化学的殺菌には，殺菌剤などの薬剤による殺菌がある．

### 物理的殺菌

- 加熱殺菌は温度帯によって，超高温殺菌（温度：135〜140℃，殺菌時間：5秒程度），高温殺菌（温度：121℃，殺菌時間：15〜30分），低温殺菌（温度：63〜65℃，殺菌時間：30分）に分類される．超高温殺菌は主にロングライフ（LL）牛乳などの液体食品の殺菌，低温殺菌は牛乳や酒類などの殺菌に用いられる．
- 高圧殺菌は，微生物内部のたんぱく質が高圧力により変性を起こすことで微生物を死滅させる．ビタミンなどの栄養成分が分解されにくいので，フレッシュジュースなどで用いられる．
- 電磁波殺菌は，ガンマ（γ）線，エックス（X）線，紫外線，マイクロ波などがある．マイクロ波殺菌は食品中の水分や微生物内部の水分を短時間で加熱するので，比較的低い温度で殺菌が可能であり，高級食品などの殺菌で用いられる．

### 化学的殺菌

- 化学的殺菌は，液体，固体，気体，固定化殺菌剤などの薬剤による殺菌を指す．液体殺菌剤の代表的なものとして，エタノール（アルコール系），次亜塩素酸ナトリウム（塩素系），過酢酸（過酸化物），四級アンモニウム塩（界面活性剤）などがある．
- 微生物の殺菌効果を高めるためには，殺菌する微生物の種類や環境の汚染状態，設備や機械の材質を確認し，使用する殺菌剤の特性や使用条件を考慮して用いる必要がある（❽〜❿）．
- エタノールは，食品の防腐・保存剤として食品に添加したり，噴霧して環境の殺菌剤としても利用されている．また，食材を取り扱う人の手指の殺菌にも用いられている．
- 次亜塩素酸ナトリウムは，細菌だけでなくウイルスにも有効な殺菌剤として用いられる．殺菌力は強いが，有機物や金属イオンにより効果を失う．
- また，同じ塩素系殺菌剤の次亜塩素酸水は，次亜塩素酸ナトリウムと同等に使用できるとされている．
- 過酢酸は，熱に耐性のある細菌芽胞に対しても有効な殺菌剤である．清涼飲料水のPETボトルなどの容器包装材や，食品製造工場での容器や製造ラインの殺菌に用いられる．
- 四級アンモニウム塩は逆性石けんとも呼ばれ，陽イオン性界面活性剤に分類される．

---

●MEMO●
2001年5月，サルモネラ属菌の食中毒が発生した．患者数は児童生徒，幼稚園児合わせて108人，原因食品はにらともやしのごま和えであった．食品を提供した調理場では，鶏卵の撹拌に泡立て器を使用していた．この器具の洗浄・消毒が不十分であったために，器具を介して食品が細菌に汚染されてしまった．

 豆知識

免疫力が低下した入院患者などは，ヒト常在菌や環境中の常在菌などに感染する場合が多く，原因となる細菌の多くは薬剤への抵抗性をもつ耐性菌である．原因となる微生物のなかには，黄色ブドウ球菌や大腸菌といった食中毒の原因菌も含まれる．

 豆知識

「大量調理施設衛生管理マニュアル」では，野菜や果物の洗浄除菌方法が示されている．使用する殺菌剤として，「次亜塩素酸ナトリウム溶液（200 mg/Lで5分間又は100 mg/Lで10分間）又はこれと同等の効果を有する亜塩素酸水（きのこ類を除く．），亜塩素酸ナトリウム溶液（生食用野菜に限る．），過酢酸製剤，次亜塩素酸水並びに食品添加物として使用できる有機酸溶液」が推奨されている．

●MEMO●
次亜塩素酸水は酸性電解水とも呼ばれ，2002年に強酸性電解水と微酸性電解水が「次亜塩素酸水」の名称で食品添加物に指定された．また2012年には，新たに弱酸性電解水も食品添加物として認可され，現在「強酸性電解水」「弱酸性電解水」「微酸性電解水」の3種の酸性電解水が食品添加物として認可されている．

## ❽ 代表的な殺菌剤の適用範囲

|  | エタノール | 次亜塩素酸ナトリウム | 過酢酸 | 四級アンモニウム塩 |
|---|---|---|---|---|
| 食　品 | ○[*1] | ○[*2] | ○[*3] | × |
| 器　具 | ○ | ○（金属除く） | ○ | ○ |
| 設　備 | ○ | ○（金属除く） | ○ | ○ |
| 環　境 | ○ | ○ | × | ○ |
| 手　指 | ○ | × | × | ○ |

[*1]：使用基準のない食品添加物．
[*2]：食品扱いだが，添加物として使用時は一般食品添加物．
[*3]：指定食品添加物．
○：使用可能，△：注意して使用，×：使用不可．

## ❾ 代表的な殺菌剤の有害性

|  | エタノール | 次亜塩素酸ナトリウム | 過酢酸 | 四級アンモニウム塩 |
|---|---|---|---|---|
| 基材への影響など | 金属腐食性（ステンレス除く）<br>引火性 | 金属腐食性<br>漂白作用 | 金属腐食性（ステンレス除く）<br>漂白作用 | 低度の金属腐食性[*1] |
| 人体への影響 |  | 粘膜刺激性[*2] |  | 粘膜刺激性 |

[*1]：溶液との長時間接触は避ける．
[*2]：次亜塩素酸水は人体への影響に関する報告なし．

## ❿ 代表的な殺菌剤の微生物に対する有効性

|  | エタノール | 次亜塩素酸ナトリウム | 過酢酸 | 四級アンモニウム塩 |
|---|---|---|---|---|
| 細　菌 | ○ | ○ | ○ | ○ |
| 細菌芽胞 | × | ○ | ○ | × |
| ウイルス[*1] | ○ | ○ | ○ | × |
| 真　菌[*2] | ○ | ○ | ○ | △ |

[*1]：ノロウイルスを含まない．
[*2]：糸状真菌を含まない．
○：有効，△：効果が得られにくいが，高濃度の場合や時間をかければ有効となる場合がある，×：無効．

ほかに両性界面活性剤も殺菌剤として利用される．設備や環境，手指の殺菌に用いられる．

### 参考文献

- 高野光男ほか．洗浄殺菌の科学と技術．サイエンスフォーラム；2000．
- 大矢　勝．図解入門　よくわかる最新洗浄・洗剤の基本と仕組み．秀和システム；2017．
- 石けん・洗剤Q＆A（全改訂版）．日本石鹸洗剤工業会広報委員会；1994．pp.7-10，48．
- 食洗協シリーズ7．食品衛生に活躍する食器洗浄機用洗浄剤．日本食品洗浄剤衛生協会；2006．pp.28-30．
- 田中慶司．食品事業者のための食物アレルギー対策．公益社団法人日本食品衛生協会；2017．pp.53-5．
- 文部科学省．調理場における洗浄・消毒マニュアルPart 2．p.51．
- 新　太喜治ほか．滅菌・消毒ハンドブック―国際基準に基づいて．改訂3版．メディカ出版；2000．pp.2-3．
- 高麗寛紀．図解入門　よくわかる最新抗菌と殺菌の基本と仕組み．秀和システム；2012．
- 山本茂貴ほか．現場必携・微生物殺菌実用データ集．サイエンスフォーラム；2005．
- 小林寛伊．新版増補版　消毒と滅菌のガイドライン．へるす出版；2015．p.19．
- 辻　明良．感染制御のための消毒の基礎知識．ヴァンメディカル；2009．pp.11-2．
- 食品安全委員会．食品健康影響評価の結果の通知について（府食第94号，平成19年1月25日）．添加物評価書　次亜塩素酸水．2007．
- 厚生労働省．大量調理施設衛生管理マニュアル（2017年6月16日改正）．
- 厚生労働省医薬食品局食品安全部長．食品，添加物等の規格基準の一部を改正する件について（食安発 0426第1号，平成24年4月26日）．2012．
- 厚生労働省医薬・生活衛生局生活衛生・食品安全部．「大量調理施設衛生管理マニュアル」の改正について（生食発0701第5号，平成28年7月1日）．2016．

# 8 PRPとHACCPによる衛生管理

## 1 HACCP[*10]システムとは

- たとえば牛乳の製造工程には，原料生乳から出荷に至るまでに，人に害を与える可能性のある生物的（O157，黄色ブドウ球菌など），物理的（牛舎の釘，ガラス片，機械の部品など），化学的（殺菌剤，洗剤，抗菌性物質など）危害要因が存在する．
- HACCPシステムは，そういった危害要因を事前に見つけ出して分析・評価し，前提条件プログラム（PRP）やHACCPプランで除去または低減することにより安全な食品を製造するしくみである（⓫）．

## 2 PRPとHACCPプランの関係

- HACCPシステムの構成要素であるPRPとHACCPプランには以下の関係がある．
  ① 科学的根拠や蓄積した経験や知識に基づいて確立したPRPでも食品衛生管理を維持することは可能であるが，すべての危害要因を保障することは困難で，見逃されている危害要因により微生物汚染や異物混入などの事故が発生する可能性がある．
  ② HACCPシステム構築の7原則12手順に従い，精度の高い危害要因抽出と適正な評価を行い，今まで見逃されていた危害要因を見つけ出し，重要性に応じてHACCPプランによる管理やPRPの補完を実施することにより食品衛生管理体制はいっそう強化される．
- 重要なことはHACCPシステムの本来の目的である「重要管理点（CCP）を見つけ出しHACCPプランで徹底した管理を行う」ことだけではなく，CCP以外でも食品衛生に影響が大きい危害要因を見つけ出してPRPで管理することである[*11]．これを怠るとCCP以外の危害要因で重大な事故を発生させる可能性があることを認識する必要がある．

## 3 HACCPシステムの弱点とその対策

- HACCPシステム構築，運用後においても，製造・加工された食品の出荷停止や回収などが発生する場合があり，必ずしもHACCPシステムは食品衛生のしくみとして万全ではない．

[*10] HACCPは「ハサップ」と読む．Hazard Analysis and Critical Control Pointの略で，危害分析重要管理点方式と訳される．

● MEMO ●
米国食品安全強化法（FSMA）第103条では「危害の特定・分析」「危害の未然予防管理」などが要求されている．危害の特定・分析などの手順はコーデックス「食品衛生の一般原則」の付属文書と同一であるが，CCP以外の評価を受けた危害要因についても重要度に応じてプログラムの策定と実施が求められ，PRPの精度を高めることこそが事故を低減させると考えられている．

[*11] 本章「2 食品衛生の一般原則」（p.128）を参照．

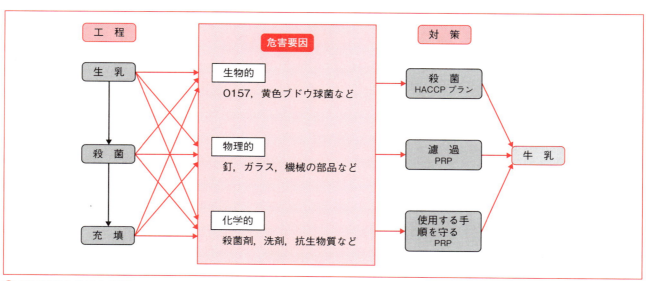

⓫ HACCPシステムの例

## 8 PRPとHACCPによる衛生管理

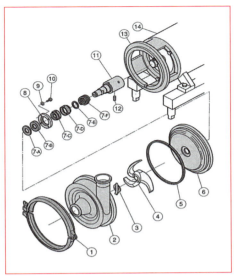

❷ 機器構成部品を意識しない場合に生じる危害要因の抽出漏れ

構成している部品はそれぞれ耐久性が異なるので，部品個々の認識と劣化時期の推測を行い，危害要因の抽出漏れがないようにする．
（岩井機械工業株式会社製品カタログより）

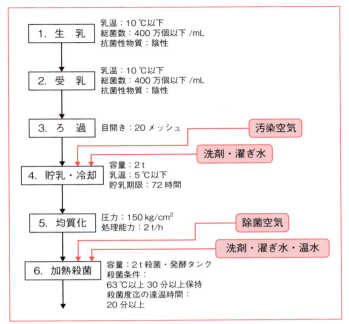

❸ ユーティリティを意識しない場合に生じる危害要因の抽出漏れ

コーデックス「食品衛生の一般原則」の付属文書にあるフローダイアグラム構築要求事項において，ユーティリティ（赤色部）については記載が求められていない．

- これらの発生原因は厳重なモニタリングや検証が行われるHACCPプランではなく，PRPにより管理されるべき危害要因で多く発生している．
- HACCPシステム導入後に発生した事故原因を詳細に分析すると，「危害要因の抽出漏れ」と「危害要因防止対策の不備」がみえてくる．

### 危害要因の抽出漏れ

- たとえば液状食品送液用のポンプ（❷）の場合，回転軸には食品に接する部品が多数あり，それぞれ材質の違いで耐久性が異なるため破損する時期も当然異なるが，危害要因を「ポンプ部品の破損による異物混入」というように一括記載する事例が多々ある．現物を十分確認し，構成されている部品個々の認識と劣化時期の推測を行い，危害要因の抽出漏れの防止を図ることが重要である．
- コーデックス（Codex）「食品衛生の一般原則」の付属文書にあるフローダイアグラム構築要求事項には，食品製造用水，洗浄水，殺菌用温水や蒸気，加圧用の除菌された空気など（以下，ユーティリティ）に関連した記載は求められていない（❸）．特に装置産業型食品工場では，ユーティリティが入り込む箇所が多く，危害要因の抽出漏れが起こる場合があり，実際にユーティリティ由来の事故が起きたケースがある．これらのユーティリティに関連した危害要因は必ず抽出する必要がある．
- フローダイアグラムには工程や段階の名称は記載されるが，それを接続する要素，たとえば❹のように「野菜の洗浄・殺菌」～「野菜の細断」～「野菜の包装」の間で使用するプラスチックコンテナやベルトコンベヤーなどの搬送用具，装置が抜けている事例も多い．

### 危害要因防止対策の不備

- コーデックス「食品衛生の一般原則」付属文書にある7原則12手順はCCPを選定することを目的としており，PRPで管理する危害要因にはふれていない．このため危害要因分析表の防止対策欄に「洗浄・殺菌作業手順書の遵守」や「定期整備点検を実施する」というように書かれていても，具体的な手順書が作られていなかったり，点検も実施されていない場合がある．

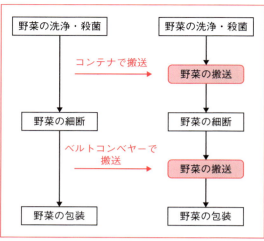

⓮ 工程のつながりを意識しない場合に生じる危害要因の抽出漏れ

フローダイアグラムには工程や段階の名称は記載されるが、それを接続する要素（赤色部）については抜けている事例が多い．

⓯ Chapter2の「指針」の「7原則12手順」

| | 手順1 | HACCPチームの編成および適用範囲の特定 |
|---|---|---|
| | 手順2 | 製品の記述 |
| | 手順3 | 意図される用途および使用者の特定 |
| | 手順4*1 | フローダイアグラムの作成 |
| | 手順5*1 | フローダイアグラムの現場確認 |
| [原則1] | 手順6*2 | 各工程に関連して発生する可能性のあるすべての潜在的ハザードをリスト化し，重要なハザードを特定するためハザード分析を行い特定されたハザードを管理する手段を検討する |
| [原則2] | 手順7 | 重要管理点（CCP）の決定 |
| [原則3] | 手順8 | 各CCPに妥当性確認をされた管理基準（CL）の設定 |
| [原則4] | 手順9 | 各CCPのためのモニタリングシステムの設定 |
| [原則5] | 手順10 | 改善措置の設定 |
| [原則6] | 手順11 | HACCPプランの妥当性確認および検証手順 |
| [原則7] | 手順12 | 文書化および記録方法の設定 |

*1：重要な作業．
*2：最も重要な作業．

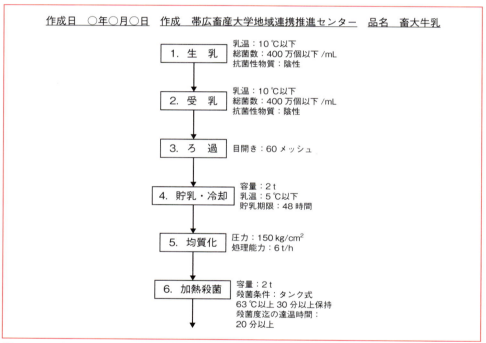

⓰ フローダイアグラムの例

- HACCPシステム構築のキーポイントは，危害要因の抽出精度と防止対策の有効性であることがわかる．

## 4　HACCPシステム構築の7原則12手順

- コーデックス「食品衛生の一般原則」の付属文書には，HACCPシステム構築の7原則12手順が記載されている（⓯）．
- このなかで最も重要な項目は，手順6・原則1の危害要因分析作業である．
- フローダイアグラム（⓰）は危害要因分析の情報として使用するため，記載されるプロセス/ステップ順は実際のプロセス/ステップと必ず一致させる必要がある．さらに，可能な限り各プロセス/ステップの管理条件などを記載して情報提供を行う．

⑰ 危害要因リストの例

| プロセス/ステップ | 予想される食品安全ハザードは何か？ | 食品から減少・排除が必要で重要なハザードか？ | 判断した根拠は何か？ | 重要と認めたハザードの管理手段は何か？ | CCP |
|---|---|---|---|---|---|
| 1. 生乳 | 生物的<br>①病原微生物の汚染<br>②腐敗微生物の汚染<br>③カビ酵母の汚染<br>④微生物毒素の生成 | ×<br>×<br>×<br>× | 後工程で殺菌可能<br>同上<br>同上<br>乳温，ブリード検査（細菌数測定）で排除可能 | | |
| | 化学的<br>①洗剤殺菌剤の混入<br>②抗生物質 | △<br>△ | 農場で混入，除去困難<br>農場で混入，除去困難 | 受入官能検査で排除<br>外部検査機関との連絡 | |
| | 物理的<br>①体毛混入<br>②飼料混入<br>③パッキン・金属片の混入 | ×<br>×<br>× | 後工程で除去可能<br>同上<br>同上 | | |
| 2. 受乳 | 生物的：なし<br>化学的：なし<br>物理的：なし | | | | |
| 3. ろ過 | 生物的<br>①病原微生物の残存<br>②腐敗微生物の残存 | ×<br>× | 洗浄手順遵守で管理可能<br>同上 | | |
| … | … | … | … | … | … |

- 危害要因リスト（⑰）は危害要因分析を行う際に使用するもので，各プロセス/ステップにある生物的，化学的，物理的危害要因を抽出評価してCCPを決定する．

**危害要因分析時の留意点**

- HACCPシステムにはCCPの対象となる危害要因が存在しない場合もある．また，分析対象のプロセス/ステップに各危害要因がない場合は必ず「なし」と記載する（⑰参照）．
- フローダイアグラムと危害要因リストのプロセス/ステップ番号は必ず一致させる．

**参考文献**
・日本貿易振興機構（ジェトロ）FSMA研修資料．2016年8月19日．

# 9 FSMS（ISO22000/FSSC22000/国際認証・地域認証）

## 1 FSMSとは

- 食品安全マネジメントシステム（FSMS）とは，経営者（トップマネジメント）がHACCPシステムの維持管理を円滑に行うための資源（施設設備，人材，資源，資金など）を効果的に提供すること，およびHACCPシステムの見直しを適宜に行うためのしくみである．
- このしくみはPDCAサイクルを活用しており，「P：トップマネジメントのコミットメント（関与）」，「D：HACCPシステム構築と運用」，「C：妥当性の確認および検証」，「A：トップマネジメントのレビュー（見直し）」の要素で構成されている．
- FSMSを効率良く運用するためには，トップマネジメントが関与するPDCAサイクルのほかに製造・加工現場がHACCPシステムの前提条件プログラムの変更，HACCPプランの変更，製造作業手順の変更やその他軽微な諸問題を迅速に実行するためのPDCAサイクルを確立することを推奨する（⑱）．
- ISO22000：2018のマネジメントレビューに関連する資料を⑲に紹介する．

FSMS：Food Safety Management System

【用語解説】
ISO22000：HACCPシステムの原則およびFAO/WHO合同規格委員会（コーデックス）が示したHACCP適用の7原則12手順をマネジメント化したISO規格であり，専門委員会（ISO/TC34食品）が作成した．すべてのフードチェーンの業種で導入が可能なISO規格である．日本では2007年4月以降認定・認証制度が運用され，2018年に改訂された．

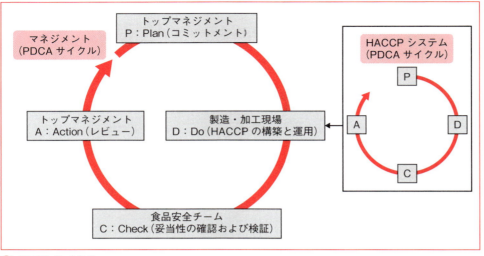

❶⓼ PDCAサイクル

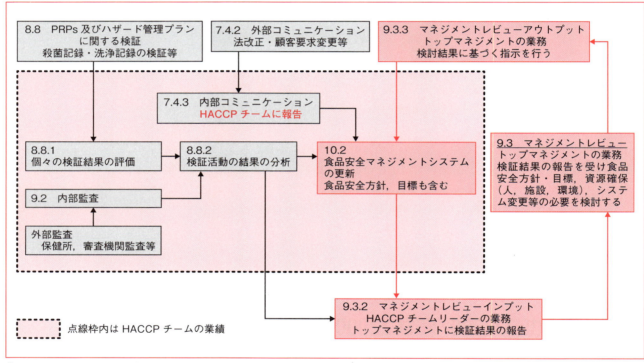

❶⓽ ISO22000：2018／FSSC22000のマネジメントレビュー（システム見直し）手順

- ISOシリーズの優れた点は，規格要求事項のなかでマネジメントシステムが体系化され，詳細に解説されていることである．
- 品質管理（ISO9001），食品安全（ISO22000），環境管理（ISO14000）の規格要求事項を参考にマネジメントシステムを構築運用することは企業・団体の経営体質の強化となる．

## 2 FSMSの種類と構造，特徴

- FSMSには，ISO22000，FSSC22000，SQF2000などの国際認証のほか，北海道HACCPなどの地域HACCP認証や一般財団法人食品安全マネジメント協会のJFS-C規格などがある．
- 各システムの構造の比較を❷⓪に示す．

【用語解説】
**FSSC22000**：FFSC（Foundation for Food Safety Certification）が開発運営しているFSMSである．ISO22000を基本とし，前提条件プログラムをISO/TS22002シリーズで補強している．さらにGFSI[*12]（Global Food Safety Initiative：ベルギー）のガイダンスドキュメントに対応する追加要求事項により食品安全への要求レベルを高めている．

## 9 FSMS（ISO22000/FSSC22000/国際認証・地域認証）

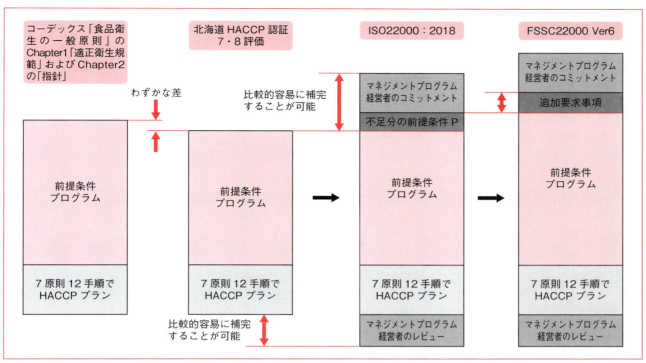

❷⓪ コーデックス「食品衛生の一般原則」および付属文書，北海道HACCP，ISO22000：2018，FSSC22000 Ver 6の構造の比較

❷① 各システム認証取得の費用や構築難易度の比較

| 項目＼種類 | コーデックス「食品衛生の一般原則」のChapter1「適正衛生規範」およびChapter2の「指針」 | 北海道HACCP | ISO22000：2018 | FSSC22000 Ver 6 |
|---|---|---|---|---|
| 市場での認知度 | ISOと比べやや悪い | ISOと比べやや悪い | 良い | 良い |
| 市場での信頼度 | ISOと比べやや悪い | ISOと比べやや悪い | 良い | 良い |
| 認証取得・維持のしくみ | ●認証取得審査<br>●1年ごとの継続審査<br>●3年後の更新審査 | ●認証取得審査<br>●1年ごとの継続審査なし<br>●3年後の更新審査 | ●認証取得審査<br>●1年ごとの継続審査<br>●3年後の更新審査 | ●認証取得審査<br>●1年ごとの継続審査<br>●3年後の更新審査 |
| 初回認証費用 | 15万円 | 12万円 | 50～100万円 | 50～100万円 |
| 継続審査費用×2年分 | 15万円 | なし | 50～100万円 | 50～100万円 |
| 更新（3年ごと）審査費用 | 15万円 | 12万円 | 50～100万円 | 50～100万円 |
| 3年間費用合計（企業規模や審査機関で異なる） | 45万円＋審査員の旅費・宿泊費 | 24万円＋審査員の旅費・宿泊費 | 200～400万円＋審査員の旅費・宿泊費 | 200～400万円＋審査員の旅費・宿泊費 |
| 文書の作成量 | 同等 | これを基準とする | 多い | さらに多い |
| 構築の難易度 | 比較的容易 | 比較的容易 | やや難しい | 難しい |
| 外部専門家の支援費用<br>一般的な支援頻度 | 200～300万円<br>1回/月×12か月 | 200～300万円<br>1回/月×12か月 | 200～300万円<br>1回/月×12か月 | 200～300万円<br>1回/月×12か月 |

- 各システムの市場での認知度，信頼度，認証取得にかかる費用，構築の難易度を❷①に示す．
- 中小零細食品関連企業が国際標準のFSMS認証取得を目指す場合には，労力や費用のかからないコーデックス「食品衛生の一般原則」および付属文書，または地域HACCP認証制度を足がかりにすることを推奨する．

[*12] GFSIについては本章「14 企業における品質管理と品質保証」の用語解説（p.152）を参照．

**参考文献**
- 日本規格協会編．ISO/TS22002-1：2009技術仕様書．
- 日本食品衛生協会編．【対訳版】ISO 22000：2018食品安全マネジメントシステム―フードチェーンのあらゆる組織に対する要求事項．日本食品衛生協会；2018．
- 北海道HACCP評価事業評価調書．

# 10 衛生検査

- 衛生検査には，事業者が製造加工する製品や環境などの衛生状況を把握するために自ら実施する検査のほか，国や地方自治体が，管轄する地域における，感染症や食中毒の予防や健康被害の拡大防止のために行う検査などが含まれる．
- いずれの場合も，食品に限定されず，製造加工環境や作業者なども対象となる．

## 1 食品

- 食品を構成する原材料，中間製品，製品に至るそれぞれの過程で検査対象は異なる．
- 健康被害との関連性から想定される危害因子も，製造加工過程や食品構成物質により大きく異なる．
- 食品衛生法などで定められた規格基準（製造基準，成分規格）が守られているかを検査するほか，自主検査項目として自ら衛生状況を管理把握するための検査も行われる．

## 2 飲料水

- 飲料水では，水道法で定められている一般細菌，大腸菌などの微生物基準のほか，全有機炭素，硝酸態窒素，塩化物イオン，pH，臭気，色度，濁度，重金属などの物理化学的検査，さらに地域によっては放射性物質の検査なども行われる．
- 飲用井戸水については，厚生労働省により定められた「飲用井戸水等衛生対策要領」により衛生対策が行われている．
- 食品の製造加工過程で大規模かつ大量に水を用いる必要がある事例では，井戸水などの地下水を用いる場合も多いが，飲料水については，水道水以外であっても，給水栓における水の遊離残留塩素濃度が0.1 mg/L以上であること，貯水槽の点検を年1回以上行うこと，飲料水の各種水質検査を行うこと，給水栓における水の色度，濁度，臭気などの物理化学的基準が規定されている．

**豆知識**
水道法では，2004年から糞便汚染指標細菌は大腸菌群から大腸菌へと変更されたが，食品衛生上の大腸菌とは異なる検査法が用いられていることに注意が必要である．

## 3 浴場水

- 浴場水には，レジオネラ属菌（レジオネラ・ニューモフィラ⟨*Legionella pneumophila*⟩など）汚染が発生しやすく，実際に浴場に起因する呼吸器感染症としての健康被害も発生していることから，自治体などによる監視指導が行われる．
- 厚生労働省では，「公衆浴場における水質基準等に関する指針」を出しており，この中でレジオネラ属菌については，検出されないこと（10 cfu/100 mL未満）という基準が設定されている．
- このほかに，色度，濁度，水素イオン濃度，過マンガン酸カリウム消費量，大腸菌群について水質基準が定められている．なお，原湯・原水・上り用湯・上り用水と浴槽水とでは基準値が異なる．

## 4 作業者等

- 食品製造加工にたずさわる作業者の健康状態を確認するため，さらには作業者から作業対象とする食品への二次汚染の制御のため，大量調理施設等では作業者に対し検便が義務づけられている．
- 2017（平成29）年に大量調理施設衛生管理マニュアルの改正が行われ，冬季においては月1回以上のノロウイルス検査を実施すべきであること，また，高齢者施設等へ十分な加熱調理を経ない生野菜等を含む調理品を提供する場合には，腸管出血性大腸菌O157による健康被害の重篤性を鑑みて，殺菌剤を用いた原材料の消毒を行うこと，などの内容が新たに加えられた．

●MEMO●
検便による検査については，検体量やロットに関する明確な規定を設けることが難しいため，検査のみによって完全な制御を果たすことは難しいと思われる．

# 11 微生物検査とその意義

- 微生物検査は，衛生管理上欠かすことのできない検査項目である．
- いわゆるレトルト食品などを除き，食品のほとんどは何らかの細菌を含んでおり，製造加工過程で適切な衛生管理を行っていた場合でも，①流通・保存過程での温度管理の不備（10℃以上の温度帯など），②保存期間の逸脱（賞味期限切れの食品や原料の使用・喫食），③保存中の事故（不適切な包装による食肉ドリップの生野菜への漏出など），④調理工程での加熱の不備（不十分な中心部の温度上昇）などが要因となって，食品事故は絶えず起こりうる．
- とりわけ細菌や真菌は，食品中で長期生存，増殖するものも多く，ヒトの健康被害要因ともなるため，食品の特性や製造，加工，保存，調理方法などにおける衛生実態の把握ならびに目標設定を行ううえでの有用な指標といえる．
  - たとえば食鳥肉を原材料とする食品の製造加工を行う場合には，カンピロバクターやサルモネラ属菌は原材料汚染を引き起こすことが多く，第一義的な潜在的微生物危害要因としてあげられる．
- 組織は，現在実施されている手法（たとえば○○℃，△△分間の加熱処理）によって，製品の"ゼロトレランス"が保証できるかを検証する必要があり，さらにそれが難しい場合は新たな対策を行うことが求められるが，微生物検査はこれらの検証作業や改善活動に有用なデータを提供するものであり，衛生管理活動には必須である．
- 微生物の規格基準が定められている食品も多数あり，その判定には法令で定められた微生物検査を行う必要があり，食品製造加工にたずさわる事業者は対応が義務づけられている．
- 微生物検査は製造加工上の必要性から行われるだけでなく，たとえば食中毒が発生した場合には原因究明活動の一環として行われる．
- 食品の関与を判断するためには，臨床検体から検出された原因物質との疫学的一致性を見ることが必要となるが，その際にも微生物検査は必要不可欠であり，同様の事故を繰り返さないための対策を講じるうえで必須といえる．
- 仮に，ある製造加工施設において製造された食品が原因となって健康被害が発生してしまった場合，その原因を施設内で探索する際には，作業者や飲料水，空気，施設器具など，食品以外のものも微生物検査の対象に含まれることが多い．
- 検査対象物によってサンプリング方法が異なっており，検査対象微生物によって検査法が各種通知・法令，食品衛生検査指針などにおいて明確に規定されている．
- 食品のみならず，各微生物の特性を理解しておくことは，食品の製造加工調理等において望ましい方法を設定するために必要不可欠である．
  - たとえば，深鍋を用いて大量調理されることの多いカレーやシチューなどでは，ウェルシュ菌（クロストリジウム・パーフリンゲンス〈*Clostridium perfringens*〉）などの嫌気性菌による食中毒事例が毎年繰り返し発生しているが，嫌気性菌は酸素がある状態では増殖・生存が難しいほか，芽胞形成により高い耐熱性を示すことなどが特徴としてあげられる．
  - その対策としては，調理後放置しないことが前提ではあるが，たとえば鍋の形状を考慮したり，クロストリジウム属菌の芽胞状態に対する殺菌条件の検討なども，微生物検査を用いた応用手法の構築に有効利用できる可能性がある．

【用語解説】
ゼロトレランス（zero tolerance）：危害要因がない，または危害が発生する状態ではないこと．

# 12 大量調理施設衛生管理マニュアル

## 1 マニュアルの趣旨

- 「大量調理施設衛生管理マニュアル」[1]とは，厚生労働省が集団給食施設等における食中毒を予防するために，HACCPの概念に基づき調理過程における重要管理事項を示したものである[*13]。
- 本マニュアルは「I 趣旨」「II 重要管理事項」「III 衛生管理体制」「別添1～3」「別紙」という構成になっている．
- 調理過程における重要管理事項として，①原材料の受入れおよび下処理段階における管理を徹底すること，②加熱調理食品については，中心部まで十分加熱し，食中毒菌等（ウイルスを含む）を死滅させること，③加熱調理後の食品および非加熱調理食品の二次汚染防止を徹底すること，④食中毒菌が付着した場合に菌の増殖を防ぐため，原材料および調理後の食品の温度管理を徹底すること，などが示されている[*12]．
- 集団給食施設等においては，衛生管理体制を確立し，上記の重要管理事項について，点検・記録を行うとともに，必要な改善措置を講じる必要がある．また，これを遵守するため，さらなる衛生知識の普及啓発に努める必要がある[*12]．
- 本マニュアルは，同一メニューを1回300食以上または1日750食以上を提供する調理施設に適用される[*12]．

[*13]本マニュアル[1]の「I 趣旨」で述べられている．

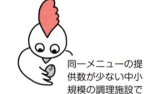

同一メニューの提供数が少ない中小規模の調理施設でも，このマニュアルに沿った衛生管理を行うことができるし，行うべきだよ！

## 2 2017年改正の背景

- 2016年に東京都および千葉県の老人ホームで腸管出血性大腸菌O157による食中毒が発生し10人が死亡した．原因は未加熱調理のきゅうりのゆかり和えであった．
- このような事故を予防するため，特に高齢者，若齢者および免疫力の低い者に対して野菜や果物を非加熱で提供する場合には殺菌を適切に行う必要がある．
- また2017年には，きざみのりが原因で，和歌山，福岡，東京，大阪で大規模なノロウイルス食中毒が発生し，患者数は2,000人を超えた．
- このような広域かつ大規模な食中毒を予防するためには，乾物や摂取量が少ない食品でも従事者の健康状態の確認やノロウイルス対策を適切に行う必要がある．

## 3 改正の要点

- 腸管出血性大腸菌やノロウイルスなどによる食中毒の発生防止には，調理従事者等の健康状態の確認などが重要である．
- そこで，加熱せずに喫食する食品については，製造加工業者の衛生管理体制や従事者の健康状態，ノロウイルス対策を適切に行っているかを確認する事項が追加された．

> II-1. 原材料の受入れ・下処理段階における管理　(3)加熱せずに喫食する食品（牛乳，発酵乳，プリン等容器包装に入れられ，かつ，殺菌された食品を除く．）については，乾物や摂取量が少ない食品も含め，製造加工業者の衛生管理の体制について保健所の監視票，食品等事業者の自主管理記録票等により確認するとともに，製造加工業者が従事者の健康状態の確認等ノロウイルス対策を適切に行っているかを確認すること[1]．

- また，特に高齢者，若齢者および抵抗力の弱い者を対象とした食事を提供する施設では，野菜および果物を加熱せずに提供する場合には殺菌を行うことが明記された．

> II-1．原材料の受入れ・下処理段階における管理　(6)野菜及び果物を加熱せずに供する場合には(略)流水(食品製造用水として用いるもの．以下同じ．)で十分洗浄し，必要に応じて次亜塩素酸ナトリウム等で殺菌した後，流水で十分すすぎ洗いを行うこと．特に高齢者，若齢者及び抵抗力の弱い者を対象とした食事を提供する施設で，加熱せずに供する場合(表皮を除去する場合を除く．)には，殺菌を行うこと[1]．

- さらに，調理従事者の健康管理に関して，毎日作業開始前に自らの健康状態を管理者に報告し管理者は記録することや，ノロウイルス検便検査の頻度や不顕性感染者であることが判明した場合の対応について追記された．

> II-5．その他　(4)調理従事者等の衛生管理　②調理従事者等は，毎日作業開始前に，自らの健康状態を衛生管理者に報告し，衛生管理者はその結果を記録すること．③調理従事者等は臨時職員も含め，定期的な健康診断及び月に1回以上の検便を受けること．検便検査には，腸管出血性大腸菌の検査を含めることとし，10月から3月までの間には月に1回以上又は必要に応じてノロウイルスの検便検査に努めること．④ノロウイルスの無症状病原体保有者であることが判明した調理従事者等は，検便検査においてノロウイルスを保有していないことが確認されるまでの間，食品に直接触れる調理作業を控えるなど適切な措置をとることが望ましいこと[1]．

**引用文献**

1) 大量調理施設衛生管理マニュアル(平成9年3月24日付け衛食第85号別添)(最終改正：平成29年6月16日付け生食発0616第1号)．https://www.mhlw.go.jp/file/06-Seisakujouhou-11130500-Shokuhinanzenbu/0000168026.pdf

# 13 家庭における衛生管理

## 1 食中毒予防の原則

### 細菌性食中毒の予防3原則

- 細菌性食中毒の予防3原則は「付けない」「増やさない」「殺す(やっつける)」である．
- 「付けない」：細菌を付着させないということで，食材を水などで十分洗浄して汚れとともに細菌を落とすこと，調理器具の洗浄，殺菌・消毒を行い器具からの二次汚染を防ぐこと，調理前や食品取り扱い後には手洗いをすること，などが重要である．
- 「増やさない」：細菌を増やさないために，できあがった料理を早く食べ，冷蔵(10℃以下)や冷凍(-15℃以下)または温蔵(65℃以上)で増殖を抑える．
- 「殺す(やっつける)」：殺菌を行うことで，75℃以上で1分間以上に相当する加熱を行うことで食中毒菌は死滅する(芽胞形成菌は例外)．

### ノロウイルス食中毒の予防4原則

- ノロウイルス食中毒の予防4原則は「持ち込まない」「拡げない」「加熱する」「付けない」である[*14]．
- 「持ち込まない」：手洗いを徹底し家庭内や調理環境にウイルスを持ち込まないようにすることである．
- 「拡げない」：ノロウイルスが持ち込まれた場合，食品が汚染されないように，手洗

---

**●MEMO●**

ノロウイルス感染と診断された従事者の現場復帰の判断には高感度の検便検査(リアルタイムPCR法など)で確認するとされていたが，「遺伝子型によらず，概ね便1g当たり$10^5$オーダーのノロウイルスを検出できる検査法」に変更された．

**豆知識**

本マニュアルII-5-(4)-⑪の「食中毒が発生した時の原因究明を確実に行うため，原則として，調理従事者等は当該施設で調理された食品を喫食しないこと．ただし，原因究明に支障を来さないための措置が講じられている場合はこの限りでない．(試食担当者を限定すること等)」については，調理員が少数であり試食担当者を限定することが困難な施設等においては，試食担当者を限定する場合のほか，記録の確認及び必要に応じた検便検査により，調理従事者が体調不良者でないことが確認されている場合も含まれる(「大量調理施設衛生管理マニュアル」に基づく対応について．厚生労働省医薬・生活衛生局食品監視安全課　事務連絡　2017年9月22日)．

食中毒予防3原則「付けない」「増やさない」「殺す(やっつける)」はしっかり覚えよう！

*14 ノロウイルスによる食中毒の予防については，第5章「4 ウイルス性食中毒」(p.62)を参照．

### ㉒ 家庭でできる食中毒予防の6つのポイント

| ポイント1<br>食品の購入 | ●肉, 魚, 野菜などの生鮮食品は新鮮な物を購入しましょう.<br>●表示のある食品は, 消費期限などを確認し, 購入しましょう.<br>●購入した食品は, 肉汁や魚などの水分がもれないようにビニール袋などにそれぞれ分けて包み, 持ち帰りましょう.<br>●特に, 生鮮食品などのように冷蔵や冷凍などの温度管理の必要な食品の購入は, 買い物の最後にし, 購入したら寄り道せず, まっすぐ持ち帰るようにしましょう. |
|---|---|
| ポイント2<br>家庭での保存 | ●冷蔵や冷凍の必要な食品は, 持ち帰ったら, すぐに冷蔵庫や冷凍庫に入れましょう.<br>●冷蔵庫や冷凍庫の詰めすぎに注意しましょう. めやすは, 7割程度です.<br>●冷蔵庫は10℃以下, 冷凍庫は, −15℃以下に維持することがめやすです. 温度計を使って温度を計ると, より庫内温度の管理が正確になります. 細菌の多くは, 10℃では増殖がゆっくりとなり, −15℃では増殖が停止しています. しかし, 細菌が死ぬわけではありません. 早めに使いきるようにしましょう.<br>●肉や魚などは, ビニール袋や容器に入れ, 冷蔵庫の中の他の食品に肉汁などがかからないようにしましょう.<br>●肉, 魚, 卵などを取り扱う時は, 取り扱う前と後に必ず手指を洗いましょう. せっけんを使い洗った後, 流水で十分に洗い流すことが大切です. 簡単なことですが, 細菌汚染を防ぐ良い方法です.<br>●食品を流し台の下に保存する場合は, 水漏れなどに注意しましょう. また, 直接床に置いたりしてはいけません. |
| ポイント3<br>下準備 | ●台所を見渡してみましょう. ゴミは捨ててありますか? タオルやふきんは清潔なものと交換してありますか? せっけんは用意してありますか? 調理台の上はかたづけて広く使えるようになっていますか? もう一度, チェックをしましょう.<br>●井戸水を使用している家庭では, 水質に十分注意してください.<br>●手を洗いましょう.<br>●生の肉, 魚, 卵を取り扱った後には, また, 手を洗いましょう. 途中で動物に触ったり, トイレに行ったり, おむつを交換したり, 鼻をかんだりした後の手洗いも大切です.<br>●肉や魚などの汁が, 果物やサラダなど生で食べる物や調理の済んだ食品にかからないようにしましょう.<br>●生の肉や魚を切った後, 洗わずにその包丁やまな板で, 果物や野菜など生で食べる食品や調理の終わった食品を切ることはやめましょう.<br>　洗ってから熱湯をかけたのち使うことが大切です. 包丁やまな板は, 肉用, 魚用, 野菜用と別々にそろえて, 使い分けるとさらに安全です.<br>●ラップしてある野菜やカット野菜もよく洗いましょう.<br>●冷凍食品など凍結している食品を調理台に放置したまま解凍するのはやめましょう. 室温で解凍すると, 食中毒菌が増える場合があります.<br>　解凍は冷蔵庫の中や電子レンジで行いましょう. また, 水を使って解凍する場合には, 気密性の容器に入れ, 流水を使います.<br>●料理に使う分だけ解凍し, 解凍が終わったらすぐ調理しましょう. 解凍した食品をやっぱり使わないからといって, 冷凍や解凍を繰り返すのは危険です. 冷凍や解凍を繰り返すと食中毒菌が増殖したりする場合もあります.<br>●包丁, 食器, まな板, ふきん, たわし, スポンジなどは, 使った後すぐに, 洗剤と流水で良く洗いましょう. ふきんのよごれがひどい時には, 清潔なものと交換しましょう. 漂白剤に1晩つけ込むと消毒効果があります. 包丁, 食器, まな板などは, 洗った後, 熱湯をかけたりすると消毒効果があります. たわしやスポンジは, 煮沸すればなお確かです. |
| ポイント4<br>調理 | ●調理を始める前にもう一度, 台所を見渡してみましょう.<br>　下準備で台所がよごれていませんか? タオルやふきんは乾いて清潔なものと交換しましょう. そして, 手を洗いましょう.<br>●加熱して調理する食品は十分に加熱しましょう.<br>　加熱を十分に行うことで, もし, 食中毒菌がいたとしても殺すことができます. めやすは, 中心部の温度が75℃で1分間以上加熱することです.<br>●料理を途中でやめてそのまま室温に放置すると, 細菌が食品に付いたり, 増えたりします. 途中でやめるような時は, 冷蔵庫に入れましょう.<br>　再び調理をするときは, 十分に加熱しましょう.<br>●電子レンジを使う場合は, 電子レンジ用の容器, ふたを使い, 調理時間に気を付け, 熱の伝わりにくい物は, 時々かき混ぜることも必要です. |
| ポイント5<br>食事 | ●食卓に付く前に手を洗いましょう.<br>●清潔な手で, 清潔な器具を使い, 清潔な食器に盛りつけましょう.<br>●温かく食べる料理は常に温かく, 冷やして食べる料理は常に冷たくしておきましょう. めやすは, 温かい料理は65℃以上, 冷やして食べる料理は10℃以下です.<br>●調理前の食品や調理後の食品は, 室温に長く放置してはいけません.<br>　例えば, O157は室温でも15～20分で2倍に増えます. |
| ポイント6<br>残った食品 | ●残った食品を扱う前にも手を洗いましょう.<br>　残った食品はきれいな器具, 皿を使って保存しましょう.<br>●残った食品は早く冷えるように浅い容器に小分けして保存しましょう.<br>●時間が経ち過ぎたら, 思い切って捨てましょう.<br>●残った食品を温め直す時も十分に加熱しましょう. めやすは75℃以上です.<br>　味噌汁やスープなどは沸騰するまで加熱しましょう.<br>●ちょっとでも怪しいと思ったら, 食べずに捨てましょう. 口に入れるのは, やめましょう. |

（厚生労働省．家庭でできる食中毒予防の6つのポイント．https://www.mhlw.go.jp/www1/houdou/0903/h0331-1.htmlより）

> **Column　子ども食堂における衛生管理のポイント**
>
> 　平成30年6月28日，厚生労働省は「子ども食堂の活動に関する連携・協力の推進及び子ども食堂の運営上留意すべき事項の周知について（通知）」[1]で子ども食堂の運営上留意すべき事項の一つとして，食中毒の発生防止のために，運営者，調理担当者等に向けて，守っていただきたい衛生管理のポイント（「子ども食堂における衛生管理のポイント」）をまとめた．これは保健所において，営業許可，届出などが不要とされた子ども食堂を想定したものである．異物混入，食物アレルギー，食事中の誤嚥・窒息，保険加入，文書の記録保存，保存食（検食）に関しても考慮するよう述べられている．

いや塩素系殺菌剤での消毒や熱湯消毒をすることである．
- 「加熱する」：食品を85〜90℃で60秒ないし90秒以上加熱することである．
- 「付けない」：二次汚染リスクを減らすために手洗いを行ったり，二枚貝の取り扱いに注意することである．

## 2　家庭で行うHACCP

- 厚生労働省は「家庭でできる食中毒予防の6つのポイント―家庭で行うHACCP（宇宙食から生まれた衛生管理）―」をウェブで公開している（㉒）．
- 食中毒予防のポイントは，①食品の購入，②家庭での保存，③下準備，④調理，⑤食事，⑥残った食品，の6つである．

**引用文献**

1) 子ども食堂の活動に関する連携・協力の推進及び子ども食堂の運営上留意すべき事項の周知について（通知）．平成30年6月28日．https://www.mhlw.go.jp/file/06-Seisakujouhou-11900000-Koyoukintoujidoukateikyoku/0000213463.pdf

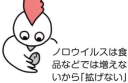

ノロウイルスは食品などでは増えないから「拡げない」や，人の手から食品に伝播して事故が多く起きていることから「持ち込まない」が重要になるよ！

# 14　企業における品質管理と品質保証

## 1　品質管理と品質保証

- 「家庭での調理」と「企業における食品製造」との間には，食品安全・食品衛生の観点からいくつかの違いがある．たとえば下記の点があげられる．
    ① 「少量調理」⇔「大量製造」：市場に流通する製品にトラブルが発生すると多くの人々に迷惑をかけてしまうことを認識し，安全で衛生的な食品を提供するという社会的責務を，食品製造にたずさわる全員が自覚しなければならない．
    ② 「すぐに食べられる」⇔「食べられるまでに時間がかかる」：製造後の保管・流通・店頭陳列などを考慮して，保存性を十分に担保した商品設計を行わなければならない．合理的な根拠に基づく適切な消費期限・賞味期限[*15]を設定しなければならない．
    ③ 「作った人の顔がわかる」⇔「誰が作ったかわからない」：不安に思われないように情報提供・公開，および消費者とのコミュニケーション（コールセンターでの問い合わせ対応など）に努める必要がある．また，その土台となる食品安全・食品衛生，コンプライアンス，顧客満足のためのしくみ作りと企業活動が不可欠である．
- このように企業においては食品安全・食品衛生のために組織として取り組む必要があり，これらがいわゆる品質管理と品質保証である．

**豆知識**
食品の安全を考えるうえでは，基本的にゼロリスクはありえない．生命の維持に必要な物質でも多量に摂ると健康に悪影響がある（たとえば，塩分，糖分，ビタミン）．また，高温加熱したいも（アクリルアミド）やコーヒー（香気成分の一部）など，さまざまな食品中には微量の毒性物質が含まれる．食品の安全は量の問題であり，リスクが許容範囲にあるものは安全だと考える．

[*15] 消費期限と賞味期限については，第12章「食品の表示」の❸（p.155）を参照．

### 品質管理とは
- 「買い手の要求に合った品質の品物又はサービスを経済的に作り出すための手段の体系」と定義される（旧JIS Z8101）．
- 一般的に工場などで，製品の品質を満足するように製造するための活動である．不良品の発生や製造工程のトラブルをできるだけ少なくし，設計されたとおりに製品を安定的に生産するための活動である（工程管理，改善活動，工程検査，製品検査など）．

### 品質保証とは
- 「消費者の要求する品質が十分に満されることを保証するために，生産者が行なう体系的活動」と定義される（旧JIS Z8101）．
- 品質保証にかかわる主な企業活動
  ①企画・設計・開発：安全性，保存性，遵法性（パッケージへの表示内容含む）など．
  ②原料調達：サプライヤーの評価，品質監査，規格書・検査書・証明書等の入手など．
  ③製造：一般的衛生管理，HACCPなど．
  ④物流販売：温度管理，製品規格書の提出など．
  ⑤コールセンター：クレーム・問い合わせ対応，商品改善への反映など．
- このように，商品の企画・設計・開発段階，および原料調達から販売に至るまでのサプライチェーン全体で取り組む内容であり，品質管理はその一部とみなされる．したがって，ここでは主に品質保証について述べる．

## 2　食品事業者の5つの基本原則

- 企業における品質保証の考え方については，農林水産省策定の「食品事業者の5つの基本原則」に非常によくまとめられている．

### 基本原則1　消費者基点の明確化
- 取り組み方針：消費者を基点として，消費者に対して安全で信頼される食品を提供することを基本方針とする．
- 具体的な取り組み事項
  ①消費者を基点とした経営．
  ②フードチェーンの一翼を担っているという自覚をもって，役員および従業員一丸となって行動．
  ③消費者が必要とする情報の提供．
  ④開発・企画から販売に至るまでのすべてのプロセスにおいて安全と品質を確保し続ける．

### 基本原則2　コンプライアンス意識の確立
- 取り組み方針：とりまく社会環境の変化に適切に対応し，法令や社会規範を遵守し，社会倫理に沿った企業活動を進める．
- 具体的な取り組み事項
  ①企業行動規範の策定．
  ②経営者および責任ある担当者が先頭に立って組織体制を整備．
  ③コンプライアンスの周知徹底が経営者および責任ある担当者自らの役割であることを認識し，経営者および責任ある担当者自らがあらゆる機会をとらえて強い意思を内外に表明．
  ④コンプライアンスに関する担当者を設置し，社内に浸透を図り，必要な教育訓練や研修を実施．
  ⑤コンプライアンスに関する方針など，自ら策定したルールを遵守．
  ⑥内部監査や外部監査（第三者による監査）を実施．
  ⑦常日頃から従業員が意見を表明しやすい環境作りに努めるとともに，内部通報体制

---

●MEMO●
本項では，品質管理を狭義のquality controlと定義し，品質保証（quality assurance）の一部としてとらえている．一方で，品質管理を広義の意味でquality managementととらえる考え方があり，この場合，quality assuranceはquality managementの一部となる．quality management＞quality assurance＞quality control．

 豆知識

農林水産省「食品事業者の5つの基本原則」（平成28年1月改訂版）には業態別に下記の6つが策定されている．本項では①について解説している．
①食品製造事業者・食品輸入事業者編
②食品製造小売事業者編
③外食事業者編
④中食事業者編
⑤生鮮食品卸売事業者編
⑥食品小売事業者編

●MEMO●
基本原則1について：信頼は日々の積み重ねであるため，一度消費者の信頼を失ってしまうと，信頼の回復はきわめて困難で，企業が成長し，存続し続けることも難しくなる．したがって，消費者から信頼を得て，安心して食品を買い続けてもらうことが，企業が成長し存続していくための必須条件である．「顧客満足」の観点からISO9001を導入するのも一つの方法である．

●MEMO●
基本原則2について：法令を逸脱したり社会倫理に反する行動をとる企業は社会的存在として成り立たない．「法令遵守」の観点からISO9001を導入するのも一つの方法である．

14 企業における品質管理と品質保証

を整備して，周知徹底．

### 基本原則3　適切な衛生管理・品質管理の基本

- 取り組み方針：安全で信頼される食品を消費者に提供するために，適切な衛生管理・品質管理を実施する．
- 具体的な取り組み事項
  ① 5S（整理，整頓，清掃，清潔，習慣づけ）活動などの徹底
  ② 商品開発：原材料や表示内容の遵法性確認．科学的・合理的な根拠に基づいて賞味期限（消費期限）を設定．
  ③ 危害要因分析，HACCPなど
  ④ 原材料などの受け入れ：品質監査など事前に調査を行って，信用のおけるところを選ぶ．規格書，検査書，証明書を受け取り，食品衛生法などの関係法令や自社の規格に沿ったものか，検査や書類で確認を行う．
  ⑤ 製造：作業手順書の策定や品質基準の設定．製造設備の適切な洗浄・殺菌，点検．作業者の服装や健康のチェック．冷蔵庫の温度など設備の稼動状況の記録．
  ⑥ 出荷：賞味期限の印字を含めた表示のチェック．製造工程管理記録および製品検査結果などに基づく合否判定．商品サンプルの保存．
  ⑦ 食品防御：仮に何者かが意図的に毒物などの異物混入をしようと思った場合であっても，生産管理の工夫や設備などにより混入が実行しにくい環境を作る．日頃から社内での信頼関係や良好な人間関係を構築し，職場風土の醸成に努める．必要に応じてモニターカメラを設置．

### 基本原則4　適切な衛生管理・品質管理のための体制整備

- 取り組み方針：適切な衛生・品質管理を行う体制整備と継続的改善．
- 具体的な取り組み事項
  ① 経営者の関与：衛生管理・品質管理の体制の整備，検証，継続的な改善について，マネジメントを行うことを社内外に宣言．
  ② 品質保証の体制：独立した品質保証部門（担当者）を設置．
  ③ 従業員教育：教育訓練や研修により，品質保証部門や食品製造にたずさわる製造ラインなどの従業員の能力を向上．
  ④ 監査：内部監査や外部監査の実施．
  ⑤ トレーサビリティなど：原材料の由来や履歴，製造工程における管理データ，食品の検査データ，仕入・売上伝票，商品に添付する表示ラベルなどを管理するシステムおよびクロスチェックするしくみを整備（回収の事態を想定）．

### 基本原則5　情報の収集・伝達・開示等の取り組み

- 取り組み方針：常に誠実で透明性の高い双方向のコミュニケーションを行う．
- 具体的な取り組み事項
  ① 消費者や取引先などへの情報提供
  ・常日頃から消費者が必要とする情報や事業者の取り組みを正確にわかりやすく提供．
  ・表示，広報・宣伝活動は，関連法令や社会通念を遵守．
  ② 消費者や取引先などからの情報収集
  ・消費者や取引先などの声に誠実に耳を傾け，その意見や不満を把握し，的確なコミュニケーションを行う．
  ・一本化された消費者対応窓口を設け，消費者の声をプラス，マイナスの内容にかかわらず，経営者など社内関係者にタイムリーに伝え，**食品事故**の防止や食品の企画，製造プロセスなどの改善に反映させる．
- 消費者や取引先などから収集した情報の管理：情報システムからの漏えいなどを防止．

●MEMO●
**基本原則3について**：適切な衛生管理・品質管理には，経験や勘に頼らない科学的な取り組みが重要である．「一般的衛生管理」，「HACCP」の観点からISO22000やGFSI承認規格を導入するのも一つの方法である．

【用語解説】
**食品防御（フードディフェンス）**：危害因子の意図的な混入から食品を保護し，食品の安全を確保すること．悪意をもった毒物や異物の混入などに対して，従来のHACCPシステムやランダムなサンプリングでは事前に察知し防御することは困難であるとされている．

●MEMO●
**基本原則4について**：適切なマニュアルや管理基準の整備，および施設等の整備が必要．また，これらに対応できる人材の育成・確保も必要．さらに，定期的にこれらが整備され，機能しているかを内部監査や外部監査等で検証する必要がある．「体制整備」と「継続的改善」の観点からISO9001，ISO22000，GFSI承認規格などのマネジメントシステムを導入するのも有効な方法である．

●MEMO●
**基本原則5について**：消費者の苦情や提言に対して，企業として緊急対応が必要かどうかをすみやかに判断できるように，経営者や品質保証を担当する責任者に適宜報告がなされる組織体制を構築することが重要である．また，消費者の声を経営や品質改善に生かすことができるよう，情報収集体制を構築することが大切である．「外部コミュニケーション」の観点から，ISO9001，ISO22000，GFSI承認規格などのマネジメントシステムを導入するのも有効な方法である．

【用語解説】
**食品事故**：①人の健康を損なうおそれがある事案，あるいは②食品衛生法，食品表示法などの法令違反のこと．

```
┌─────────────────────────────────────────────────────────────┐
│                                              GFSI承認規格     │
│         ISO9001                                              │
│                           ISO22000                           │
│    ➢ 製品および    ➢ マネジメント   ➢ 食品安全    ➢ 食品防御    │
│      サービスの品質   システム      HACCP,      ➢ 食品偽装防止 │
│      顧客満足,法令遵守 方針, 目標, 計画,  一般的衛生管理  追加要求事項など │
│                      マネジメントレビュー                    │
│                      など                                    │
└─────────────────────────────────────────────────────────────┘
```

❷ ISO9001, ISO22000, GFSI承認規格の関係概略図

- リコールなどの緊急対応のための体制整備
  ①緊急時を想定し, 人の健康を損なうおそれがあるかどうかの判断をするための基本的な知識を習得する体制を整備しておく. また, 事故対応マニュアルをあらかじめ整備しておく.
  ②緊急時は, 収集した情報に基づき, 食品事故に該当するかを判断する. 事実確認の後, 製品回収の是非, 回収範囲の判断・決定を行う.
    ＜製品回収の基本的な考え方＞
    ・「健康被害の程度」と「事故拡大の可能性」の視点から判断.
    ・回収を検討する必要が生じた場合, どのような方法や範囲を選択するか, 健康への影響, 食品の販売形態, 流通状況などを勘案し, 事案ごとに判断.
    ・人の健康を損なうおそれがなく, 法令違反でないものについては, 基本的に回収の必要はない.
  ③保健所, その他必要な関係行政機関へ届け出る.
  ④回収の際の事案の公表の考え方：健康被害の拡大防止を図るために必要な回収の対象製品を識別する情報などを消費者に提供する.
  ⑤原因究明, 再発防止対策の実施.
  ⑥報道機関への対応

## 3 全社的取り組み

- これまで述べたように, 品質保証の活動には多くの部門がかかわり, 決して品質保証担当者だけで対応できるものではない. 品質を組織全体で作り上げるという組織風土の醸成が大切である.
- また, 顧客満足, 法令遵守, 一般的衛生管理, HACCP, 継続的改善, 社外とのコミュニケーションなどの要素が含まれており, これらを効果的に企業トップのコミットメントにつなげて全社的取り組みに構築する方法の一つとしてISO9001, ISO22000[*16], GFSI承認規格といった国際規格を導入するのも良い方法であろう(❷).
- 一方で, 食品事業者だけでなく消費者を含めたフードチェーンと消費者に情報を伝える報道関係者を含め関係する者全体で認識を共有し, それぞれが果たすべき役割に取り組んでいくことが重要である.
- 食品製造にたずさわる者は全員, 人が口にするものを作って提供しているという認識をもち, 家族にも自信をもって食べてもらえ, また, 工場を見てもらえるよう食品安全・衛生管理に取り組むことが大切である.

●MEMO●
企業の経営判断で回収を行う場合には, 必要以上の製品回収の実施が食品ロスを発生させることを考慮に入れて対応を決定する. また, 製品回収を検討する際には, 必要に応じ関係行政機関に相談する.

【用語解説】
ISO9001：一貫した製品・サービスを提供し, 顧客満足を向上させるためのマネジメントシステム規格. 最も普及しているマネジメントシステム規格であり, 世界で170か国以上, 100万以上の組織が利用している.

[*16] 本章「9 FSMS (ISO22000/FSSC22000/国際認証・地域認証)」(p.141)を参照.

【用語解説】
GFSI承認規格：GFSI (Global Food Safety Initiative：世界食品安全イニシアチブ)は, すべての消費者に安全な食品を届けるというビジョンのもとに食品安全マネジメントシステムの継続的改善を目的として2000年に設立された非営利団体である. GFSIガイダンスドキュメントを基準として各食品安全マネジメントシステムを評価し, 要件を満たすものをGFSI承認規格として公表しており, FSSC22000, SQF, BRC, IFSなどがある.

## カコモンに挑戦!!

### ◆ 第26回-64（改）
食品衛生管理に関する記述である．正しいのはどれか．1つ選べ．
(1) 前提条件プログラムはPRP（PP，PRPs）とも呼ばれる．
(2) HACCPの「7原則12手順」では，手順の1〜7を7原則と呼ぶ．
(3) HACCPシステムでは，管理基準から逸脱した場合の措置は対象外である．
(4) コーデックス（Codex）委員会は，国際標準化機構（ISO）の下部組織である．
(5) ISO14000シリーズは，「食品安全マネジメントシステム-フードチェーンに関わる組織に対する要求事項」の国際規格である．

### ◆ 第32回-177
大量調理施設衛生管理マニュアルにおける施設設備の管理内容と行うべき頻度の組合せである．正しいのはどれか．1つ選べ．
(1) 排水溝を含む床の清掃 ──── 週に1回
(2) 手指の触れる場所の清掃 ──── 週に1回
(3) 床面から1m以上の内壁の清掃 ── 月に1回
(4) ねずみ、昆虫の駆除 ──── 年に1回
(5) 貯水槽の専門業者による清掃 ── 2年に1回

## 解答＆解説

### ◆ 第26回-64　正解(1)
正文を提示し，解説とする．
(1) ○
(2) HACCPの「7原則12手順」では，手順の6〜12を7原則と呼ぶ．
(3) HACCPシステムでは，管理基準から逸脱した場合の措置は対象である．
(4) コーデックス（Codex）委員会は，世界保健機関（WHO）と国連食糧農業機関（FAO）の下部組織である．
(5) ISO22000シリーズは，「食品安全マネジメントシステム-フードチェーンに関わる組織に対する要求事項」の国際規格である．

### ◆ 第32回-177　正解(3)
正しい組合せを提示し，解説とする．
(1) 排水溝を含む床の清掃
　──── 1日に1回以上
(2) 手指の触れる場所の清掃
　──── 1日に1回以上
(3) ○
(4) ねずみ、昆虫の駆除
　──── 半年に1回以上（発生を確認したときにはその都度）
(5) 貯水槽の専門業者による清掃
　──── 年に1回以上

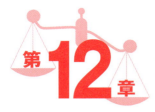

# 第12章 食品の表示

- 食品表示法の概要を理解する
- 食品表示基準に基づく栄養成分表示について理解する
- 健康や栄養に関する表示の制度を理解する

- ✓ 食品表示法は，従来の食品衛生法，JAS法，健康増進法の食品表示に関する規定を一元化して施行された．
- ✓ 栄養成分表示は，食品を適切に選ぶための情報源であり，健全な食生活の実現に向けて重要な役割を果たすことが期待されている．
- ✓ 保健機能食品は，特定保健用食品，栄養機能食品，機能性表示食品に分類され，それぞれ可能な機能性の表示が異なる．
- ✓ 特別用途食品は，病者用，妊産婦用，授乳婦用，乳児用，えん下困難者用などの特別の用途に適する旨の表示をする食品である．

## 1 食品表示制度

### 食品表示法

- 食品表示法は，食品を摂取する際の安全性と一般消費者の自主的かつ合理的な食品選択の機会を確保するため，従来の食品衛生法，JAS法，健康増進法の食品の表示に関する規定を統合して，包括的かつ一元的な制度として2015（平成27）年に施行された（❶，❷）．
- 法律の目的が統一されたことで，整合性のとれたルールの策定が可能となったことから，消費者，事業者の双方にとってわかりやすい表示制度となった．
- 栄養成分表示も義務化され，消費者の日々の栄養・食生活管理による健康増進への寄与にも資する制度となった．
- 具体的な表示のルールは「食品表示基準」に定められており，食品の製造者，加工者，輸入者，販売者に対しては，食品表示基準の遵守が義務づけられている（食品表示法第5条）．

### 食品表示基準

- 食品表示法第4条に基づく食品表示基準は，それまで58本あった基準を統合・整理・改正し，消費者の求める情報提供と事業者の実行可能性とのバランスを図り，双方にわかりやすい表示基準とすることを方針に2015（平成27）年に策定された．
- 食品表示基準では，食品を加工食品，生鮮食品，添加物の3つに区分し，それぞれ基準が定められている．
- 食品の期限表示には，期待されるすべての品質の保持が十分可能であると認められる「賞味期限」と，腐敗，変敗その他の品質の劣化により安全性を欠くおそれがないと認められる「消費期限」があり，これらはともに定められた方法により保存することを前提とし，製品に責任を負う製造業者等が設定する（❸）．
- 加工食品のアレルギー表示として，特定の食物アレルギー体質をもつ消費者の健康危害の発生を防止する観点から，過去の健康危害等の程度，頻度を考慮し，容器包装さ

【用語解説】
**食品衛生法**：衛生上の危害発生を防止することで，食品の安全確保を目的とした法律．総則，食品及び食品添加物，器具・容器包装，表示及び広告，検査と指定検査機関，営業，などから成る．
**JAS法**：農林物資の品位，成分，性能等の品質，および生産方法についての基準を規格する法律．正式名称は「農林物資の規格化等に関する法律」．
**健康増進法**：国民の健康の維持増進を目的とした法律．国民の健康増進を目的とする国の基本方針や地方自治体の健康増進計画の法的基盤となる．

## ❶ 食品表示に関する規制の一元化の概要

| 食品衛生法 | JAS法 | 健康増進法 | |
|---|---|---|---|
| 【目的】<br>● 飲食に起因する衛生上の危害発生を防止 | 【目的】<br>● 農林物資の品質の改善<br>● 品質に関する適正な表示により消費者の選択に資する | 【目的】<br>● 栄養の改善その他の国民の健康の増進を図る | |
| ● 販売の用に供する食品等に関する表示についての基準の策定及び当該基準の遵守（第19条）　など | ● 製造業者が守るべき表示基準の策定（第19条の13）<br>● 品質に関する表示の基準の遵守（第19条の13の2）　など | ● 栄養表示基準の策定および当該基準の遵守（第31条，第31条の2）　など | 食品表示法に一元化 |
| ● 食品，添加物，容器包装等の規格基準の策定<br>● 規格基準に適合しない食品等の販売禁止<br>● 都道府県知事による営業の許可　など | ● 日本農林規格の制定<br>● 日本農林規格による格付　など | ● 基本方針の策定<br>● 国民健康・栄養調査の実施<br>● 受動喫煙の防止<br>● 特別用途食品に係る許可　など | |

（消費者庁．食品表示法の概要．http://www.caa.go.jp/policies/policy/food_labeling/food_labeling_act/pdf/130621_gaiyo.pdf より一部改変）

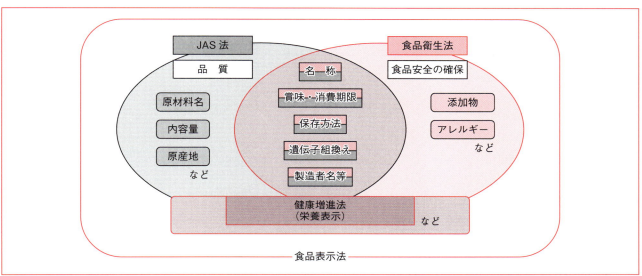

### ❷ 食品表示法と旧食品表示関係法
（消費者庁．食品表示法の概要．http://www.caa.go.jp/policies/policy/food_labeling/food_labeling_act/pdf/130621_gaiyo.pdf より）

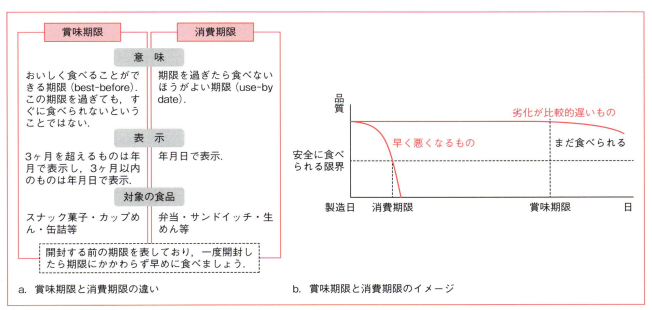

a．賞味期限と消費期限の違い　　b．賞味期限と消費期限のイメージ

### ❸ 賞味期限と消費期限
（消費者庁．食品の期限表示．http://www.caa.go.jp/policies/policy/food_labeling/food_sanitation/expiration_date/pdf/syokuhin375.pdf より）

### ❹ アレルギー表示の特定原材料等

| | 特定原材料等の名称 | 理　由 | 表示義務 |
|---|---|---|---|
| 府　令 | 卵，乳，小麦，落花生，えび，そば，かに | 特に発症数，重篤度から勘案して表示する必要性の高いもの． | 表示義務 |
| 通　知 | いくら，キウイフルーツ，くるみ，大豆，カシューナッツ，バナナ，やまいも，もも，りんご，さば，ごま，さけ，いか，鶏肉，ゼラチン，豚肉，オレンジ，牛肉，あわび，まつたけ | 症例数や重篤な症状を呈する者の数が継続して相当数みられるが，特定原材料に比べると少ないもの．特定原材料とするか否かについて（任意表示）は，今後，引き続き調査を行うことが必要． | 表示を奨励（任意表示） |

※特定原材料等の名称は，平成26–27年全国実態調査における発症数の多い順に記載しています．
（消費者庁．アレルギー表示について．http://www.caa.go.jp/policies/policy/food_labeling/food_sanitation/allergy/pdf/food_index_8_161222_0001.pdfより）

**表示例**（アレルギー表示は，原則，個別表示．例外として，一括表示も可．）

【個別に表示する場合】
原材料名：じゃがいも，にんじん，ハム（卵・豚肉を含む），マヨネーズ（卵・大豆を含む），たんぱく加水分解物（牛肉・さけ・さば・ゼラチンを含む）/調味料（アミノ酸等）

【一括して表示する場合】
原材料名：じゃがいも，にんじん，ハム，マヨネーズ，たんぱく加水分解物/調味料（アミノ酸等），（一部に卵・豚肉・大豆・牛肉・さけ・さば・ゼラチンを含む）

### ❺ 特定原材料等の個別表示と一括表示
特定原材料等を赤色で示した．
（消費者庁．アレルギー表示について．http://www.caa.go.jp/policies/policy/food_labeling/food_sanitation/allergy/pdf/food_index_8_161222_0001.pdfより）

れた加工食品へ特定原材料（7品目）を含む旨の表示を義務づけ，またそれに準ずるもの（20品目）について可能な限り表示するよう推奨している（❹，❺）．

- 食品表示基準第3条には，遺伝子組換え食品の表示について，安全性が確認された農作物，またはこれらを主な原材料とする加工食品のうち，対象となるものにはその旨を表示するよう義務づけられている（❻，❼）．

## 2 健康や栄養に関する表示の制度

### 栄養成分表示

- 栄養成分表示は食品表示基準のなかの一つであり，消費者が食品を安全に摂取し，自主的かつ合理的に食品を選択するために必要なものである．
- 消費者にとっては栄養成分表示を見ることを習慣化することで，適切な食品選択や栄養成分の過不足の確認などに役立てることができる．
- 消費者に販売される容器包装に入れられた加工食品および添加物は，栄養成分表示が義務づけられている．
- 栄養成分を表示する場合，必ず表示しなければならない（義務表示）基本5項目は，熱量（エネルギー），たんぱく質，脂質，炭水化物，ナトリウム（食塩相当量に換算したもの）で，この順に一定の値または下限値と上限値を表示する．その他，推奨項目である飽和脂肪酸，食物繊維をはじめとする任意表示の栄養成分（ビタミン，ミネラル，など）がある．
- 国民の栄養摂取の状況からみて，その欠乏や過剰な摂取が国民の健康の保持増進に影響を与えている栄養成分について，補給や適切な摂取ができる旨の表示を「栄養強調表示」という．絶対表示である高い旨・含む旨・低い旨・含まない旨，および相対表示である強化された旨・低減された旨を表示でき，それぞれ基準値が定められている（❽，❾）．

### 保健機能食品

- 健康の維持増進に役立つ食品の機能性を表示できる保健機能食品には，特定保健用食

---

●MEMO●
**加工食品の表示**：消費者に販売されている加工食品のうち，パックや缶，袋などに包装されているものには，名称，原材料名，添加物，内容量，賞味期限，保存方法，製造者等が表示されており，また輸入品には原産国名や輸入者等，一部の加工食品には原料原産地名も表示されている．

**生鮮食品の表示**：消費者に販売されているすべての生鮮食品に，名称と原産地が表示されており，このほかに個々の品目の特性に応じて表示されている事項もある．

●MEMO●
栄養成分表示は，いずれも食品単位あたり（例：100 gあたり，100 mLあたり，1包装あたり，1食あたり）で表示する．

| | |
|---|---|
| 熱　量 | kcal |
| たんぱく質 | g |
| 脂　質 | g |
| 　飽和脂肪酸 | g |
| 　n-3系脂肪酸 | g |
| 　n-6系脂肪酸 | g |
| コレステロール | mg |
| 炭水化物 | g |
| 　糖　質 | g |
| 　糖　類 | g |
| 　食物繊維 | g |
| 食塩相当量 | g |
| 上記以外の栄養成分 | mg |

●MEMO●
**食塩相当量の換算式**：ナトリウム（mg）×2.54÷1000≒食塩相当量（g）

## ❻ 遺伝子組換え表示の対象となる農作物とその加工食品

| 義務表示の対象となる食品 |
|---|
| 【農産物8作物】<br>大豆（枝豆，大豆もやしを含む．），とうもろこし，ばれいしょ，なたね，綿実，アルファルファ，てん菜，パパイヤ |

【加工食品33食品群】

| | | |
|---|---|---|
| 1 豆腐・油揚げ類 | 13 大豆たんぱくを主な原材料とするもの | 24 16から20までに掲げるものを主な原材料とするもの |
| 2 凍り豆腐，おから及びゆば | 14 枝豆を主な原材料とするもの | |
| 3 納豆 | 15 大豆もやしを主な原材料とするもの | 25 ポテトスナック菓子 |
| 4 豆乳類 | 16 コーンスナック菓子 | 26 乾燥ばれいしょ |
| 5 みそ | 17 コーンスターチ | 27 冷凍ばれいしょ |
| 6 大豆煮豆 | 18 ポップコーン | 28 ばれいしょでん粉 |
| 7 大豆缶詰及び大豆瓶詰 | 19 冷凍とうもろこし | 29 調理用のばれいしょを主な原材料とするもの |
| 8 きなこ | 20 とうもろこし缶詰及びとうもろこし瓶詰 | |
| 9 大豆いり豆 | 21 コーンフラワーを主な原材料とするもの | 30 25から28までに掲げるものを主な原材料とするもの |
| 10 1から9までに掲げるものを主な原材料とするもの | 22 コーングリッツを主な原材料とするもの（コーンフレークを除く．） | 31 アルファルファを主な原材料とするもの |
| 11 調理用の大豆を主な原材料とするもの | 23 調理用のとうもろこしを主な原材料とするもの | 32 調理用のてん菜を主な原材料とするもの |
| 12 大豆粉を主な原材料とするもの | | 33 パパイヤを主な原材料とするもの |

※加工食品については，その主な原材料（原材料に占める重量の割合が上位3位までのもので，かつ原材料及び添加物の重量に占める割合が5％以上のもの）について表示が義務付けられています．

（消費者庁．知っておきたい食品の表示．http://www.caa.go.jp/policies/policy/food_labeling/information/pamphlets/pdf/pamphlets_181026_0001.pdfより）

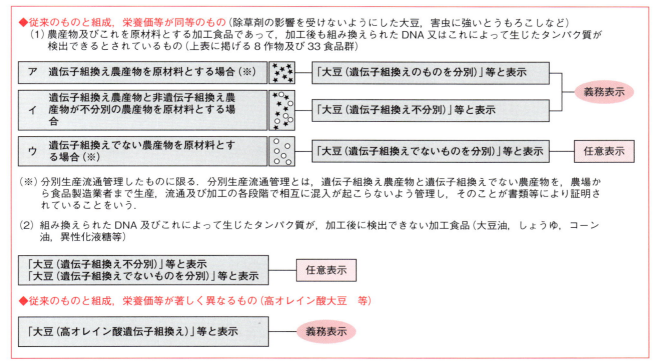

## ❼ 遺伝子組換え食品の表示方法

（消費者庁．知っておきたい食品の表示．http://www.caa.go.jp/policies/policy/food_labeling/information/pamphlets/pdf/pamphlets_181026_0001.pdfより）

品，栄養機能食品と，2015（平成27）年より新たに加わった機能性表示食品がある（❿）．

- いわゆる健康食品には法的な定義はなく，その食品の機能も科学的根拠がないものがほとんどであり，保健機能食品とは異なる．
- 保健機能食品には，それぞれ可能な機能性表示が定められており，医薬品のような疾病予防等の効能効果表示は認められていない（⓫）．

### 特定保健用食品

- 特定保健用食品（通称トクホ）は，からだの生理学的機能などに影響を与える保健機

## ❽ 栄養強調表示の基準値（補給ができる旨の表示）

| 栄養成分 | 高い旨の表示 | | 含む旨の表示 | | 強化された旨の表示 |
|---|---|---|---|---|---|
| | 100 g あたり | 100 kcal あたり | 100 g あたり | 100 kcal あたり | 100 g あたりの強化された量 |
| たんぱく質 | 16.2 g (8.1 g) | 8.1 g | 8.1 g (4.1 g) | 4.1 g | 8.1 g (4.1 g) |
| 食物繊維 | 6 g (3 g) | 3 g | 3 g (1.5 g) | 1.5 g | 3 g (1.5 g) |
| 亜鉛 | 2.64 mg (1.32 mg) | 0.88 mg | 1.32 mg (0.66 mg) | 0.44 mg | 0.88 mg (0.88 mg) |
| カリウム | 840 mg (420 mg) | 280 mg | 420 mg (210 mg) | 140 mg | 280 mg (280 mg) |
| カルシウム | 204 mg (102 mg) | 68 mg | 102 mg (51 mg) | 34 mg | 68 mg (68 mg) |
| 鉄 | 2.04 mg (1.02 mg) | 0.68 mg | 1.02 mg (0.51 mg) | 0.34 mg | 0.68 mg (0.68 mg) |
| 銅 | 0.27 mg (0.14 mg) | 0.09 mg | 0.14 mg (0.07 mg) | 0.05 mg | 0.09 mg (0.09 mg) |
| マグネシウム | 96 mg (48 mg) | 32 mg | 48 mg (24 mg) | 16 mg | 32 mg (32 mg) |
| ナイアシン | 3.9 mg (1.95 mg) | 1.3 mg | 1.95 mg (0.98 mg) | 0.65 mg | 1.3 mg (1.3 mg) |
| パントテン酸 | 1.44 mg (0.72 mg) | 0.48 mg | 0.72 mg (0.36 mg) | 0.24 mg | 0.48 mg (0.48 mg) |
| ビオチン | 15 μg (7.5 μg) | 5 μg | 7.5 μg (3.8 μg) | 2.5 μg | 5 μg (5 μg) |
| ビタミンA | 231 μg (116 μg) | 77 μg | 116 μg (58 μg) | 39 μg | 77 μg (77 μg) |
| ビタミン$B_1$ | 0.36 mg (0.18 mg) | 0.12 mg | 0.18 mg (0.09 mg) | 0.06 mg | 0.12 mg (0.12 mg) |
| ビタミン$B_2$ | 0.42 mg (0.21 mg) | 0.14 mg | 0.21 mg (0.11 mg) | 0.07 mg | 0.14 mg (0.14 mg) |
| ビタミン$B_6$ | 0.39 mg (0.20 mg) | 0.13 mg | 0.20 mg (0.10 mg) | 0.07 mg | 0.13 mg (0.13 mg) |
| ビタミン$B_{12}$ | 0.72 μg (0.36 μg) | 0.24 μg | 0.36 μg (0.18 μg) | 0.12 μg | 0.24 μg (0.24 μg) |
| ビタミンC | 30 mg (15 mg) | 10 mg | 15 mg (7.5 mg) | 5 mg | 10 mg (10 mg) |
| ビタミンD | 1.65 μg (0.83 μg) | 0.55 μg | 0.83 μg (0.41 μg) | 0.28 μg | 0.55 μg (0.55 μg) |
| ビタミンE | 1.89 mg (0.95 mg) | 0.63 mg | 0.95 mg (0.47 mg) | 0.32 mg | 0.63 mg (0.63 mg) |
| ビタミンK | 45 μg (22.5 μg) | 30 μg | 22.5 μg (11.3 μg) | 7.5 μg | 15 μg (15 μg) |
| 葉酸 | 72 μg (36 μg) | 24 μg | 36 μg (18 μg) | 12 μg | 24 μg (24 μg) |

（　）内は，一般に飲用に供する液状の食品100 mLあたりの場合．
（栄養表示基準 別表第12. http://www.caa.go.jp/policies/policy/food_labeling/health_promotion/pdf/health_promotion_170901_0001.pdfより）

## ❾ 栄養強調表示の基準値（適切な摂取ができる旨の表示）

| 栄養成分及び熱量 | 含まない旨の表示 | 低い旨の表示 | 低減された旨の表示 |
|---|---|---|---|
| | 100 g あたり | 100 g あたり | 100 g あたりの低減された量 |
| 熱量 | 5 kcal (5 kcal) | 40 kcal (20 kcal) | 40 kcal (20 kcal) |
| 脂質 | 0.5 g [注1] (0.5 g) | 3 g (1.5 g) | 3 g (1.5 g) |
| 飽和脂肪酸 | 0.1 g (0.1 g) | 1.5 g (0.75 g) ただし，当該食品の熱量のうち飽和脂肪酸に由来するものが当該食品の熱量の10％以下であるものに限る． | 1.5 g (0.75 g) |
| コレステロール[注2] | 5 mg (5 mg) ただし，飽和脂肪酸の量が1.5 g (0.75 g) 未満であって当該食品の熱量のうち飽和脂肪酸に由来するものが当該食品の熱量の10％未満のものに限る． | 20 mg (10 mg) ただし，飽和脂肪酸の量が1.5 g (0.75 g) 以下であって当該食品の熱量のうち飽和脂肪酸に由来するものが当該食品の熱量の10％以下のものに限る． | 20 mg (10 mg) ただし，飽和脂肪酸の量が当該他の食品に比べて低減された量が1.5 g (0.75 g) 以上のものに限る． |
| 糖類 | 0.5 g (0.5 g) | 5 g (2.5 g) | 5 g (2.5 g) |
| ナトリウム | 5 mg (5 mg) | 120 mg (120 mg) | 120 mg (120 mg) |

（　）内は，一般に飲用に供する液状の食品100 mLあたりの場合．
【備考】
注1）ドレッシングタイプ調味料（いわゆるノンオイルドレッシング）について，脂質の「含まない旨の表示」については「0.5 g」を，「3 g」とする．
注2）1食分の量を15 g以下である旨を表示し，かつ，当該食品中の脂肪酸の量のうち飽和脂肪酸の量の占める割合が15％以下である場合，コレステロールに係る含まない旨の表示及び低い旨の表示のただし書きの規定は，適用しない．
（栄養表示基準 別表第13. http://www.caa.go.jp/policies/policy/food_labeling/health_promotion/pdf/health_promotion_170901_0001.pdfより）

能成分を含む食品で，血圧や血中コレステロールを正常に保つことを助ける，おなかの調子を整えるのに役立つ，など特定の保健の用途に資する旨を表示するものをいう．

- 特定保健用食品として販売するためには，製品ごとに食品の有効性や安全性について食品安全委員会の審査を受け，表示について消費者庁の許可を受ける必要がある．

【用語解説】
**食品安全委員会**：食品安全基本法に基づいて内閣府に設置された．食品を摂取することによる健康への悪影響について，科学的知見に基づき客観的かつ中立公正にリスク評価を行う機関．

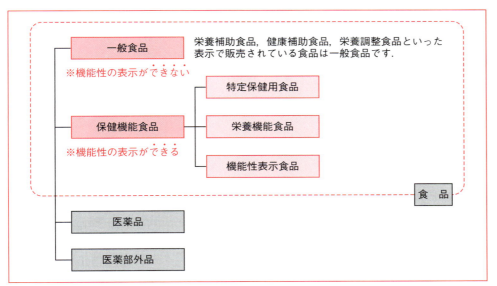

**❿ 食品と医薬品の分類**
(消費者庁．消費者の皆様へ「機能性表示食品」って何？　http://www.caa.go.jp/policies/policy/food_labeling/about_foods_with_function_claims/pdf/150810_1.pdfより)

**⓫ 保健機能食品に可能な機能性表示**

|  | 特定保健用食品 | 栄養機能食品 | 機能性表示食品 |
| --- | --- | --- | --- |
| 認証方式 | 国による個別許可 | 自己認証<br>(国への届出不要) | 自己認証<br>(販売前に国への届出が必要) |
| 対象成分 | 体の中で成分がどのように働いているか，という仕組みが明らかになっている成分 | ビタミン13種類<br>ミネラル6種類<br>脂肪酸1種類 | 体の中で成分がどのように働いているか，という仕組みが明らかになっている成分（栄養成分を除く．） |
| 可能な機能性表示 | 健康の維持，増進に役立つ，又は適する旨を表示（疾病リスクの低減に資する旨を含む．）<br>〔例：糖の吸収を穏やかにします．〕 | 栄養成分の機能の表示（国が定める定型文）<br>〔例：カルシウムは，骨や歯の形成に必要な栄養素です．〕 | 健康の維持，増進に役立つ，又は適する旨を表示（疾病リスクの低減に資する旨を除く．）<br>〔例：Aが含まれ，Bの機能があることが報告されています．〕 |

(消費者庁．消費者の皆様へ．http://www.caa.go.jp/policies/policy/food_labeling/health_promotion/pdf/foods_161004_0005.pdfより)

**⓬ 疾病リスクの低減表示を認めるもの**

| 関与成分 | 特定の保健の用途に係る表示 | 摂取をする上での注意事項 |
| --- | --- | --- |
| カルシウム（食品添加物公定書等に定められたもの又は食品等として人が摂取してきた経験が十分に存在するものに由来するもの）<br>1日摂取目安量：300 mg〜700 mg | この食品はカルシウムを豊富に含みます．日頃の運動と適切な量のカルシウムを含む健康的な食事は，若い女性が健全な骨の健康を維持し，歳をとってからの骨粗鬆症になるリスクを低減するかもしれません． | 一般に疾病は様々な要因に起因するものであり，カルシウムを過剰に摂取しても骨粗鬆症になるリスクがなくなるわけではありません． |
| 葉酸（プテロイルモノグルタミン酸）<br>1日摂取目安量：400 μg〜1000 μg | この食品は葉酸を豊富に含みます．適切な量の葉酸を含む健康的な食事は，女性にとって，二分脊椎などの神経管閉鎖障害を持つ子どもが生まれるリスクを低減するかもしれません． | 一般に疾病は様々な要因に起因するものであり，葉酸を過剰に摂取しても神経管閉鎖障害を持つ子どもが生まれるリスクがなくなるわけではありません． |

(消費者庁．特定保健用食品制度の概略．http://www.caa.go.jp/policies/policy/food_labeling/health_promotion/pdf/health_promotion_180903_0003.pdfより)

- 特定保健用食品（個別許可型）は，健康増進法第26条第1項の許可または同法第29条第1項の承認を受けて，食生活において特定の保健の目的で摂取する者に対し，その摂取により当該保健の目的が期待できる旨の表示をする食品である．
- 特定保健用食品（疾病リスク低減表示）は，関与成分の疾病リスク低減効果が医学的・栄養学的に確立されている場合，疾病リスク低減表示を認めている．この表示が認められているのはカルシウムと葉酸のみである（⓬）．

- 特定保健用食品（規格基準型）は，特定保健用食品としての許可実績が十分であるなど，科学的根拠が蓄積されている関与成分について規格基準が定められている．内閣府の消費者委員会の個別審査なく，事務局において規格基準に適合するか否かの審査を行い許可する．
- 条件付き特定保健用食品は，特定保健用食品の審査で要求している有効性の科学的根拠のレベルには届かないものの，一定の有効性が確認される食品を，限定的な科学的根拠である旨の表示をすることを条件として，許可されたものである．
- 特定保健用食品と条件付き特定保健用食品には，許可マークが付されている（⓭）．

### 栄養機能食品

- 栄養機能食品は，特定の栄養成分の補給のために利用される食品であり，栄養成分の機能を表示するもので，規格基準に適合すれば許可申請や届出等は不要である．
- 栄養機能食品として補給できる栄養成分は，ビタミン13種，ミネラル6種，脂肪酸1種の合計20種類である（⓮）．
- 対象食品は，消費者に販売される容器包装に入れられた一般用加工食品，および一般用生鮮食品であり，食品表示基準に基づき表示される．
- 栄養機能食品として販売するためには，1日あたりの摂取目安量に含まれる当該栄養成分量が，定められた上・下限値の範囲内にある必要があるほか，栄養成分の機能だけでなく，注意喚起表示等も表示する必要がある．
- 栄養機能食品の表示にあたって，食品表示基準で表示が義務づけられている事項（一般用加工食品の場合第7条，一般用生鮮食品の場合第21条）および表示が禁止されている事項（第9条及び第23条）があるので，これらの事項に十分留意して表示する必要がある．

### 機能性表示食品

- 機能性表示食品は，「おなかの調子を整えます」「脂肪の吸収をおだやかにします」など，特定の保健の目的が期待できる（健康の維持および増進に役立つ）という食品の機能性を表示することができる食品である．
- 機能性を表示することができる食品は，これまで国が個別に許可した特定保健用食品と国の規格基準に適合した栄養機能食品に限られていたが，機能性をわかりやすく表示した商品の選択肢を増やし，消費者が正しい情報を得て選択できるよう，2015（平成27）年に機能性表示食品制度が始まった（⓯）．
- 国の定めるルールに基づき，事業者が食品の安全性と機能性に関する科学的根拠などの必要な事項を，販売を予定する60日前までに消費者庁長官に届け出れば機能性を表示することができる．
- 生鮮食品を含め，すべての食品が対象となる（特定保健用食品を含めた特別用途食品，栄養機能食品，アルコールを含有する飲料や脂質，コレステロール，糖類，ナトリウムの過剰な摂取につながるものを除く）．
- 特定保健用食品とは異なり，国が安全性と機能性の審査を行わないため，事業者は自らの責任において，科学的根拠を基に適正な表示を行う必要がある．
- 機能性については，「臨床試験」または「研究レビュー（システマティックレビュー）」によって科学的根拠を説明する．
- 新制度により機能性を表示する場合，食品表示法に基づく食品表示基準や「機能性表示食品の届出等に関するガイドライン」などに基づいて，届出や容器包装への表示を行う必要がある．

### 特別用途食品

- 健康増進法第26条に規定される特別用途食品は，乳児，幼児，妊産婦，病者などの発育，健康の保持・回復などに適するという特別の用途について表示するものであり，特別用途食品として食品を販売するには，その表示について国（消費者庁長官）

●MEMO●
条件付き特定保健用食品許可表示の例として，「○○を含んでおり，根拠は必ずしも確立されていませんが，△△に適している可能性がある食品です」と表記する．

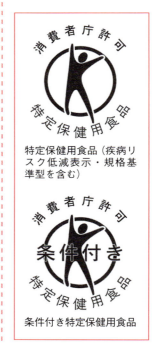

⓭ 特定保健用食品の許可マーク

【用語解説】
**臨床試験**：人を対象として，ある成分または食品の摂取が健康状態などに及ぼす影響について評価する介入研究．
**研究レビュー（システマティックレビュー）**：最終製品または最終製品に含まれる機能性関与成分について，「表示したい機能性」に関する臨床試験などの研究論文を抽出し，最終製品の特性および対象者，表示しようとする機能性との適合度などの観点から論文を絞り込み，肯定的・否定的・不明瞭な結果をすべて併せて，「機能性がある」と認められるかどうかについて総合的に判断する方法．

## ⓮ 栄養機能食品の規格基準

| 栄養成分 | 1日あたりの摂取目安量に含まれる栄養成分量 | | 栄養機能表示 | 注意喚起表示 |
|---|---|---|---|---|
| | 下限値 | 上限値 | | |
| n-3系脂肪酸 | 0.6 g | 2.0 g | n-3系脂肪酸は，皮膚の健康維持を助ける栄養素です． | 本品は，多量摂取により疾病が治癒したり，より健康が増進するものではありません．1日の摂取目安量を守ってください． |
| 亜鉛 | 2.64 mg | 15 mg | 亜鉛は，味覚を正常に保つのに必要な栄養素です．亜鉛は，皮膚や粘膜の健康維持を助ける栄養素です．亜鉛は，たんぱく質・核酸の代謝に関与して，健康の維持に役立つ栄養素です． | 本品は，多量摂取により疾病が治癒したり，より健康が増進するものではありません．亜鉛の摂り過ぎは，銅の吸収を阻害するおそれがありますので，過剰摂取にならないよう注意してください．1日の摂取目安量を守ってください．乳幼児・小児は本品の摂取を避けてください． |
| カリウム | 840 mg | 2,800 mg | カリウムは，正常な血圧を保つのに必要な栄養素です． | 本品は，多量摂取により疾病が治癒したり，より健康が増進するものではありません．1日の摂取目安量を守ってください．腎機能が低下している方は本品の摂取を避けてください． |
| カルシウム | 204 mg | 600 mg | カルシウムは，骨や歯の形成に必要な栄養素です． | 本品は，多量摂取により疾病が治癒したり，より健康が増進するものではありません．1日の摂取目安量を守ってください． |
| 鉄 | 2.04 mg | 10 mg | 鉄は，赤血球を作るのに必要な栄養素です． | |
| 銅 | 0.27 mg | 6.0 mg | 銅は，赤血球の形成を助ける栄養素です．銅は，多くの体内酵素の正常なはたらきと骨の形成を助ける栄養素です． | 本品は，多量摂取により疾病が治癒したり，より健康が増進するものではありません．1日の摂取目安量を守ってください．乳幼児・小児は本品の摂取を避けてください． |
| マグネシウム | 96 mg | 300 mg | マグネシウムは，骨や歯の形成に必要な栄養素です．マグネシウムは，多くの体内酵素の正常なはたらきとエネルギー産生を助けるとともに，血液循環を正常に保つのに必要な栄養素です． | 本品は，多量摂取により疾病が治癒したり，より健康が増進するものではありません．多量に摂取すると軟便（下痢）になることがあります．1日の摂取目安量を守ってください．乳幼児・小児は本品の摂取を避けてください． |
| ナイアシン | 3.9 mg | 60 mg | ナイアシンは，皮膚や粘膜の健康維持を助ける栄養素です． | 本品は，多量摂取により疾病が治癒したり，より健康が増進するものではありません．1日の摂取目安量を守ってください． |
| パントテン酸 | 1.44 mg | 30 mg | パントテン酸は，皮膚や粘膜の健康維持を助ける栄養素です． | |
| ビオチン | 15 μg | 500 μg | ビオチンは，皮膚や粘膜の健康維持を助ける栄養素です． | |
| ビタミンA | 231 μg | 600 μg | ビタミンAは，夜間の視力の維持を助ける栄養素です．ビタミンAは，皮膚や粘膜の健康維持を助ける栄養素です． | 本品は，多量摂取により疾病が治癒したり，より健康が増進するものではありません．1日の摂取目安量を守ってください．妊娠3か月以内又は妊娠を希望する女性は過剰摂取にならないよう注意してください． |
| ビタミン$B_1$ | 0.36 mg | 25 mg | ビタミン$B_1$は，炭水化物からのエネルギー産生と皮膚や粘膜の健康維持を助ける栄養素です． | 本品は，多量摂取により疾病が治癒したり，より健康が増進するものではありません．1日の摂取目安量を守ってください． |
| ビタミン$B_2$ | 0.42 mg | 12 mg | ビタミン$B_2$は，皮膚や粘膜の健康維持を助ける栄養素です． | |
| ビタミン$B_6$ | 0.39 mg | 10 mg | ビタミン$B_6$は，たんぱく質からのエネルギーの産生と皮膚や粘膜の健康維持を助ける栄養素です． | |
| ビタミン$B_{12}$ | 0.72 μg | 60 μg | ビタミン$B_{12}$は，赤血球の形成を助ける栄養素です． | |
| ビタミンC | 30 mg | 1,000 mg | ビタミンCは，皮膚や粘膜の健康維持を助けるとともに，抗酸化作用を持つ栄養素です． | |
| ビタミンD | 1.65 μg | 5.0 μg | ビタミンDは，腸管でのカルシウムの吸収を促進し，骨の形成を助ける栄養素です． | |
| ビタミンE | 1.89 mg | 150 mg | ビタミンEは，抗酸化作用により，体内の脂質を酸化から守り，細胞の健康維持を助ける栄養素です． | |
| ビタミンK | 45 μg | 150 μg | ビタミンKは，正常な血液凝固能を維持する栄養素です． | 本品は，多量摂取により疾病が治癒したり，より健康が増進するものではありません．1日の摂取目安量を守ってください．血液凝固阻止薬を服用している方は本品の摂取を避けてください． |
| 葉酸 | 72 μg | 200 μg | 葉酸は，赤血球の形成を助ける栄養素です．葉酸は，胎児の正常な発育に寄与する栄養素です． | 本品は，多量摂取により疾病が治癒したり，より健康が増進するものではありません．1日の摂取目安量を守ってください．葉酸は，胎児の正常な発育に寄与する栄養素ですが，多量摂取により胎児の発育が良くなるものではありません． |

（食品表示基準 別表第11．http://www.caa.go.jp/policies/policy/food_labeling/health_promotion/pdf/health_promotion_170606_0001.pdf より）

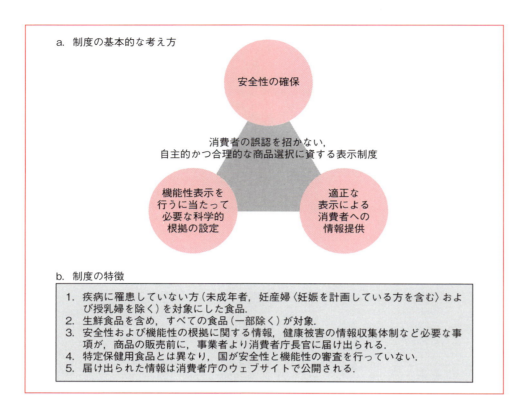

**⑮ 機能性表示食品の制度の概要**
(消費者庁．消費者の皆様へ「機能性表示食品」って何？ http://www.caa.go.jp/policies/policy/food_labeling/about_foods_with_function_claims/pdf/150810_1.pdfより)

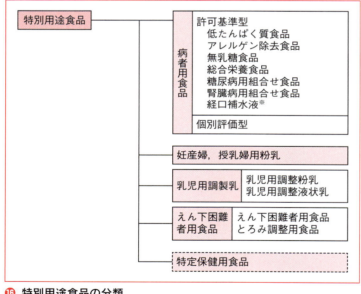

**⑯ 特別用途食品の分類**
※令和5年5月19日から追加．
(消費者庁．特別用途食品について 特別用途食品とは．https://www.caa.go.jp/policies/policy/food_labeling/foods_for_special_dietary_uses/assets/food_labeling_cms206_230519_01.pdfより)

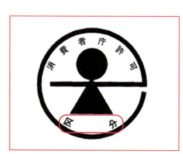

**⑰ 特別用途食品の許可マーク**
区分欄には，「乳児用食品」「幼児用食品」「妊産婦用食品」「病者用食品」あるいは，その他の特別の用途を記載する．

の許可を受ける必要がある．
- 特別用途食品には，病者用食品，妊産婦・授乳婦用粉乳，乳児用調製乳，えん下困難者用食品があり，表示の許可にあたっては，許可基準があるものについてはその適合性を審査し，許可基準のないものについては個別に評価を行っている (⑯, ⑰)．
- 健康増進法に基づく「特別用途食品」には，特定保健用食品も含まれる．

**参考文献**

- 消費者庁．食品表示企画．食品表示法等（法令及び一元化情報）．http://www.caa.go.jp/policies/policy/food_labeling/food_labeling_act/
- 消費者庁．食品表示企画．安全や衛生に関する表示の制度について．http://www.caa.go.jp/policies/policy/food_labeling/food_sanitation/
- 消費者庁．食品表示企画．品質等選択に役立つ表示の制度について．http://www.caa.go.jp/policies/policy/food_labeling/quality/
- 消費者庁．食品表示企画．健康や栄養に関する表示の制度について．http://www.caa.go.jp/policies/policy/food_labeling/health_promotion/
- 消費者庁．食品表示企画．機能性表示食品に関する情報．http://www.caa.go.jp/policies/policy/food_labeling/about_foods_with_function_claims/

## カコモンに挑戦!!

### ◆ 第37回-57
食品表示基準に基づく一般用加工食品の表示に関する記述である．最も適当なのはどれか．1つ選べ．
(1) 品質が急速に劣化しやすい食品には，賞味期限を表示しなければならない．
(2) 食物繊維量は，表示が推奨されている．
(3) 食塩相当量の表示値は，グルタミン酸ナトリウムに由来するナトリウムを含まない．
(4) 大麦を原材料に含む場合は，アレルゲンとしての表示が義務づけられている．
(5) 分別生産流通管理された遺伝子組換え農作物を主な原材料とする場合は，遺伝子組換え食品に関する表示を省略することができる．

### ◆ 第37回-59
特別用途食品および保健機能食品に関する記述である．最も適当なのはどれか．1つ選べ．
(1) 特定保健用食品以外の特別用途食品には，許可証票（マーク）は定められていない．
(2) 特別用途食品（総合栄養食品）には，「食生活は，主食，主菜，副菜を基本に，食事のバランスを．」と表示しなくてはならない．
(3) 特定保健用食品（条件付き）は，規格基準を満たすことを条件として個別審査を経ることなく許可される．
(4) 機能性表示食品には，妊産婦を対象に開発された食品がある．
(5) 機能性表示食品は，安全性や機能性の根拠に関する情報を消費者庁のウェブサイトで確認することができる．

## 解答&解説

### ◆ 第37回-57　正解(2)
正文を提示し，解説とする．
(1) 品質が急速に劣化しやすい食品には，消費期限を表示しなければならない．
(2) ○
(3) 食塩相当量の表示値は，グルタミン酸ナトリウムに由来するナトリウムを含む．
(4) 大麦を原材料に含む場合は，アレルゲンとしての表示義務はない．
(5) 分別生産流通管理された遺伝子組換え農作物を主な原材料とする場合は，遺伝子組換え食品に関する表示義務がある．

### ◆ 第37回-59　正解(5)
正文を提示し，解説とする．
(1) 特定保健用食品以外の特別用途食品には，許可証票（マーク）が定められている．
(2) 保健機能食品（特定保健用食品，栄養機能食品，機能性表示食品）には，「食生活は，主食，主菜，副菜を基本に，食事のバランスを．」と表示しなくてはならない．
(3) 規格基準型特定保健用食品は，規格基準を満たすことを条件として個別審査を経ることなく許可される．
(4) 機能性表示食品には，妊産婦を対象に開発された食品がない（機能性表示食品の対象は，疾病に罹患していない者であり，未成年者，妊産婦及び授乳婦を除くとしている）．
(5) ○

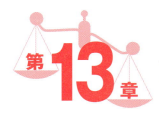

# 第13章 食品の規格基準

**学習目標**
- 主な食品の規格基準，成分規格を理解する

**要点整理**
- 食品の規格基準は，食品衛生法に基づき定められている．
- 食品一般，清涼飲料水などに区分されて，成分規格や製造基準，保存基準，使用基準，加工基準，調理基準，表示基準および製品の管理が定められている．
- 規格基準には微生物学的基準や化学的基準についての詳細が定められている．

- 食品衛生法第13条において「内閣総理大臣は，公衆衛生の見地から，食品衛生基準審議会の意見を聴いて，販売の用に供する食品若しくは添加物の製造，加工，使用，調理若しくは保存の方法につき基準を定め，又は販売の用に供する食品若しくは添加物の成分につき規格を定めることができる」と記されている．

## 1 食品一般の規格基準

- 食品，添加物の規格基準は，食品一般のほか清涼飲料水，粉末清涼飲料，氷雪，氷菓などの区分があり，規格基準（成分規格，製造基準，加工基準，調理基準，保存基準など）が定められている．全体の区分および規格・基準の一覧を❶に示した．
- 個々の食品一般の規格基準の詳細は，付録「食品，添加物等の規格基準（抄）」（p.192）を参照のこと．
- 主な食品の成分規格を❷に示した．
- 成分規格に定められている項目のうち，微生物学的基準項目を❸に示した．
- 微生物学的基準における大腸菌群は，汚染指標として食中毒菌の指標として用いられるものである*1．
- 化学的基準項目を❹に示した．有害元素としてヒ素，鉛，カドミウム，スズがある*2．亜硝酸根は，発色剤の使用基準である．食品添加物に関する規格基準については，付録「食品添加物の使用基準及び保存基準（抄）」（p.193）を参照のこと．
- 酸価および過酸化物価は，油脂の酸敗による基準を示すものである（❹）．
- 多くの種類がみられるミネラルウォーター類（清涼飲料水）は需要が高まり，「ミネラルウォーター類（殺菌又は除菌を行わないもの）」，「ミネラルウォーター類（殺菌又は除菌を行うもの）」，「ミネラルウォーター以外の清涼飲料水」の3分類とし，規格基準が変更された*3,4．
- 生食用食肉の加工基準の一例として，「牛の食肉（内臓を除く）で生食用として販売するもの（ユッケなど）は，気密性のある清潔で衛生的な容器包装に入れ，密封し，肉塊の表面から深さ1cm以上の部分までを60℃で2分間以上加熱する方法またはこれと同等以上の殺菌効果を有する方法で加熱殺菌を行った後，速やかに4℃以下に冷却すること」となっている．

*1 汚染指標としての大腸菌群については第2章「③ 衛生指標菌」（p.12）を参照．

*2 第8章「④ 有害元素」（p.98）を参照．

【用語解説】
**亜硝酸根**：亜硝酸イオン（$NO_2^-$）．

● MEMO ●
酸敗による食中毒では，下痢，腹痛，嘔吐などの症状がある（第3章「食品の変質」〈16〉を参照）．

*3 平成26年12月22日食安発1222第1号「乳及び乳製品の成分規格等に関する省令及び食品，添加物等の規格基準の一部改正について」．

*4 清涼飲料水については，2018年7月，水道法やコーデックス委員会等の国際基準との整合性をふまえ，亜鉛，アンチモン，ヒ素，マンガン，亜硝酸性窒素，ホウ素，鉄およびカルシウム・マグネシウム等（硬度）について基準値が改正された．

## ❶ 食品の規格・基準一覧

| 区　分 | 成分規格 | 製造基準 | 保存基準 | 使用基準 | 加工基準 | 調理基準 | 製品の管理 |
|---|---|---|---|---|---|---|---|
| 食品一般 | ○ | ○ | ○ |  | ○ | ○ |  |
| 清涼飲料水 | ○ | ○ | ○ |  |  | ○（全自動調理機） |  |
| 粉末清涼飲料 | ○ | ○ | ○ |  |  |  |  |
| 氷　雪 | ○ | ○ | ○ |  |  |  |  |
| 氷　菓 | ○ | ○ | ○ |  |  |  |  |
| 食肉, 鯨肉（生食用食肉・生食用冷凍鯨肉除く） |  |  | ○ |  |  | ○ |  |
| 生食用食肉 | ○ |  | ○ |  | ○ |  |  |
| 食鳥卵 | ○ | ○ | ○（鶏卵液） | ○ |  |  |  |
| 血液, 血球, 血漿 |  |  | ○ |  | ○ |  |  |
| 食肉製品 | ○ | ○ | ○ |  |  |  |  |
| 鯨肉製品 | ○ | ○ | ○ |  |  |  |  |
| 魚肉ねり製品 | ○ | ○ | ○ |  |  |  |  |
| いくら, すじこ, たらこ | ○ |  |  |  |  |  |  |
| ゆでだこ | ○ |  | ○ |  | ○ |  |  |
| ゆでがに | ○ |  | ○ |  | ○ |  |  |
| 生食用鮮魚介類 | ○ |  | ○ |  | ○ |  |  |
| 生食用かき | ○ |  | ○ |  | ○ |  |  |
| 寒　天 | ○ |  |  |  |  |  |  |
| 穀類, 米（玄米および精米） | ○ |  |  |  |  |  |  |
| 豆　類 | ○ |  |  | ○ |  |  |  |
| 野菜, ばれいしょ |  |  |  |  | ○ |  |  |
| 生あん | ○ | ○ |  |  |  |  |  |
| 豆　腐 |  | ○ | ○ |  |  |  |  |
| 即席めん類 | ○ |  | ○ |  |  |  |  |
| 冷凍食品 | ○ |  | ○ |  | ○ |  |  |
| 容器包装詰加圧加熱殺菌食品 | ○ | ○ |  |  |  |  |  |
| 油で処理した菓子（指導要領） |  |  |  |  |  |  | ○ |

（厚生労働省．食品別の規格基準について．https://www.mhlw.go.jp/stf/seisakunitsuite/bunya/kenkou_iryou/shokuhin/jigyousya/shokuhin_kikaku/index.html より作成）

## 2　その他の規格基準

- 残留農薬の基準は, ポジティブリスト制度の導入により残留農薬基準が定められていない農薬等は, 一律に食品中に 0.01 ppm を超えて残留する食品が販売できなくなった（❹）[*5].
- 野菜・果物および飲食器に用いられる洗浄剤には成分規格と使用基準があり, 界面活性剤の種類および剤型により使用濃度に基準が示されており, 洗浄時間とすすぎの方法の基準もある（❺）.
- 食品の保存温度に関する基準を❻に示した.
- 「食品, 添加物等の規格基準」の食品一般の保存基準には, ①飲食の用に供する氷雪以外の氷雪を直接接触させることにより食品を保存する場合は, 大腸菌群が陰性である氷雪を用いなければならない, ②食品を保存する場合には, 抗生物質を使用してはならない, ③食品の保存の目的で, 食品に放射線を照射してはならない, との規定がある.

[*5] 第8章「2　農薬などとポジティブリスト制」(p.94)を参照.

● MEMO ●
乳児用液体ミルク（調整液状乳）については, 2018年8月,「乳及び乳製品の成分規格等に関する省令」が改正され, 国内メーカーにおいても液体ミルクの製造・販売が可能となった. 災害時の利用などに注目されている.

### 参考文献

- 食品衛生学会編．平成30年度 食品・食品添加物等規格基準（抄）．
- 小塚　諭編．イラスト食品の安全性．第3版．東京教学社；2017.
- 細貝祐太郎ほか編．食べ物と健康・食品と衛生　新 食品衛生学要説 2017年版．医歯薬出版；2017.

### ❷ 主な食品の成分規格

| 対象食品 | | 成分規格 |
|---|---|---|
| 清涼飲料水 | | 混濁，沈殿物（認めず），スズ（150 ppm以下），大腸菌群（陰性）<br>※ミネラルウォーター類では，腸球菌（陰性），緑膿菌（陰性）など追加基準あり |
| 粉末清涼飲料 | | 混濁，沈殿物（認めず），ヒ素（検出しない），鉛（検出しない），スズ（150 ppm以下），大腸菌群（陰性），細菌数（3,000/g以下）<br>※乳酸菌を加えたものは，細菌数（乳酸菌除く）：3,000/g以下 |
| 氷　雪 | | 大腸菌群（融解水）（陰性），細菌数（融解水）（100/mL以下） |
| 氷　菓 | | 大腸菌群（融解水）（陰性），細菌数（融解水）（1万/mL以下）<br>※はっ酵乳または乳酸菌飲料を原料とするものは，乳酸菌または酵母以外の細菌数 |
| 食鳥卵 | 殺菌卵液（鶏卵） | サルモネラ属菌（陰性/25 g） |
| | 未殺菌卵液（鶏卵） | 細菌数（100万/g以下） |
| 食肉製品 | 乾燥食肉製品<br>（ビーフジャーキーなど） | 亜硝酸根（0.070 g/kg以下），*E.coli*（陰性），水分活性（0.87未満） |
| | 非加熱食肉製品<br>（水分活性0.95以上：パルマハムなど）<br>（水分活性0.95以下：ラックスハムなど） | 亜硝酸根（0.070 g/kg以下），*E.coli*（100/g以下），黄色ブドウ球菌（1,000/g以下），サルモネラ属菌（陰性），リステリア菌（100/g以下） |
| | 特定加熱食肉製品<br>（ローストビーフなど） | 亜硝酸根（0.070 g/kg以下），*E.coli*（100/g以下），黄色ブドウ球菌（1,000/g以下），サルモネラ属菌（陰性），クロストリジウム属菌（1,000/g以下） |
| | 加熱食肉食品<br>（乾燥食肉製品，非加熱食肉製品および特定加熱食肉製品以外の食肉製品をいうロースハム，ウインナーソーセージ，ベーコンなど） | 亜硝酸根（0.070 g/kg以下）※包装後加熱したもの，大腸菌群（陰性），クロストリジウム属菌（1,000/g以下）※加熱後包装したもの，*E.coli*（陰性），黄色ブドウ球菌（1,000/g以下），サルモネラ属菌（陰性） |
| 鯨肉製品 | | 大腸菌群（陰性）<br>※鯨肉ベーコン（亜硝酸根0.070 g/kg以下） |
| 生食用食肉 | 牛の食肉（内臓を除く）で生食用として販売するもの；ユッケ，牛刺しなど | 腸内細菌科菌群：陰性（係る記録を1年間保存） |
| 魚肉ねり製品<br>（魚肉すり身を除く） | | 大腸菌群（陰性）<br>※魚肉ソーセージ，魚肉ハムのみ（亜硝酸根0.050 g/kg以下）追加 |
| いくら，すじこ，たらこ | | 亜硝酸根（0.005 g/kg以下） |
| ゆでだこ，ゆでがに | | 腸炎ビブリオ（陰性） |
| 冷凍ゆでだこ | | 細菌数（10万/g以下），大腸菌群（陰性），腸炎ビブリオ（陰性） |
| 冷凍ゆでがに | | 細菌数（10万/g以下），大腸菌群（陰性），腸炎ビブリオ（陰性）<br>※飲食に供する際に加熱を要するものは，腸炎ビブリオを除く |
| 生食用鮮魚介類<br>（切り身またはむき身にしたものに限る） | | 腸炎ビブリオ最確数（100/g以下） |
| 生食用かき | | 細菌数（5万/g以下），*E.coli*最確数（230/100 g以下）<br>※むき身のものには以下を追加<br>腸炎ビブリオ最確数（100/g以下） |

（厚生労働省．食品別の規格基準について．https://www.mhlw.go.jp/stf/seisakunitsuite/bunya/kenkou_iryou/shokuhin/jigyousya/shokuhin_kikaku/index.html より作成）

食品の規格基準

### ❸ 微生物学的基準について定められている食品

| | | |
|---|---|---|
| 大腸菌群：陰性 | | 清涼飲料水，粉末清涼飲料，氷雪（融解水），氷菓，加熱食肉製品，魚肉練り製品，ゆでだこ（冷凍），ゆでがに（冷凍），冷凍食品 |
| 腸球菌，緑膿菌：陰性 | | 清涼飲料水 |
| 細菌数 | | 100/mL以下：清涼飲料水（原水），氷雪（融解水） |
| | | 3,000/g以下：粉末清涼飲料 |
| | | 10,000/mL以下：氷菓（融解水） |
| | | 50,000/g以下：生食用かき |
| | | 100,000/g以下：ゆでだこ（冷凍），ゆでがに（冷凍），冷凍食品（無加熱摂取冷凍食品，加熱後摂取冷凍食品〈凍結直前加熱〉，生食用冷凍鮮魚介類） |
| | | 1,000,000/g以下：未殺菌卵液（鶏卵） |
| | | 3,000,000/g以下：冷凍食品（加熱後摂取冷凍食品〈凍結直前加熱以外〉） |
| E.coli | 陰性 | 食肉製品（乾燥食肉製品，加熱食肉製品），冷凍食品 |
| | 最確数 | 100/g以下：食肉製品（非加熱食品製品，特定加熱食肉製品） |
| | | 230/100 g以下：生食用かき |
| 黄色ブドウ球菌 | | 1,000/g以下：食肉製品（非加熱食肉製品，特定加熱食肉製品，加熱食肉製品） |
| サルモネラ属菌：陰性 | | 食肉製品（非加熱食肉製品，特定加熱食肉製品，加熱食肉製品），殺菌卵液（鶏卵25 g中） |
| クロストリジウム属菌 | | 1,000/g以下：食肉製品（特定加熱食肉製品，加熱食肉製品） |
| 腸炎ビブリオ | 陰性 | ゆでだこ，ゆでだこ（冷凍），ゆでがに，ゆでがに（冷凍） |
| | 最確数 | 100/g以下：生食用鮮魚介類，生食用かき（むき身のもの），生食用冷凍鮮魚介類 |
| 腸内細菌科群：陰性 | | 生食用食肉 |
| リステリア・モノサイトゲネス | | 100/g以下：非加熱食肉製品 |

（厚生労働省．食品別の規格基準について．https://www.mhlw.go.jp/stf/seisakunitsuite/bunya/kenkou_iryou/shokuhin/jigyousya/shokuhin_kikaku/index.htmlより作成）

### ❹ 化学的基準の定められている食品

| | |
|---|---|
| ヒ素，鉛，カドミウム | 検出しない：粉末清涼飲料 |
| スズ | 150 ppm以下：清涼飲料水，粉末清涼飲料 |
| 亜硝酸根 | 0.070 g/kg以下：食肉製品，鯨肉製品（鯨肉ベーコン） |
| | 0.050 g/kg以下：魚肉ねり製品（魚肉ソーセージ，魚肉ハム） |
| | 0.005 g/kg以下：いくら，すじこ，たらこ |
| 水分活性 | 0.87未満：食肉製品（乾燥食肉製品） |
| ホウ素化合物 | 1 g/kg以下（$H_3BO_3$として）：寒天 |
| カドミウムおよびその化合物 | 0.4 ppm以下（Cdとして）：穀類，米（玄米および精米） |
| シアン化合物 | 不検出：豆類（ただし，サルタニ豆，サルタピア豆，バター豆，ペギア豆，ホワイト豆，ライマ豆はHCNとして500 ppm以下），生あん |
| 含有油脂 | 酸価3以下，または過酸化物価30以下：即席めん類（めんを油脂で処理したものに限る） |
| | 酸価が3を超えかつ過酸化物価が30を超えない，酸価が5を超えまたは過酸化物価が50を超えない：油脂で処理した菓子（指導要領） |
| 動物用医薬品の残留 | 乳および牛，豚，羊，馬，鹿，鶏，あひる，しちめんちょう，山羊，その他の陸棲哺乳類，その他の家禽（筋肉，脂肪，肝臓，腎臓，その他の食用部分），食鳥卵，魚介類，はちみつ |
| 残留農薬 | 穀類，豆類，野菜類，いも類，きのこ類，オイルシード，ナッツ類，種実類，茶，香辛料，加工食品，ミネラルウォーター類 |
| パツリン | 0.050 ppm以下：清涼飲料水（りんごの搾汁および搾汁された果汁のみを原料とするもの） |

（細貝祐太郎ほか編．食べ物と健康・食品と衛生　新食品衛生学要説2107年版．医歯薬出版；2017より）

## ❺ 洗浄剤の成分規格と使用基準

| 分類 | 規格 |
|---|---|
| 成分規格[*1] | ● ヒ素[*2, *3]：0.05 ppm以下（$As_2O_3$として）<br>● 重金属[*2, *3]：1 ppm以下（Pbとして）<br>● メタノール[*2]：1 μL/g以下（液状のものに限る）<br>● 液性（pH）[*2, *3]：脂肪酸系洗浄剤 6.0～10.5<br>　　　　　　　　　脂肪酸系洗浄剤以外 6.0～8.0 |
| | ● 酵素または漂白作用を有する成分を含まないこと |
| | ● 香料：化学的合成品にあっては食品衛生法施行規則別表第1掲載品目に限る |
| | ● 着色料：化学的合成品にあっては食品衛生法施行規則別表第1掲載品目ならびにインダントレンブルーRS，ウールグリーンBS，キノリンイエローおよびパテントブルーVに限る |
| | ● 生分解度：85％以上．ただし，アニオン系界面活性剤を含むものに限る |
| 使用基準 | ● 使用濃度（界面活性剤として）：脂肪酸系洗浄剤は0.5％以下，脂肪酸系洗浄剤以外の洗浄剤[*1, *2]は0.1％以下 |
| | ● 野菜または果実は，洗浄剤[*1]溶液に5分間以上浸漬してはならないこと |
| | ● 洗浄後の野菜，果実および飲食器は，飲用適の水ですすぐこと．その条件は次のとおり．<br>　流水を用いる場合：野菜または果実は30秒間以上，飲食器は5秒間以上<br>　ため水を用いる場合：水を変えて2回以上 |

*1：もっぱら飲食器の洗浄の用に供されることが目的とされているものを除く．
*2：固形石けんを除く．
*3：脂肪酸系洗浄剤は30倍，脂肪酸系洗浄剤以外は150倍に水で希釈して調整した試料溶液中の濃度または液性．
（食品，添加物等の規格基準〈昭和34年厚生省告示第370号〉〈抄〉より）

## ❻ 食品の保存温度基準一覧

| 区分 | | 保存温度基準 |
|---|---|---|
| 食肉，鯨肉 | | 10℃以下（凍結品－15℃以下） |
| 生食用食肉 | | 4℃以下（凍結させたもの－15℃以下） |
| 食肉製品 | 冷凍食肉製品 | －15℃以下 |
| | 非加熱食肉製品 | 4℃以下（肉塊のみを原料食肉とする場合で水分活性0.95以上） |
| | | 10℃以下（肉塊のみを原料食肉とする場合以外で，pH 4.6未満またはpH 5.1未満かつ水分活性0.93未満のものを除く） |
| | 特定加熱食肉製品 | 4℃以下（水分活性0.95以上） |
| | | 10℃以下（水分活性0.95未満） |
| | 加熱食肉製品 | 10℃以下（気密性のある容器包装に充てんした後，製品の中心部の温度を120℃で4分間加熱する方法またはこれと同等以上の効力を有する方法により殺菌したものを除く） |
| 食鳥卵 | | 8℃以下（凍結させたもの－15℃以下） |
| 鯨肉製品 | | 10℃以下（凍結品－15℃以下） |
| 魚肉ねり製品 | | 10℃以下（凍結品－15℃以下） |
| ゆでだこ，ゆでがに | | 10℃以下（凍結品－15℃以下） |
| 生食用鮮魚介類 | | 10℃以下 |
| 生食用かき | | 10℃以下（凍結品－15℃以下） |
| 冷凍食品 | | －15℃以下 |

## カコモンに挑戦!!

### ◆ 第25回-71

大腸菌群に関する記述である．正しいのはどれか．
(1) 検査の条件は，嫌気培養である．
(2) 35℃では，増殖できない．
(3) 培養する条件によっては，芽胞を作る．
(4) 乳糖を分解して，酸とガスを生産する．
(5) 腸管出血性大腸菌O157は，含まれない．

### 解答＆解説

◆ 第25回-71　**正解(4)**
正文を提示し，解説とする．
(1) 検査の条件は，好気培養である．
(2) 35℃で増殖できる．（大腸菌の最低発育温度は5～15℃，最高発育温度は35～45℃，至適温度は20～37℃である．）
(3) 培養する条件を変えても大腸菌は芽胞を作らない．
(4) ○
(5) 腸管出血性大腸菌O157は，大腸菌群に含まれる．

# 第14章 食品安全行政

**学習目標**
- 食品安全行政の対象と範囲について理解する
- リスクアナリシスの概要とそれを担う機関について理解する
- コーデックス規格とその目的を理解する

**要点整理**
- 食品安全行政の対象は食品および食品に直接接する器具・容器包装等である.また,その範囲は生産段階から消費段階まで,国内から海外へ及ぶ.
- 食品の安全を確保するためにリスクアナリシスという手法が採用されている.リスクアナリシスは,リスク評価,リスク管理,リスクコミュニケーションで構成される.
- リスク評価は科学者で構成する内閣府食品安全委員会が担い,リスク管理は消費者庁,厚生労働省,農林水産省などが担っている.
- リスク評価機関,リスク管理機関はリスクコミュニケーションに取り組んでいる.
- コーデックス規格は,FAO/WHO合同食品規格委員会(コーデックス委員会)が作成する国際規格である.消費者の健康の保護,食品の公正な貿易の確保を目的としている.

## 1 食品安全行政の対象と範囲

### 食品安全行政の対象

- 食品安全行政は,すべての飲食物(ただし,医薬品,医薬部外品および再生医療等製品を除く),飲食物に直接触れる器具および容器包装,並びに食品や飲食器に残留する可能性のある洗浄剤を対象としている.
- 飲食物の安全を守るためには,食品そのものはもちろん,食品に接する器具や容器包装あるいは洗浄剤の安全を確保する必要がある.たとえば,容器包装や調理器具,食器等から有害物質が食品中に溶出,移行するのを防止しなければならない.
- 食品安全行政の目的は,これらの「もの」の安全を確保すること,および「もの」に関する適切な情報(=食品表示)を提供することである.
- 食品表示も食品安全行政の重要な要素である.食品は,製造や加工の方法,殺菌方法,保存方法によって消費期限や賞味期限が変わってくる.食品に関する情報が消費者へ適切に提供されることが重要である.

### 食品安全行政の範囲

- 食品安全基本法では,基本理念として「農林水産物の生産から食品の販売に至る一連の国の内外における食品供給の行程におけるあらゆる要素が食品の安全性に影響を及ぼすおそれがある」とし,「食品の安全性の確保は,食品供給行程の各段階において適切に講じられなければならない」(第4条)としている().したがって,食品安全行政の範囲は「生産段階(農場)から消費段階(食卓)まで」,さらに「国内から海外(輸入食品)」に及ぶ.
- 生産段階の安全確保は農林水産省が担っている.農地の土壌汚染の防止や農薬,肥料,飼料の規制などを行っている.
- 製造や加工,流通段階の安全確保は消費者庁および厚生労働省が担っている.消費者庁は,規制のための基準作り等を担当し,厚生労働省は基準の遵守状況の監視や食中

**豆知識**
医薬品や医薬部外品,再生医療等製品は,「医薬品,医療機器等の品質,有効性及び安全性の確保等に関する法律」でその安全が守られている.

表示も食品の安全を守っているなんて知らなかった！適切な情報の提供がとても大切なんだ

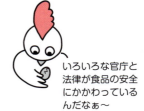
いろいろな官庁と法律が食品の安全にかかわっているんだなぁ〜

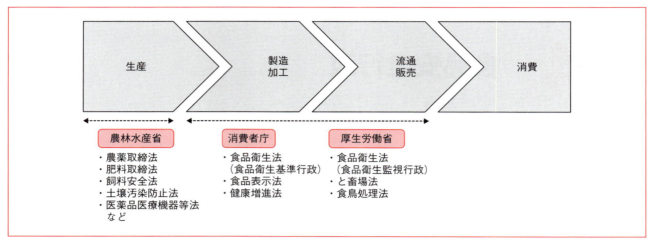

❶ 食品供給行程の各段階と法規制
正式な法律名は以下のとおり．
飼料安全法：飼料の安全性の確保及び品質の改善に関する法律
土壌汚染防止法：農用地の土壌の汚染防止等に関する法律
医薬品医療機器等法：医薬品，医療機器等の品質，有効性及び安全性の確保等に関する法律
食鳥処理法：食鳥処理の事業の規制及び食鳥検査に関する法律

毒対策等を担当している．
- 法令による規制は流通段階までであり，消費段階（家庭）には及ばない．しかし，購入した食品の保存や適切な加熱調理，消費期限までに摂取することなど，家庭における食品の安全確保も重要である．
- 消費段階での安全確保のため，消費者庁や厚生労働省などはインターネットや広報誌を通じ，家庭で守るべき事項について注意喚起を行っている．
- 海外における食品の安全確保も重要である．食料の多くを海外に依存する日本の現状においては，輸入食品の安全を確保する必要がある．
- 厚生労働省は，日本に食品を輸出する国に対し，日本の食品衛生規制に関する情報提供や技術支援などを行っている．また，違反事例の多い国に対して現地調査などを行っている．

## 2　リスクアナリシス

### リスクアナリシスとは
- リスクアナリシス（リスク分析手法）は，食品がもつリスクを科学的，客観的に評価し，その結果に基づき適切な管理を行うことによって，食品による健康被害の発生を未然に防止しようとする方法である．
- リスクアナリシスは，リスク評価，リスク管理，リスクコミュニケーションの3要素で構成される（❷）．
- リスクアナリシスの特徴は，リスク評価とリスク管理を分離することである．リスク評価の過程で，さまざまな圧力によって判断がゆがめられないようにするため，リスク評価は独立した機関が科学的，中立的に行っている．
- リスクコミュニケーションの実施もリスクアナリシスの目標達成のために欠かせない要素であり，活動である．

### リスク評価（リスクアセスメント）
- どのような食品も生物的，化学的，物理的な危害をもっている．これらの危害が人の健康に及ぼす影響の程度を客観的，中立的立場から科学的に評価（定量的または定性的）するのがリスク評価である．

**豆知識**
日本はフードマイレージ（食品重量×移動距離）が世界で一番大きい．多くの食品を輸入しているということである．食品の安全は，日本だけではなく世界規模で考えることが必要である．

【用語解説】
リスク：リスクとは「危害の大きさ」×「発生確率」をいう．たとえば，ライオンに襲われると重大な危害が生じる．しかし，日本ではライオンに襲われる確率はほぼ皆無である．したがって，日本ではライオンによるリスクは「ほぼ無視できる」といえる．ところが，アフリカの草原ではライオンに出会う確率は飛躍的に増大し，ライオンは大きなリスクとなる．リスクは，置かれた状況に依存する．

リスク評価とリスク管理，リスクコミュニケーションとは何か，その違いと意味をしっかり覚えよう

食品安全行政

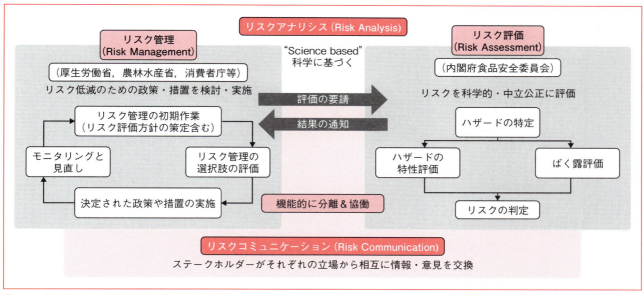

❷ リスクアナリシスのイメージ図
（食品安全委員会．用語集：リスクアナリシス（リスク分析）の考え方＜更新2023年6月＞．https://www.fsc.go.jp/yougoshu/kensaku_analysis.html より）

- リスク評価は「食品健康影響評価」と呼ばれ，内閣府に設置された食品安全委員会が担っている．
- 食品健康影響評価は，①ハザード（危害）の特定，②ハザードの特性評価，③曝露評価，④リスク判定の4つのステップを経て実施される．
  - ハザードの特性評価は，どの程度食べると有害かについて検討することである．化学物質の場合は量・反応関係，微生物の場合は最小発症菌量が検討される．
  - 曝露評価は，危害物質を日常的にどの程度食べているかの評価である．
  - ハザードの特性評価と曝露評価の両者を行ったうえで，危害がどの程度発生する可能性があるかのリスク判定が行われる．

### リスク管理（リスクマネジメント）

- リスク管理は，科学的な判断であるリスク評価結果をふまえ，実現可能で適正な危害の制御方法を選択し実行することである．食品の安全規制を実施している農林水産省，厚生労働省，環境省，消費者庁などが担当している．
- たとえば，食品添加物など化学物質のリスク評価結果は，食品安全委員会から一日摂取許容量（acceptable daily intake：ADI）として示される．それを受け，リスク管理機関である消費者庁は，ADIを超えないように食品添加物の使用基準を定める．
- リスク評価で「リスクは非常に低い」と判断されても，国民の不安が大きい場合がある．こうした状況を想定し，リスク管理の策定にあたっては国民の意見に十分な配慮を行うこととされている．

### リスクコミュニケーション

- リスクコミュニケーションとは，リスク評価機関，リスク管理機関，消費者，食品関連業界など利害関係者間で，リスク評価結果やリスク管理の方法，規制の遵守状況などに関する情報を共有し，意見を交換するための双方向コミュニケーションをいう．
- リスク評価機関などの行政機関と消費者の間では，圧倒的な情報量の差がある．また，消費者は，科学的な事項に関し理解困難な場合がある．情報の偏りを少しでも解消し，関係者間の信頼の確保を図ることがリスクコミュニケーションの目的である．
- リスク評価機関である食品安全委員会，リスク管理機関である農林水産省，厚生労働

【用語解説】
一日摂取許容量（ADI）：「人が毎日一生涯摂取し続けても，なんら健康障害が現れない一日あたりの量」をいう．化学物質の毒性はどれだけ食べたかに影響される．どのような化学物質にも摂取しても毒性が現れない量が存在する．その性質を利用し，化学物質を安全に管理しようとする手法の一つである．

日本の食品はとっても安全．でも，それが十分に理解されてないんだ．リスクコミュニケーションの目標は「相互信頼」！

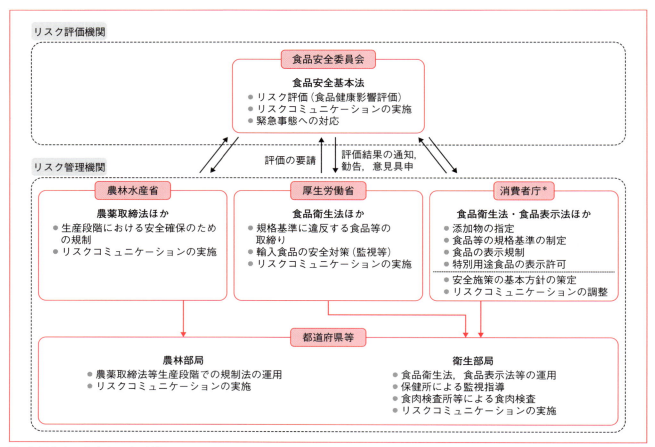

**❸ 食品安全にかかわる行政機関**

＊：消費者庁はリスク管理機関としての役割のほか，消費者安全法に基づき消費者事故に関して関係省庁の総合調整の役割も担う．また，食品の安全施策にかかわる基本的な方針の策定・公表，リスクコミュニケーションの総合調整など司令塔的役割を果たしている．

省，消費者庁などがそれぞれ独立で，あるいは協同してリスクコミュニケーションを実施している．

## 3　食品安全行政組織

- 食品安全を担う主な国の行政機関は，内閣府食品安全委員会，消費者庁，厚生労働省，農林水産省などであり，また，都道府県など地方自治体は最前線で食品安全行政を担っている（❸）．

### 食品安全委員会

- 食品安全委員会は，食品安全基本法（第22条）に基づき設置された機関である．
- リスク管理機関から独立して，食品の安全性に関するリスク評価（「食品健康影響評価」という）を科学的，中立的かつ公平に実施する機関である．
- 内閣府に設置されており，科学者など7名の委員で構成されている．委員は，衆参両院の同意を得て，内閣総理大臣が任命する．
- 食品安全委員会のもとに専門調査会が設置されている．専門調査会は微生物・ウイルス専門調査会や残留農薬専門調査会などがあり，それぞれの分野の専門家を委員とし，専門的な立場で審議している．
- 食品安全委員会は，食品に起因する緊急事態の発生時に，危害の拡大や再発の防止に政府が一体となって迅速に取り組むための調査・分析または検査の司令塔の役目も担っている（食品安全基本法第27条）．

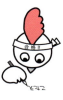

食品安全委員会は，厚生労働省や農林水産省などのリスク管理機関から独立して食品がもつ危害を科学的に評価するんだよ！

### 消費者庁

- 消費者庁は，食品安全行政の司令塔的な役割を果たしている．食品の安全施策に関す

- る基本的事項の決定および公表（食品安全基本法第21条），リスクコミュニケーションの総合調整（消費者庁及び消費者委員会設置法第4条），重大消費者事故等の情報の収集，分析等（消費者安全第12条，13条など）を担っている．
- 2024年4月，それまで厚生労働省が担ってきた食品衛生基準行政が消費者庁へ移管された．添加物の指定，食品や添加物，器具容器包装等の規格基準の制定が消費者庁（内閣総理大臣）の所管となった．
- 消費者庁は，食品表示法の運用や健康増進法に基づく特定保健用食品の表示許可を行っている．食品表示法は，食品の安全確保および消費者の選択の確保の観点から食品等の表示規制を行っている．

### 農林水産省

- 農林水産省は，農林畜水産物の生産段階などにおける安全確保の役目を担うリスク管理機関である．
- 農薬取締法，飼料の安全性の確保及び品質の改善に関する法律，肥料取締法，農用地の土壌の汚染防止等に関する法律，家畜伝染病予防法などを所管している．
- 農薬や肥料などの規格の制定や登録，飼料の規格制定や検定を通じ食品への有害物質の残留の抑制，カドミウムなど土壌汚染物質による農畜産物の汚染の防止，家畜伝染病の予防など，生産段階での安全確保に重要な役割を果たしている．

### 厚生労働省

- 厚生労働省は，食品の製造，加工，流通時の安全を確保するため，規格基準に違反する食品等の取締り，営業施設の衛生管理等の規制・監視指導など食品衛生監視行政を担うリスク管理機関である．
- 食品衛生法のほか，と畜場法，食鳥処理の事業の規制及び食鳥検査に関する法律，水道法などを所管している．
- 全国の海空港に検疫所を置き，輸入食品の安全を確保するため，輸入食品の届出の受理，監視指導，モニタリング検査などを行っている．
- 食中毒事件の発生の探知，予防対策などを行っている．食品の広域流通などを背景に食中毒事故等が大規模化，広域化している．このため厚生労働省や都道府県等を構成員とする広域連携協議会が設けられ，食中毒事件情報の共有，調査の連携などが行われている．

### 地方自治体

- 都道府県や指定都市，中核市等は，厚生労働省や農林水産省が所管する法律に従い食品の安全確保を現場で担うリスク管理機関である．最前線における食品の安全確保に重要な役割を果たしている．
- 食品衛生法の規定に基づき営業施設が守るべき施設の基準についての条例や，食品の安全確保に関する自治体独自の条例を制定している．
- 地域保健法の規定に基づき，都道府県，指定都市，中核市，政令市，特別区に保健所が設置されている．
- 保健所は，都道府県等が定めた**食品衛生監視指導計画**に従い，食品関連営業施設の監視指導，流通する食品の収去検査などを実施している．また，食中毒予防の啓発，食中毒事件の調査なども実施している．

#### 参考文献
・山本茂樹，山崎省二編．食品のリスクアナリシス．オーム社；2004．

## 4 国際機関

### 世界保健機関

- 世界保健機関（World Health Organization：WHO）は，「すべての人々が可能な最高

---

【用語解説】
**モニタリング検査**：検疫所は，輸入食品の安全を確保するため，輸入される食品を一定比率で検査している．それをモニタリング検査（監視検査）と呼んでいる．

【用語解説】
**食品衛生監視指導計画**：食品衛生法に基づき，都道府県知事等（都道府県知事，保健所を設置する市の市長または特別区の区長）が毎年定めている．この計画と結果は公表されているので，自分の住む都道府県等の食品衛生監視指導計画をインターネットで調べてみよう．食品の安全を守るためにどのようなことが行われているのかがわかる．

**豆知識**
WHOでは「食品衛生」を以下のように定義した（1955年）．
" 'Food hygiene' means all measures necessary for ensuring the safety, wholesomeness and soundness of food at all stages from its growth, production, or manufacture until its final consumption."
「食品衛生とは，栽培・飼育，生産，製造から最終的に人に消費されるまでのすべての段階において，安全で，栄養価に富む，良質の食品を確保するために必要なあらゆる手段を意味する．」

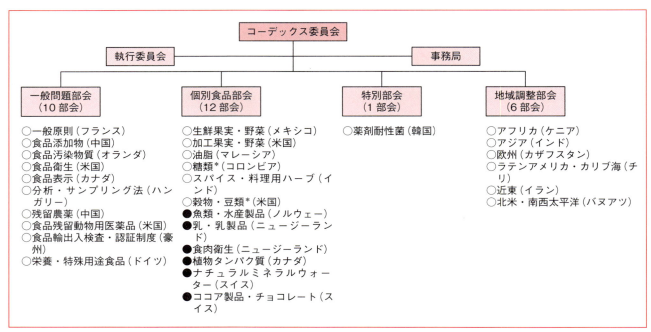

**❹ コーデックス委員会の組織図（2023年3月現在）**
●印の部会は，休会中．＊印の部会は，Working by Correspondence（対面での会合以外の方法での作業）．（ ）内は，ホスト国名．
執行委員会は，議長，3副議長，6地域調整部会（アフリカ，アジア，欧州，ラテンアメリカ・カリブ海，近東，北米・南西太平洋）および7地域代表（アフリカ，アジア，欧州，ラテンアメリカ・カリブ海，近東，北米，南西太平洋）で構成．
（農林水産省．コーデックス委員会概要．http://www.maff.go.jp/j/syouan/kijun/codex/outline.html より）

の健康水準に到達すること」を目的とし，1948年4月7日に設立された国連の専門機関で，スイスのジュネーブに本部がある．

- 日本は1951年5月に加盟し，2023年4月現在での加盟国は194か国・地域と2準加盟地域で構成され，世界6地域（アフリカ，アメリカ，南東アジア，ヨーロッパ，東地中海，西太平洋）のいずれかに属し，各地域に事務局が設置されている．日本は西太平洋地域に属している．
- WHOには専門家諮問部会と専門委員会が設置されており，保健，環境衛生，医療など，健康に関する多くの活動分野をもっている．
- 食品の安全性を保障するためには農作物，家畜，農薬，肥料，食品添加物，器具，容器包装など多くの検討項目があり，これらは国際的な連携をとりながら調整していく必要があるため，WHOの果たすべき役割は重要なものとなっている．

### 国際連合食糧農業機関

- 国際連合食糧農業機関（Food and Agriculture Organization of the United Nations：FAO）は，世界の農林水産業の発展と農村開発に取り組む国連の専門機関で，1945年10月16日に設立され，イタリアのローマに本部がある．
- 日本は1951年に加盟し，2023年7月時点での加盟国は194か国で，ほかに1加盟組織（欧州連合〈EU〉），準加盟国（フェロー諸島，トケラウ）がある．
- FAOでは，開発途上国を中心に貧困と飢餓に苦しむ人々の栄養状態と生活水準を改善することにより，すべての人が健康な生活を送ることを目指している．このため，①飢餓，食料不安および栄養失調の撲滅，②貧困の削減とすべての人々の経済・社会発展，③現在および将来の世代の利益のための天然資源の持続的管理と利用，を目標として定めている．

### コーデックス委員会

- コーデックス委員会（Codex Alimentarius Commission：CAC〈国際食品規格委員会〉）は，1963年にFAOとWHOとの合同で設置された．消費者の健康の保護，食品の公

●MEMO●
**世界貿易機関（World Trade Organization：WTO）**：世界貿易の円滑化や自由化を実現するために1995年に設立された機関である．WTOの加盟国は，「自国の食品安全の基準を国際基準と調和させるよう努める必要がある」ため，コーデックス規格は重要である．

コーデックス委員会では国際的な食品規格の策定などを行い，世界的に通用する国際規格（コーデックス規格）を決めているんだ！

正な貿易の確保などを目的とした国際的な政府間機関で，イタリアのローマに本部がある．
- 日本は1966年に加盟し，2020年1月時点での加盟国は188か国で，ほかにEUも加盟している．
- コーデックス委員会の下には計28部会（休会中の部会も含む）が設けられている（❹）．部会は参加国のなかから選ばれたホスト国が運営し，会議は通常ホスト国で開催される．毎年1回開催されるコーデックス総会は，各委員会や部会で決定された規格について最終的に決定する場となっている．

**参考文献**
- 日本食品衛生学会編．食品安全の事典．朝倉書店；2009．
- 農林水産省．コーデックス委員会概要．http://www.maff.go.jp/j/syouan/kijun/codex/outline.html

---

### カコモン に挑戦!!

◆ 第30回-53
**コーデックス委員会（CAC）とその規格に関する記述である．誤っているのはどれか．1つ選べ．**
(1) コーデックス委員会は，国連食糧農業機関（FAO）と世界保健機関（WHO）により設置された．
(2) コーデックス委員会は，消費者の健康保護と食品の公正な貿易の確保を目的として設置された．
(3) コーデックス規格は，コーデックス委員会が定める規格等の総称である．
(4) コーデックス規格には，食品表示に関するガイドラインは含まれない．
(5) コーデックス規格には，医療用医薬品の規格は含まれない．

◆ 第35回-52
**食品安全委員会に関する記述である．最も適当なのはどれか．1つ選べ．**
(1) 農林水産省に設置されている．
(2) 食品衛生法により設置されている．
(3) 食品に含まれる有害物質のリスク管理を行う．
(4) 食品添加物の一日摂取許容量（ADI）を設定する．
(5) リスクコミュニケーションには参加しない．

### 解答&解説

◆ 第30回-53　**正解（4）**
正文を提示し，解説とする．
(1) ○
(2) ○
(3) ○
(4) コーデックス規格には，食品表示に関するガイドラインは含まれる．
(5) ○

◆ 第35回-52　**正解（4）**
正文を提示し，解説とする．
(1) 内閣府に設置されている．
(2) 食品安全基本法により設置されている．
(3) 食品に含まれる有害物質のリスク評価を行う．
(4) ○
(5) リスクコミュニケーションを実施している．

# 第15章 食品安全関連法規

- 食品安全基本法の概要について理解する
- 食品衛生法の規制のしくみとその内容を理解する
- 食品の安全にかかわるその他の法律の概要について理解する

- ✓ 食品安全基本法は食品の安全を守るための基本方針や原則を示した法律である．
- ✓ 食品衛生法は消費者庁と厚生労働省が所管する法律である．製造，加工，流通段階の安全を確保するため，食中毒の防止をはじめ添加物や残留農薬などの規制を行っている．
- ✓ 食品表示法は消費者庁が所管する法律である．加工食品，生鮮食品，添加物について表示の基準を定めている．
- ✓ 食品の安全確保は農畜水産物等の生産段階に始まる．土壌汚染，農薬，肥料，飼料，動物用医薬品などについて農林水産省が規制を行っている．

## 1 食品安全（衛生）関連法規

- 食品の安全を確保するため，国の機関や地方自治体が法律や条例によって規制を行っている．
- 食品安全基本法は，食品の安全確保のための基本理念などを定めている．
- 食品安全基本法の理念に基づき，生産段階から製造・加工，流通・販売段階までのすべての段階で農林水産省，厚生労働省，消費者庁などが食品の安全確保のための規制を行っている．

## 2 食品安全基本法*1

- 2003年に食品安全基本法が制定された．内閣府が所管している．
- 食品安全基本法は，①食品の安全性の確保に関する基本理念，②国，地方公共団体および食品関連事業者の責務や消費者の役割，③施策の基本的な方針を定めている（❶）*2．
- 基本理念（第3～5条）は，①国民の健康の保護が最も重要である，②食品供給行程の各段階における適切な措置，③科学的知見に基づき，国民の健康への悪影響の未然防

●MEMO●
**法律と条例の違い**：法律は国会の議決を経て制定され，条例は都道府県や市町村の議会の議決を経て作られる．法律は全国一律の規制を目指し，条例は地域の実情に応じて規制を行うことを目的としている．

*1 付録「食品安全基本法（抄）」(p.182)を参照．

*2 「基本法」とは，国政の重要な分野について，施策の理念や基本方針を示す法律をいう．

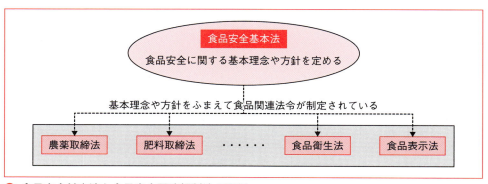

❶ 食品安全基本法と食品安全関連規制法の関係

### ❷ 食品安全基本法に定める関係者の役割

| 行政機関の責務 | 国<br>(第6条) | 食品の安全性の確保に関する施策を総合的に策定,実施 |
|---|---|---|
| | 地方公共団体<br>(第7条) | 国との適切な役割分担をふまえて,区域の自然的経済的社会的諸条件に応じた施策の策定,実施 |
| 食品関連事業者の責務<br>(第8条) | | ①食品の安全確保について第一義的責任を有していることを認識して,食品の安全性を確保するために必要な措置を適切に講ずる責務<br>②正確かつ適切な情報の提供に努める<br>③国または地方公共団体が実施する食品の安全性の確保に関する施策に協力する責務 |
| 消費者の役割<br>(第9条) | | ①食品の安全性の確保に関する知識と理解を深める<br>②食品の安全性の確保に関する施策について意見を表明するように努める |

止,である.

- 施策の基本方針として,リスク分析手法[*3]の導入など7つの方針が定められている.食品健康影響評価(リスク評価)の実施(第11条),リスク評価結果を基に国民の食生活の状況などを考慮した施策の策定(第12条),情報および意見の交換の促進など(第13条)を規定している.その他,緊急事態への対処などに関する体制整備,試験研究体制の整備,表示制度の適切な運用などである.
- 国や地方公共団体,食品関係事業者および消費者などの役割を定めている(❷).
- 食品安全基本法は理念や方針を示すもので,具体的な施策の実施はリスク管理を担う各省庁が行っている.農林水産省や厚生労働省,消費者庁などは,生産段階や食品の製造・加工,流通段階の安全を確保するための法律を所管している.

## 3 食品衛生法[*4]

- 食品衛生法は,食品の製造・加工,流通過程で食品の衛生を確保するための重要な法律である.消費者庁と厚生労働省が所管している.
- 消費者庁は添加物の指定,食品等の規格基準など食品衛生基準行政を担い,厚生労働省は食中毒防止や法令の遵守に関する食品衛生監視行政を担っている.
- 食品衛生法が規制する対象物は,食品(すべての飲食物.ただし,医薬品,医薬部外品および再生医療等製品を除く),添加物,食品に直接触れる器具(農林水産業で食品の採取のために用いる器具や機械を除く)および容器包装等である.また,野菜,飲食器などの洗浄剤および乳幼児が口に入れるおそれがある「おもちゃ」についても一部の規定が準用されている.
- 食品衛生法の規制の枠組みは❸のとおりである.食品関連事業者が守るべき基準等を明示し,それが遵守されているかどうかを監視するため都道府県等に**食品衛生監視員**を置き,営業施設等への立ち入りなどの権限を与えている.違反した場合には行政処分や罰則を科しその実効性を確保している.
- 製造あるいは流通段階の食品の安全を確保するため食品関係事業者に課せられている義務等は❹のとおりである.
- 添加物については,内閣総理大臣が指定したもの以外は使用が禁じられている(第12条).ただし,天然香料,一般飲食添加物および既存添加物については指定なしで使用可能である.
- 食品衛生上重要な食品については,内閣総理大臣が製造,加工,使用,調理もしくは保存の規格や基準を定める(第13条).これらの規格や基準に適合しない食品の販売は禁止される.また,添加物については内閣総理大臣が成分規格や使用基準などを定める.
- 残留農薬等については,残留農薬等ポジティブリスト制で規制されている(第13条第3項).残留農薬,飼料添加物,動物用医薬品が対象で,これらの物質が内閣総理大

[*3] リスク分析手法については,第14章「2 リスクアナリシス」(p.170)を参照.

法律は一見難解だけど,ぜひ読んでみよう! 特に基本法は理念や方針を書いたものなので比較的読みやすいよ

[*4] 付録「食品衛生法(抄)」(p.185)を参照.

【用語解説】
**食品衛生監視員**:食品衛生法では,厚生労働省や消費者庁,都道府県等に食品衛生監視員を置くことを義務づけている.食品衛生監視員は,食品営業施設への立ち入り検査,食品の収去などを仕事としている.食品衛生監視員になるためには一定の資格が必要である.医師,歯科医師,薬剤師または獣医師などとともに,食品衛生監視員養成施設を卒業した者もなることができる.ほとんどの管理栄養士養成施設は食品衛生監視員養成施設の指定を受けている.ただし,食品衛生監視員は都道府県等の職員なので,採用試験に合格しなければならない.

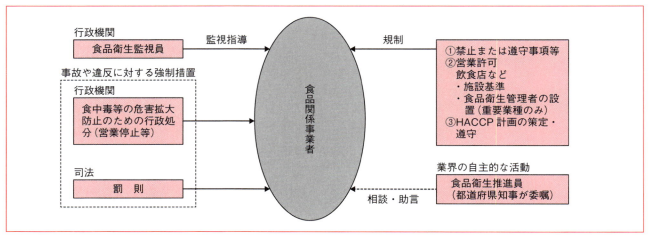

❸ 食品衛生法による規制の枠組み

❹ 食品衛生法による規制の概要

| | | | |
|---|---|---|---|
| 食品 | 第5条 | 清潔衛生の原則 | 食品または添加物の採取，製造，加工，使用，調理，貯蔵，運搬，陳列および授受の清潔衛生 |
| | 第6条 | 不衛生食品等の販売禁止 | 腐敗や変敗，有毒・有害物質の含有，病原微生物による汚染，および不潔・異物の混入等で人の健康を損なうおそれがあるものの販売等の禁止 |
| | 第10条 | 病肉等の販売禁止 | 病肉あるいはへい死した獣畜の肉等の販売禁止 |
| | 第12条 | 指定添加物以外の使用等の禁止 | 内閣総理大臣が指定した食品添加物以外の添加物の販売等の禁止 |
| | 第13条 | 基準に合わない食品等の販売禁止 | 内閣総理大臣が定めた食品もしくは添加物の製造，加工，保存等の基準に合わないものの販売禁止 |
| 器具容器包装 | 第15条 | 器具等の清潔衛生 | 器具および容器包装の清潔衛生 |
| | 第16条 | 有毒有害な物質が含まれる器具等の販売禁止 | 有毒なあるいは有害な物質が含まれるなどによって人の健康を損なうおそれがある器具もしくは容器包装の販売禁止 |
| | 第18条 | 基準に合わない器具等の販売禁止 | 内閣総理大臣が定めた器具，容器包装等の基準に合わないものの販売禁止 |
| 表示 | 第19条 | 器具等の表示基準に合わないものの販売禁止 | 内閣総理大臣が定めた器具，容器包装の表示基準に合わないものの販売禁止 |
| | 第20条 | 虚偽・誇大な広告の禁止 | 食品，添加物，器具または容器包装に関して，公衆衛生に危害を及ぼすおそれがある虚偽のまたは誇大な表示または広告の禁止 |
| 営業許可等 | 第48条 | 食品衛生管理者の設置 | 添加物製造業など衛生上特に考慮を必要とする製造業への食品衛生管理者の設置義務 |
| | 第51条 | HACCP計画の策定・遵守 | 厚生労働大臣が定めた一般衛生管理及び重要な工程管理の取組基準に従い，営業者自らが必要な措置（いわゆる「HACCPプラン」）を定めそれを遵守（小規模な事業者等については特例あり） |
| | 第55条 | 営業許可 | 飲食店営業など公衆衛生に与える影響が著しい営業については，都道府県知事等の許可 |
| | 第57条 | 営業の届出 | 第55条の営業許可対象業種以外の営業については，都道府県知事等への届出 |

臣が定める量を超えて残留する食品は販売してはならないとされている．ただし，人の健康を損なうおそれのないことが明らかであるとして内閣総理大臣が定める物質は，残留農薬等ポジティブリスト制の対象から除かれている．

- 食品の衛生確保上重要な業種については，都道府県知事等の営業許可を得ることを義務づけている．許可にあたっては，都道府県が条例で定める施設の基準に適合することが求められる．現在，飲食店や食品の製造業，販売業など32業種が許可対象とされている．
- 許可を要する営業以外の営業については，都道府県知事への届出を義務づけている．ただし，公衆衛生に与える影響が少ない営業等は届出の必要はない．

- 食肉製品の製造など衛生管理に特に注意を要する食品の製造を行う場合には，製造または加工を衛生的に管理するため**食品衛生管理者**を設置しなければならない．食品衛生管理者は製造または加工の衛生管理に責任を負う．
- 原則，すべての営業者にHACCPに沿った衛生管理を義務づけている．厚生労働大臣が定めた一般衛生管理基準を守るとともに，重要管理点に対するHACCP計画を自ら作成し，それを遵守することを求めている．小規模事業者は，各業界団体が作成し，厚生労働省が認めた「手引き書」での運用が認められている．
- その他，輸入食品の届出，違反が度重なる国などからの食品の包括的輸入禁止，食中毒患者の届出などが規定されている．
- 食品等事業者の食品衛生の向上に関する自主的な活動を促進するため，都道府県等は，**食品衛生推進員**を委嘱することができる．食品衛生推進員は，都道府県等の施策に協力して，食品等事業者からの相談に応じ助言等を行う．

## 4 食品の安全を守るためのその他の法律

### 食品表示法 *5

- 食品表示法は，食品の安全を確保し，また消費者の自主的かつ合理的な食品選択の機会を確保しようとするものである．2013年に制定され，消費者庁が所管している．
- 他の食品安全関連法令は食品そのものの安全の確保を目的としたものであるが，食品表示法は，適切な情報の提供を通じ，食品の安全を確保しようとするものである．
- 加工食品，生鮮食品，添加物について食品表示基準を定めることを規定している．
- 表示の内容は2種類に分類できる．期限表示，保存方法，アレルギー表示など安全にかかわる表示と，添加物表示，遺伝子組換え表示，栄養成分表示など消費者が食品を選択するための表示である．
- 食品表示基準のなかに，栄養機能食品や機能性表示食品に関する制度が規定されている．機能性表示食品は，事業者が食品の安全性や機能性などに関する科学的根拠を消費者庁長官に届け出れば，食品の機能性について表示できる制度である．
- 食品関連事業者等は，食品表示基準に従った表示がなされていない食品を販売してはならない．

### 生産段階における安全確保を図る法律

- 生産段階における食品の安全確保を図る法律には，農薬取締法，肥料取締法，飼料の安全性の確保及び品質の改善に関する法律，医薬品，医療機器等の品質，有効性及び安全性に関する法律，農用地の土壌汚染の防止等に関する法律，家畜伝染病予防法などがある．
- これらの法律で定める規格や基準等の設定，変更時には，食品健康影響評価を行わなければならないこととされている．
- 農薬取締法は，農薬の品質の適正化とその安全かつ適正な使用の確保を図るための法律である．農薬の製造を農林水産大臣の登録制とし，散布時期，散布回数，散布濃度など農薬の使用基準を定めている．この使用基準を守れば，食品衛生法に定める残留農薬基準を超えることはない．
- 肥料取締法は，肥料の品質等を保全し，その公正な取引と安全な施用の確保を図るための法律である．
- 飼料の安全性の確保及び品質の改善に関する法律は，飼料の安全性の確保を目的とした法律である．
- 医薬品，医療機器等の品質，有効性及び安全性に関する法律は，もともと人の医薬品や医療機器等を規制する法律であるが，動物用医薬品の品質，有効性や安全性を確保することも目的としている．
- 上記3つの法律は，肥料や飼料添加物，動物用医薬品が食品中に残留することによっ

【用語解説】
**食品衛生管理者**：食品衛生法では，添加物製造業や食肉製品製造業などには専任の食品衛生管理者を置かなければならないとしている．食品衛生管理者となるには一定の資格が必要となる．食品衛生監視員と同様，厚生労働大臣が指定する食品衛生管理者養成施設の指定を受けた学校を卒業した場合は，資格を得ることができる．ほとんどの管理栄養士養成施設はその指定を受けている．

【用語解説】
**食品衛生推進員**：食品衛生推進員制度は，食品業界団体の自主的な活動を促進するための制度である．社会的信望があり，かつ食品衛生の向上に熱意と識見を有する者のうちから都道府県等が委嘱する．

*5 詳細は「第12章 食品の表示」(p.154)を参照．

 豆知識
表示を通じた適切な情報の伝達は食品の安全確保に密接にかかわる．たとえば，期限表示やアレルギー表示などがそれにあたる．消費期限表示が誤っていたり，アレルギー表示に誤記があると，直ちに健康被害に結びつく．

●MEMO●
生産段階での食品の安全確保はきわめて重要である．たとえば，残留農薬規制を考えてみよう．食品衛生法では食品中の残留農薬を規制している．基本的には，検査をして基準を上回る食品を発見し，排除しようとする手法である．しかし，すべての食品を検査することは不可能である．生産段階において適切に農薬を使用することが，効率的な残留農薬対策となる．

- て人の健康被害が生じることがないよう規制を行っている．
- 農用地の土壌汚染の防止等に関する法律は，農用地が有害物質によって汚染されるのを防止し，あるいは汚染土壌を除去して，農畜産物の安全性を確保するための法律である．
- 家畜伝染病予防法は，家畜の伝染性疾病の発生を予防し，まん延を防止するための法律である．家畜の伝染性疾病対策は食肉の安全と密接に関係する．

### 製造・加工，流通段階における安全確保を図る法律

- 食品衛生法のほか，と畜場法，食鳥処理の事業の規制及び食鳥検査に関する法律，水道法，健康増進法などがある．これらの法律で定める基準等の設定，変更時には，食品健康影響評価を行わなければならないこととされている．
- と畜場法，食鳥処理の事業の規制及び食鳥検査に関する法律は，食肉や食鳥肉の安全確保を図るための法律である．と畜場や食鳥処理場の衛生管理の基準等を定めると同時に，と畜検査や食鳥検査の方法を定めている．人と動物の共通感染症が存在するため，食肉検査において，病気に罹患した獣畜あるいは部位の排除が行われている．
- 水道法は，清浄な水を豊富かつ安価に供給することを目的とした法律である．第4条で水道水の安全を確保するため，水道水質基準を定めている．病原微生物に汚染されていないこと，または汚染されたことを疑わせるような微生物や物質を含むものでないこと，有害物質などが許容量を超えて含まれないこと，などの基準が定められている．
- 健康増進法は，国民の栄養の改善その他の国民の健康の増進を図るための措置を規定した法律である．第43条に特別用途食品の表示許可について定めている．特別用途食品には，乳児用，幼児用，妊産婦用，病者用，特定保健用食品などがある．特定保健用食品とは，特定の保健効果について表示することができる制度である．許可は消費者庁が所管している．

### 食品衛生に関係する資格に関する法律

- 調理師法，製菓衛生師法がある．
- 調理師の資格は，調理師養成施設において1年以上，調理・栄養・衛生に関して必要な知識と技能を修得した者，または2年以上調理の業務に従事した後，都道府県が実施する調理師試験に合格した者に与えられる．
- 製菓衛生師の資格は，都道府県知事が行う製菓衛生師試験に合格した者に与えられる．
- 調理師および製菓衛生師は名称独占資格であるが，業務独占資格ではない．つまり，免許がないと「調理師」や「製菓衛生師」を名乗ることはできないが，免許がなくても調理業務や菓子製造に従事できる．

 **豆知識**

**人獣共通感染症**：進化のうえで人間と動物との距離は意外と近い．そのため，動物の病気が人間の病気の原因となることがある．

と畜場法や食鳥処理法では1頭あるいは1羽ごとの食肉検査を義務づけているよ．食肉の安全はこうした食肉検査によって守られているんだ！

 **豆知識**

水は生きていくためになくてはならないものである．一方，水は電解質などさまざまな物質を溶かす性質をもっている．不純物を完全に含まない飲料水は存在しないといってもよい．したがって，許容できる範囲内で，十分な量の水が適切な価格で提供されることが重要になる．

## カコモンに挑戦!!

### ◆ 第29回-57
**食品衛生関連法規に関する記述である．正しいのはどれか．1つ選べ．**
(1) 食品安全委員会は，食品衛生法により設置された．
(2) 食品衛生監視員を任命するのは，農林水産大臣である．
(3) 食品添加物公定書を作成するのは，厚生労働大臣及び内閣総理大臣である．
(4) 食品衛生推進員は，国が委嘱する．
(5) 管理栄養士免許は，食品衛生管理者の任用資格である．

### ◆ 第34回-53
**食品衛生法に関する記述である．正しいのはどれか．1つ選べ．**
(1) 食品衛生とは，食品，医薬部外品，器具および容器包装を対象とする飲食に関する衛生をいう．
(2) 天然香料とは，動植物から得られた物又はその混合物で，食品の着香の目的で使用される添加物をいう．
(3) 農林水産大臣は，販売の用に供する食品の製造や保存の方法につき基準を定めることができる．
(4) 乳製品の製造又は加工を行う営業者は，その施設ごとに食品衛生監視員を置かなければならない．
(5) 食中毒患者を診断した医師は，直ちに最寄りの検疫所長にその旨を届け出なければならない．

## 解答&解説

### ◆ 第29回-57　正解(3)
正文を提示し，解説とする．
(1) 食品安全委員会は，食品安全基本法により設置された．
(2) 食品衛生監視員を任命するのは，厚生労働大臣，内閣総理大臣，都道府県知事等である．
(3) ○
(4) 食品衛生推進員は，都道府県等が委嘱する．
(5) 管理栄養士免許は，食品衛生管理者の任用資格ではない．

### ◆ 第34回-53　正解(2)
正文を提示し，解説とする．
(1) 食品衛生とは，すべての飲食物(ただし，医薬品，医薬部外品，再生医療等製品を除く)，添加物，器具及び容器包装を対象とする飲食に関する衛生をいう．
(2) ○
(3) 内閣総理大臣は，販売の用に供する食品の製造や保存の方法につき基準を定めることができる．
(4) 乳製品の製造又は加工を行う営業者は，その施設ごとに食品衛生管理者を置かなければならない．
(5) 食中毒患者を診断した医師は，直ちに最寄りの保健所長にその旨を届け出なければならない．

## 食品安全基本法（平成十五年法律第四十八号）（抄）

### 第一章　総則

（目的）

第一条　この法律は，科学技術の発展，国際化の進展その他の国民の食生活を取り巻く環境の変化に適確に対応することの緊要性にかんがみ，食品の安全性の確保に関し，基本理念を定め，並びに国，地方公共団体及び食品関連事業者の責務並びに消費者の役割を明らかにするとともに，施策の策定に係る基本的な方針を定めることにより，食品の安全性の確保に関する施策を総合的に推進することを目的とする．

（定義）

第二条　この法律において「食品」とは，全ての飲食物（医薬品，医療機器等の品質，有効性及び安全性の確保等に関する法律（昭和三十五年法律第百四十五号）に規定する医薬品，医薬部外品及び再生医療等製品を除く．）をいう．

（食品の安全性の確保のための措置を講ずるに当たっての基本的認識）

第三条　食品の安全性の確保は，このために必要な措置が国民の健康の保護が最も重要であるという基本的認識の下に講じられることにより，行われなければならない．

（食品供給行程の各段階における適切な措置）

第四条　農林水産物の生産から食品の販売に至る一連の国の内外における食品供給の行程（以下「食品供給行程」という．）におけるあらゆる要素が食品の安全性に影響を及ぼすおそれがあることにかんがみ，食品の安全性の確保は，このために必要な措置が食品供給行程の各段階において適切に講じられることにより，行われなければならない．

（国民の健康への悪影響の未然防止）

第五条　食品の安全性の確保は，このために必要な措置が食品の安全性の確保に関する国際的動向及び国民の意見に十分配慮しつつ科学的知見に基づいて講じられることによって，食品を摂取することによる国民の健康への悪影響が未然に防止されるようにすることを旨として，行われなければならない．

（国の責務）

第六条　国は，前三条に定める食品の安全性の確保についての基本理念（以下「基本理念」という．）にのっとり，食品の安全性の確保に関する施策を総合的に策定し，及び実施する責務を有する．

（地方公共団体の責務）

第七条　地方公共団体は，基本理念にのっとり，食品の安全性の確保に関し，国との適切な役割分担を踏まえて，その地方公共団体の区域の自然的経済的社会的諸条件に応じた施策を策定し，及び実施する責務を有する．

（食品関連事業者の責務）

第八条　肥料，農薬，飼料，飼料添加物，動物用の医薬品その他食品の安全性に影響を及ぼすおそれがある農林漁業の生産資材，食品（その原料又は材料として使用される農林水産物を含む．）若しくは添加物（食品衛生法（昭和二十二年法律第二百三十三号）第四条第二項に規定する添加物をいう．）又は器具（同条第四項に規定する器具をいう．）若しくは容器包装（同条第五項に規定する容器包装をいう．）の生産，輸入又は販売その他の事業活動を行う事業者（以下「食品関連事業者」という．）は，基本理念にのっとり，その事業活動を行うに当たって，自らが食品の安全性の確保について第一義的責任を有していることを認識して，食品の安全性を確保するために必要な措置を食品供給行程の各段階において適切に講ずる責務を有する．

2　前項に定めるもののほか，食品関連事業者は，基本理念にのっとり，その事業活動を行うに当たっては，その事業活動に係る食品その他の物に関する正確かつ適切な情報の提供に努めなければならない．

3　前二項に定めるもののほか，食品関連事業者は，基本理念にのっとり，その事業活動に関し，国又は地方公共団体が実施する食品の安全性の確保に関する施策に協力する責務を有する．

（消費者の役割）

第九条　消費者は，食品の安全性の確保に関する知識と理解を深めるとともに，食品の安全性の確保に関する施策について意見を表明するように努めることによって，食品の安全性の確保に積極的な役割を果たすものとする．

（第十条略）

### 第二章　施策の策定に係る基本的な方針

（食品健康影響評価の実施）

第十一条　食品の安全性の確保に関する施策の策定に当たっては，人の健康に悪影響を及ぼすおそれがある生物学的，化学的若しくは物理的な要因又は状態であって，食品に含まれ，又は食品が置かれるおそれがあるものが当該食品が摂取されることにより人の健康に及ぼす影響についての評価（以下「食品健康影響評価」という．）が施策ごとに行われなければならない．ただし，次に掲げる場合は，この限りでない．

一　当該施策の内容からみて食品健康影響評価を行うことが明らかに必要でないとき．

二　人の健康に及ぼす悪影響の内容及び程度が明らかであるとき．

三　人の健康に悪影響が及ぶことを防止し，又は抑制するため緊急を要する場合で，あらかじめ食品健康影響評価を行ういとまがないとき．

2　前項第三号に掲げる場合においては，事後において，遅滞なく，食品健康影響評価が行われなければならない．

3　前二項の食品健康影響評価は，その時点において到達されている水準の科学的知見に基づいて，客観的かつ中立公正に行われなければならない．
（国民の食生活の状況等を考慮し，食品健康影響評価の結果に基づいた施策の策定）
第十二条　食品の安全性の確保に関する施策の策定に当たっては，食品を摂取することにより人の健康に悪影響が及ぶことを防止し，及び抑制するため，国民の食生活の状況その他の事情を考慮するとともに，前条第一項又は第二項の規定により食品健康影響評価が行われたときは，その結果に基づいて，これが行われなければならない．
（情報及び意見の交換の促進）
第十三条　食品の安全性の確保に関する施策の策定に当たっては，当該施策の策定に国民の意見を反映し，並びにその過程の公正性及び透明性を確保するため，当該施策に関する情報の提供，当該施策について意見を述べる機会の付与その他の関係者相互間の情報及び意見の交換の促進を図るために必要な措置が講じられなければならない．
（緊急の事態への対処等に関する体制の整備等）
第十四条　食品の安全性の確保に関する施策の策定に当たっては，食品を摂取することにより人の健康に係る重大な被害が生ずることを防止するため，当該被害が生じ，又は生じるおそれがある緊急の事態への対処及び当該事態の発生の防止に関する体制の整備その他必要な措置が講じられなければならない．
（関係行政機関の相互の密接な連携）
第十五条　食品の安全性の確保に関する施策の策定に当たっては，食品の安全性の確保のために必要な措置が食品供給行程の各段階において適切に講じられるようにするため，関係行政機関の相互の密接な連携の下に，これが行われなければならない．
（試験研究の体制の整備等）
第十六条　食品の安全性の確保に関する施策の策定に当たっては，科学的知見の充実に努めることが食品の安全性の確保上重要であることにかんがみ，試験研究の体制の整備，研究開発の推進及びその成果の普及，研究者の養成その他の必要な措置が講じられなければならない．
（国の内外の情報の収集，整理及び活用等）
第十七条　食品の安全性の確保に関する施策の策定に当たっては，国民の食生活を取り巻く環境の変化に即応して食品の安全性の確保のために必要な措置の適切かつ有効な実施を図るため，食品の安全性の確保に関する国の内外の情報の収集，整理及び活用その他の必要な措置が講じられなければならない．
（表示制度の適切な運用の確保等）
第十八条　食品の安全性の確保に関する施策の策定に当たっては，食品の表示が食品の安全性の確保に関し重要な役割を果たしていることにかんがみ，食品の表示の制度の適切な運用の確保その他食品に関する情報を正確に伝達するために必要な措置が講じられなければならない．
（食品の安全性の確保に関する教育，学習等）
第十九条　食品の安全性の確保に関する施策の策定に当たっては，食品の安全性の確保に関する教育及び学習の振興並びに食品の安全性の確保に関する広報活動の充実により国民が食品の安全性の確保に関する知識と理解を深めるために必要な措置が講じられなければならない．
（環境に及ぼす影響の配慮）
第二十条　食品の安全性の確保に関する施策の策定に当たっては，当該施策が環境に及ぼす影響について配慮して，これが行われなければならない．
（措置の実施に関する基本的事項の決定及び公表）
第二十一条　政府は，第十一条から前条までの規定により講じられる措置につき，それらの実施に関する基本的事項（以下「基本的事項」という．）を定めなければならない．
2　内閣総理大臣は，食品安全委員会及び消費者委員会の意見を聴いて，基本的事項の案を作成し，閣議の決定を求めなければならない．
3　内閣総理大臣は，前項の規定による閣議の決定があったときは，遅滞なく，基本的事項を公表しなければならない．
4　前二項の規定は，基本的事項の変更について準用する．

## 第三章　食品安全委員会

（設置）
第二十二条　内閣府に，食品安全委員会（以下「委員会」という．）を置く．
（所掌事務）
第二十三条　委員会は，次に掲げる事務をつかさどる．
　一　第二十一条第二項の規定により，内閣総理大臣に意見を述べること．
　二　次条の規定により，又は自ら食品健康影響評価を行うこと．
　三　前号の規定により行った食品健康影響評価の結果に基づき，食品の安全性の確保のため講ずべき施策について内閣総理大臣を通じて関係各大臣に勧告すること．
　四　第二号の規定により行った食品健康影響評価の結果に基づき講じられる施策の実施状況を監視し，必要があると認めるときは，内閣総理大臣を通じて関係各大臣に勧告すること．
　五　食品の安全性の確保のため講ずべき施策に関する重要事項を調査審議し，必要があると認めるときは，関係行政機関の長に意見を述べること．
　六　第二号から前号までに掲げる事務を行うために必要な科学的調査及び研究を行うこと．
　七　第二号から前号までに掲げる事務に係る関係者相互間の情報及び意見の交換を企画し，及び実施すること．
2　委員会は，前項第二号の規定に基づき食品健康影響評価を行ったときは，遅滞なく，関係各大臣に対して，その

食品健康影響評価の結果を通知しなければならない．

3　委員会は，前項の規定による通知を行ったとき，又は第一項第三号若しくは第四号の規定による勧告をしたときは，遅滞なく，その通知に係る事項又はその勧告の内容を公表しなければならない．

4　関係各大臣は，第一項第三号又は第四号の規定による勧告に基づき講じた施策について委員会に報告しなければならない．

（委員会の意見の聴取）

第二十四条　関係各大臣は，次に掲げる場合には，委員会の意見を聴かなければならない．ただし，委員会が第十一条第一項第一号に該当すると認める場合又は関係各大臣が同項第三号に該当すると認める場合は，この限りでない．

　一　食品衛生法第六条第二号ただし書（同法第六十二条第二項において準用する場合を含む．）に規定する人の健康を損なうおそれがない場合を定めようとするとき，同法第七条第一項から第三項までの規定による販売の禁止をしようとし，若しくは同条第四項の規定による禁止の全部若しくは一部の解除をしようとするとき，同法第八条第一項の規定により同項に規定する指定成分等を指定しようとするとき，同法第十条第一項の厚生労働省令を制定し，若しくは改廃しようとするとき，同法第十二条に規定する人の健康を損なうおそれのない場合を定めようとするとき，同法第十三条第一項（同法第六十二条第二項において準用する場合を含む．）の規定により基準若しくは規格を定めようとするとき，同法第十三条第三項に規定する人の健康を損なうおそれのないことが明らかである物質若しくは人の健康を損なうおそれのない量を定めようとするとき，同法第十八条第一項（同法第六十二条第三項において準用する場合を含む．）の規定により基準若しくは規格を定めようとするとき，同法第十八条第三項ただし書に規定する人の健康を損なうおそれのない量を定めようとするとき，同法第五十条第一項の規定により基準を定めようとするとき，又は同法第五十条の二第一項若しくは第五十条の三第一項の厚生労働省令を制定し，若しくは改廃しようとするとき．

　（第二号以降略）

（第二十五条，第二十六条略）

（緊急時の要請等）

第二十七条　委員会は，食品の安全性の確保に関し重大な被害が生じ，又は生じるおそれがある緊急の事態に対処するため必要があると認めるときは，国の関係行政機関の試験研究機関に対し，食品健康影響評価に必要な調査，分析又は検査を実施すべきことを要請することができる．

（第二項，第三項略）

（組織）

第二十八条　委員会は，委員七人をもって組織する．

2　委員のうち三人は，非常勤とする．

（委員の任命）

第二十九条　委員は，食品の安全性の確保に関して優れた識見を有する者のうちから，両議院の同意を得て，内閣総理大臣が任命する．

2　委員の任期が満了し，又は欠員が生じた場合において，国会の閉会又は衆議院の解散のために両議院の同意を得ることができないときは，内閣総理大臣は，前項の規定にかかわらず，同項に定める資格を有する者のうちから，委員を任命することができる．

3　前項の場合においては，任命後最初の国会で両議院の事後の承認を得なければならない．この場合において，両議院の事後の承認を得られないときは，内閣総理大臣は，直ちにその委員を罷免しなければならない．

（第三十条～第三十五条略）

（専門委員）

第三十六条　委員会に，専門の事項を調査審議させるため，専門委員を置くことができる．

2　専門委員は，学識経験のある者のうちから，内閣総理大臣が任命する．

3　専門委員は，当該専門の事項に関する調査審議が終了したときは，解任されるものとする．

4　専門委員は，非常勤とする．

（第三十七条略）

（政令への委任）

第三十八条　この章に規定するもののほか，委員会に関し必要な事項は，政令で定める．

# 食品衛生法（昭和二十二年法律第二百三十三号）(抄)

※条文には，便宜的に見出しを付しています．
※本文中に引用される法律の制定年および法律番号を省略しています．

## 第一章　総則

(目的)
第一条　この法律は，食品の安全性の確保のために公衆衛生の見地から必要な規制その他の措置を講ずることにより，飲食に起因する衛生上の危害の発生を防止し，もつて国民の健康の保護を図ることを目的とする．

(国及び都道府県等の責務)
第二条　国，都道府県，地域保健法第五条第一項の規定に基づく政令で定める市（以下「保健所を設置する市」という．）及び特別区は，教育活動及び広報活動を通じた食品衛生に関する正しい知識の普及，食品衛生に関する情報の収集，整理，分析及び提供，食品衛生に関する研究の推進，食品衛生に関する検査の能力の向上並びに食品衛生の向上にかかわる人材の養成及び資質の向上を図るために必要な措置を講じなければならない．

2　国，都道府県，保健所を設置する市及び特別区は，食品衛生に関する施策が総合的かつ迅速に実施されるよう，相互に連携を図らなければならない．

(第三項略)

(食品等事業者の責務)
第三条　食品等事業者（略）は，その採取し，製造し，輸入し，加工し，調理し，貯蔵し，運搬し，販売し，不特定若しくは多数の者に授与し，又は営業上使用する食品，添加物，器具又は容器包装（以下「販売食品等」という．）について，自らの責任においてそれらの安全性を確保するため，販売食品等の安全性の確保に係る知識及び技術の習得，販売食品等の原材料の安全性の確保，販売食品等の自主検査の実施その他の必要な措置を講ずるよう努めなければならない．

(第二項，第三項略)

(定義)
第四条　この法律で食品とは，全ての飲食物をいう．ただし，医薬品，医療機器等の品質，有効性及び安全性の確保等に関する法律に規定する医薬品，医薬部外品及び再生医療等製品は，これを含まない．

2　この法律で添加物とは，食品の製造の過程において又は食品の加工若しくは保存の目的で，食品に添加，混和，浸潤その他の方法によつて使用する物をいう．

3　この法律で天然香料とは，動植物から得られた物又はその混合物で，食品の着香の目的で使用される添加物をいう．

4　この法律で器具とは，飲食器，割ぽう具その他食品又は添加物の採取，製造，加工，調理，貯蔵，運搬，陳列，授受又は摂取の用に供され，かつ，食品又は添加物に直接接触する機械，器具その他の物をいう．ただし，農業及び水産業における食品の採取の用に供される機械，器具その他の物は，これを含まない．

5　この法律で容器包装とは，食品又は添加物を入れ，又は包んでいる物で，食品又は添加物を授受する場合そのままで引き渡すものをいう．

(第六項〜第九項略)

## 第二章　食品及び添加物

(販売用の食品及び添加物の取扱原則)
第五条　販売（略）の用に供する食品又は添加物の採取，製造，加工，使用，調理，貯蔵，運搬，陳列及び授受は，清潔で衛生的に行われなければならない．

(販売等を禁止される食品及び添加物)
第六条　次に掲げる食品又は添加物は，これを販売し（略），又は販売の用に供するために，採取し，製造し，輸入し，加工し，使用し，調理し，貯蔵し，若しくは陳列してはならない．

一　腐敗し，若しくは変敗したもの又は未熟であるもの．ただし，一般に人の健康を損なうおそれがなく飲食に適すると認められているものは，この限りでない．

二　有毒な，若しくは有害な物質が含まれ，若しくは付着し，又はこれらの疑いがあるもの．ただし，人の健康を損なうおそれがない場合として厚生労働大臣が定める場合においては，この限りでない．

三　病原微生物により汚染され，又はその疑いがあり，人の健康を損なうおそれがあるもの．

四　不潔，異物の混入又は添加その他の事由により，人の健康を損なうおそれがあるもの．

(新開発食品の販売禁止)
第七条　厚生労働大臣は，一般に飲食に供されることがなかつた物であつて人の健康を損なうおそれがない旨の確証がないもの又はこれを含む物が新たに食品として販売され，又は販売されることとなつた場合において，食品衛生上の危害の発生を防止するため必要があると認めるときは，厚生科学審議会の意見を聴いて，それらの物を食品として販売することを禁止することができる．

(第二項〜第五項略)

(指定成分含有食品に係る健康被害の届出)
第八条　食品衛生上の危害の発生を防止する見地から特別の注意を必要とする成分又は物であつて，厚生労働大臣及び内閣総理大臣が食品衛生基準審議会の意見を聴いて指定したもの（第三項及び第七十条第五項において「指定成分等」という．）を含む食品（以下この項において「指定成分等含有食品」という．）を取り扱う営業者は，その取り扱う指定成分等含有食品が人の健康に被害を生じ，又は生じさせ

るおそれがある旨の情報を得た場合は，当該情報を，厚生労働省令で定めるところにより，遅滞なく，都道府県知事，保健所を設置する市の市長又は特別区の区長（以下「都道府県知事等」という．）に届け出なければならない．
（第二項，第三項略）
（特定の食品又は添加物の販売等の禁止）
第九条　厚生労働大臣は，特定の国若しくは地域において採取され，製造され，加工され，調理され，若しくは貯蔵され，又は特定の者により採取され，製造され，加工され，調理され，若しくは貯蔵される特定の食品又は添加物について，第二十六条第一項から第三項まで又は第二十八条第一項の規定による検査の結果次に掲げる食品又は添加物に該当するものが相当数発見されたこと，生産地における食品衛生上の管理の状況その他の厚生労働省令で定める事由からみて次に掲げる食品又は添加物に該当するものが相当程度含まれるおそれがあると認められる場合において，人の健康を損なうおそれの程度その他の厚生労働省令で定める事項を勘案して，当該特定の食品又は添加物に起因する食品衛生上の危害の発生を防止するため特に必要があると認めるときは，厚生科学審議会の意見を聴いて，当該特定の食品又は添加物を販売し，又は販売の用に供するために，採取し，製造し，輸入し，加工し，使用し，若しくは調理することを禁止することができる．
　一　第六条各号に掲げる食品又は添加物
　二　第十二条に規定する食品
　三　第十三条第一項の規定により定められた規格に合わない食品又は添加物
　四　第十三条第一項の規定により定められた基準に合わない方法により添加物を使用した食品
　五　第十三条第三項に規定する食品
（第二項〜第四項略）
（病肉等の販売等の禁止）
第十条　第一号若しくは第三号に掲げる疾病にかかり，若しくはその疑いがあり，第一号若しくは第三号に掲げる異常があり，又はへい死した獣畜（略）の肉，骨，乳，臓器及び血液又は第二号若しくは第三号に掲げる疾病にかかり，若しくはその疑いがあり，第二号若しくは第三号に掲げる異常があり，又はへい死した家きん（略）の肉，骨及び臓器は，厚生労働省令で定める場合を除き，これを食品として販売し，又は食品として販売の用に供するために，採取し，加工し，使用し，調理し，貯蔵し，若しくは陳列してはならない．ただし，へい死した獣畜又は家きんの肉，骨及び臓器であつて，当該職員が，人の健康を損なうおそれがなく飲食に適すると認めたものは，この限りでない．
　一　と畜場法第十四条第六項各号に掲げる疾病又は異常
　二　食鳥処理の事業の規制及び食鳥検査に関する法律第十五条第四項各号に掲げる疾病又は異常
　三　前二号に掲げる疾病又は異常以外の疾病又は異常で

あつて厚生労働省令で定めるもの
（第二項略）
（重要な工程管理が必要な食品又は添加物の輸入制限）
第十一条　食品衛生上の危害の発生を防止するために特に重要な工程を管理するための措置が講じられていることが必要なものとして厚生労働省令で定める食品又は添加物は，当該措置が講じられていることが確実であるものとして厚生労働大臣が定める国若しくは地域又は施設において製造し，又は加工されたものでなければ，これを販売の用に供するために輸入してはならない．
（第二項略）
（添加物等の販売等の制限）
第十二条　人の健康を損なうおそれのない場合として内閣総理大臣が食品衛生基準審議会の意見を聴いて定める場合を除いては，添加物（天然香料及び一般に食品として飲食に供されている物であつて添加物として使用されるものを除く．）並びにこれを含む製剤及び食品は，これを販売し，又は販売の用に供するために，製造し，輸入し，加工し，使用し，貯蔵し，若しくは陳列してはならない．
（食品又は添加物の基準及び規格）
第十三条　内閣総理大臣は，公衆衛生の見地から，食品衛生基準審議会の意見を聴いて，販売の用に供する食品若しくは添加物の製造，加工，使用，調理若しくは保存の方法につき基準を定め，又は販売の用に供する食品若しくは添加物の成分につき規格を定めることができる．
（第二項略）
3　農薬取締法第一条の二第一項に規定する農薬をいう．次条において同じ．），飼料の安全性の確保及び品質の改善に関する法律第二条第三項の規定に基づく農林水産省令で定める用途に供することを目的として飼料（同条第二項に規定する飼料をいう．）に添加，混和，浸潤その他の方法によつて用いられる物及び医薬品，医療機器等の品質，有効性及び安全性の確保等に関する法律第二条第一項に規定する医薬品であつて動物のために使用されることが目的とされているものの成分である物質（その物質が化学的に変化して生成した物質を含み，人の健康を損なうおそれのないことが明らかであるものとして内閣総理大臣が定める物質を除く．）が，人の健康を損なうおそれのない量として内閣総理大臣が食品衛生基準審議会の意見を聴いて定める量を超えて残留する食品は，これを販売の用に供するために製造し，輸入し，加工し，使用し，調理し，保存し，又は販売してはならない．ただし，当該物質の当該食品に残留する量の限度について第一項の食品の成分に係る規格が定められている場合については，この限りでない．
（第十四条（農薬成分の資料提供等の要請）略）

### 第三章　器具及び容器包装
（営業上使用する器具及び容器包装の取扱原則）
第十五条　営業上使用する器具及び容器包装は，清潔で衛

生的でなければならない．

（有毒有害な器具又は容器包装の販売等の禁止）

第十六条　有毒な，若しくは有害な物質が含まれ，若しくは付着して人の健康を損なうおそれがある器具若しくは容器包装又は食品若しくは添加物に接触してこれらに有害な影響を与えることにより人の健康を損なうおそれがある器具若しくは容器包装は，これを販売し，販売の用に供するために製造し，若しくは輸入し，又は営業上使用してはならない．

（特定の器具等の販売等の禁止）

第十七条　厚生労働大臣は，特定の国若しくは地域において製造され，又は特定の者により製造される特定の器具又は容器包装について，第二十六条第一項から第三項まで又は第二十八条第一項の規定による検査の結果次に掲げる器具又は容器包装に該当するものが相当数発見されたこと，製造地における食品衛生上の管理の状況その他の厚生労働省令で定める事由からみて次に掲げる器具又は容器包装に該当するものが相当程度含まれるおそれがあると認められる場合において，人の健康を損なうおそれの程度その他の厚生労働省令で定める事項を勘案して，当該特定の器具又は容器包装に起因する食品衛生上の危害の発生を防止するため特に必要があると認めるときは，厚生科学審議会の意見を聴いて，当該特定の器具又は容器包装を販売し，販売の用に供するために製造し，若しくは輸入し，又は営業上使用することを禁止することができる．

　一　前条に規定する器具又は容器包装
　二　次条第一項の規定により定められた規格に合わない器具又は容器包装
　三　次条第三項の規定に違反する器具又は容器包装

（第二項，第三項略）

（器具又は容器包装の規格基準の制定）

第十八条　内閣総理大臣は，公衆衛生の見地から，食品衛生基準審議会の意見を聴いて，販売の用に供し，若しくは営業上使用する器具若しくは容器包装若しくはこれらの原材料につき規格を定め，又はこれらの製造方法につき基準を定めることができる．

（第二項，第三項略）

## 第四章　表示及び広告

（表示の基準）

第十九条　内閣総理大臣は，一般消費者に対する器具又は容器包装に関する公衆衛生上必要な情報の正確な伝達の見地から，消費者委員会の意見を聴いて，前条第一項の規定により規格又は基準が定められた器具又は容器包装に関する表示につき，必要な基準を定めることができる．

2　前項の規定により表示につき基準が定められた器具又は容器包装は，その基準に合う表示がなければ，これを販売し，販売の用に供するために陳列し，又は営業上使用してはならない．

（第三項略）

（虚偽表示の禁止）

第二十条　食品，添加物，器具又は容器包装に関しては，公衆衛生に危害を及ぼすおそれがある虚偽の又は誇大な表示又は広告をしてはならない．

## 第五章　食品添加物公定書

（食品添加物公定書）

第二十一条　内閣総理大臣は，食品添加物公定書を作成し，第十三条第一項の規定により基準又は規格が定められた添加物及び食品表示法第四条第一項　の規定により基準が定められた添加物につき当該基準及び規格を収載するものとする．

## 第六章　監視指導

（国及び都道府県等間の監視指導の相互連携）

第二十一条の二　国及び都道府県等は，食品，添加物，器具又は容器包装に起因する中毒患者又はその疑いのある者（以下「食中毒患者等」という．）の広域にわたる発生又はその拡大を防止し，及び広域にわたり流通する食品，添加物，器具又は容器包装に関してこの法律又はこの法律に基づく命令若しくは処分に係る違反を防止するため，その行う食品衛生に関する監視又は指導（以下「監視指導」という．）が総合的かつ迅速に実施されるよう，相互に連携を図りながら協力しなければならない．

（広域連携協議会）

第二十一条の三　厚生労働大臣は，監視指導の実施に当たつての連携協力体制の整備を図るため，厚生労働省令で定めるところにより，国，都道府県等その他関係機関により構成される広域連携協議会（以下この条及び第六十六条において「協議会」という．）を設けることができる．

（第二項〜第四項略）

（監視指導指針）

第二十二条　厚生労働大臣及び内閣総理大臣は，国及び都道府県等が行う監視指導の実施に関する指針（以下「指針」という．）を定めるものとする．

（第二項，第三項略）

（輸入食品監視指導計画）

第二十三条　厚生労働大臣は，指針に基づき，毎年度，翌年度の食品，添加物，器具及び容器包装の輸入について国が行う監視指導の実施に関する計画（以下「輸入食品監視指導計画」という．）を定めるものとする．

（第二項，第三項略）

4　厚生労働大臣は，輸入食品監視指導計画の実施の状況について，公表するものとする．

（都道府県等食品衛生監視指導計画）

第二十四条　都道府県知事等は，指針に基づき，毎年度，翌年度の当該都道府県等が行う監視指導の実施に関する計画（以下「都道府県等食品衛生監視指導計画」という．）を定

めなければならない．
（第二項〜第四項略）

5　都道府県知事等は，都道府県等食品衛生監視指導計画の実施の状況について，厚生労働省令・内閣府令で定めるところにより，公表しなければならない．

### 第七章　検査

（第二十五条（食品等の検査）略）

（検査命令）

第二十六条　都道府県知事は，次の各号に掲げる食品，添加物，器具又は容器包装を発見した場合において，これらを製造し，又は加工した者の検査の能力等からみて，その者が製造し，又は加工する食品，添加物，器具又は容器包装がその後引き続き当該各号に掲げる食品，添加物，器具又は容器包装に該当するおそれがあり，食品衛生上の危害の発生を防止するため必要があると認めるときは，政令で定める要件及び手続に従い，その者に対し，当該食品，添加物，器具又は容器包装について，当該都道府県知事又は登録検査機関の行う検査を受けるべきことを命ずることができる．

　一　第六条第二号又は第三号に掲げる食品又は添加物
　二　第十三条第一項の規定により定められた規格に合わない食品又は添加物
　三　第十三条第一項の規定により定められた基準に合わない方法により添加物を使用した食品
　四　第十三条第三項に規定する食品
　五　第十六条に規定する器具又は容器包装
　六　第十八条第一項の規定により定められた規格に合わない器具又は容器包装
　七　第十八条第三項の規定に違反する器具又は容器包装

（第二項〜第七項略）

（食品等の輸入の届出）

第二十七条　販売の用に供し，又は営業上使用する食品，添加物，器具又は容器包装を輸入しようとする者は，厚生労働省令で定めるところにより，その都度厚生労働大臣に届け出なければならない．

（報告徴収，検査及び収去）

第二十八条　厚生労働大臣，内閣総理大臣又は都道府県知事等は，必要があると認めるときは，営業者その他の関係者から必要な報告を求め，当該職員に営業の場所，事務所，倉庫その他の場所に臨検し，販売の用に供し，若しくは営業上使用する食品，添加物，器具若しくは容器包装，営業の施設，帳簿書類その他の物件を検査させ，又は試験の用に供するのに必要な限度において，販売の用に供し，若しくは営業上使用する食品，添加物，器具若しくは容器包装を無償で収去させることができる．

（第二項〜第四項略）

（第二十九条（食品衛生検査施設）略）

（食品衛生監視員）

第三十条　第二十八条第一項に規定する当該職員の職権及び食品衛生に関する指導の職務を行わせるために，厚生労働大臣，内閣総理大臣又は都道府県知事等は，その職員のうちから食品衛生監視員を命ずるものとする．

2　都道府県知事等は，都道府県等食品衛生監視指導計画の定めるところにより，その命じた食品衛生監視員に監視指導を行わせなければならない．

（第三項〜第五項略）

### 第八章　登録検査機関

（第三十一条〜第四十七条略）

### 第九章　営業

（食品衛生管理者）

第四十八条　乳製品，第十二条の規定により内閣総理大臣が定めた添加物その他製造又は加工の過程において特に衛生上の考慮を必要とする食品又は添加物であつて政令で定めるものの製造又は加工を行う営業者は，その製造又は加工を衛生的に管理させるため，その施設ごとに，専任の食品衛生管理者を置かなければならない．ただし，営業者が自ら食品衛生管理者となつて管理する施設については，この限りでない．

（第二項〜第五項略）

6　次の各号のいずれかに該当する者でなければ，食品衛生管理者となることができない．

　一　医師，歯科医師，薬剤師又は獣医師
　二　学校教育法に基づく大学，旧大学令に基づく大学又は旧専門学校令に基づく専門学校において医学，歯学，薬学，獣医学，畜産学，水産学又は農芸化学の課程を修めて卒業した者（当該課程を修めて同法に基づく専門職大学の前期課程を修了した者を含む．）
　三　都道府県知事の登録を受けた食品衛生管理者の養成施設において所定の課程を修了した者
　四　学校教育法に基づく高等学校若しくは中等教育学校若しくは旧中等学校令に基づく中等学校を卒業した者又は厚生労働省令で定めるところによりこれらの者と同等以上の学力があると認められる者で，第一項の規定により食品衛生管理者を置かなければならない製造業又は加工業において食品又は添加物の製造又は加工の衛生管理の業務に三年以上従事し，かつ，都道府県知事の登録を受けた講習会の課程を修了した者

（第七項，第八項略）

（第四十九条略）

（有毒・有害物質の混入防止措置等に関する基準）

第五十条　厚生労働大臣は，食品又は添加物の製造又は加工の過程において有毒な又は有害な物質が当該食品又は添加物に混入することを防止するための措置に関し必要な基準を定めることができる．

2　営業者(食鳥処理の事業の規制及び食鳥検査に関する法律第六条第一項に規定する食鳥処理業者を除く.)は，前項の規定により基準が定められたときは，これを遵守しなければならない．
（HACCPに添った衛生管理）
第五十一条　厚生労働大臣は，営業（器具又は容器包装を製造する営業及び食鳥処理の事業の規制及び食鳥検査に関する法律第二条第五号に規定する食鳥処理の事業（第五十四条及び第五十七条第一項において「食鳥処理の事業」という.）を除く.）の施設の衛生的な管理その他公衆衛生上必要な措置（以下この条において「公衆衛生上必要な措置」という.）について，厚生労働省令で，次に掲げる事項に関する基準を定めるものとする．

一　施設の内外の清潔保持，ねずみ及び昆虫の駆除その他一般的な衛生管理に関すること．

二　食品衛生上の危害の発生を防止するために特に重要な工程を管理するための取組（小規模な営業者（器具又は容器包装を製造する営業者及び食鳥処理の事業の規制及び食鳥検査に関する法律第六条第一項に規定する食鳥処理業者を除く．次項において同じ．）その他の政令で定める営業者にあつては，その取り扱う食品の特性に応じた取組）に関すること．

2　営業者は，前項の規定により定められた基準に従い，厚生労働省令で定めるところにより公衆衛生上必要な措置を定め，これを遵守しなければならない．

3　都道府県知事等は，公衆衛生上必要な措置について，第一項の規定により定められた基準に反しない限り，条例で必要な規定を定めることができる．

（容器包装に係るHACCPに添った衛生管理）
第五十二条　厚生労働大臣は，器具又は容器包装を製造する営業の施設の衛生的な管理その他公衆衛生上必要な措置（以下この条において「公衆衛生上必要な措置」という.）について，厚生労働省令で，次に掲げる事項に関する基準を定めるものとする．

一　施設の内外の清潔保持その他一般的な衛生管理に関すること．

二　食品衛生上の危害の発生を防止するために必要な適正に製造を管理するための取組に関すること．

2　器具又は容器包装を製造する営業者は，前項の規定により定められた基準（第十八条第三項に規定する政令で定める材質以外の材質の原材料のみが使用された器具又は容器包装を製造する営業者にあつては，前項第一号に掲げる事項に限る．）に従い，公衆衛生上必要な措置を講じなければならない．

3　都道府県知事等は，公衆衛生上必要な措置について，第一項の規定により定められた基準に反しない限り，条例で必要な規定を定めることができる．

（第五十三条略）
（営業施設の基準）
第五十四条　都道府県は，公衆衛生に与える影響が著しい営業（食鳥処理の事業を除く.）であつて，政令で定めるものの施設につき，厚生労働省令で定める基準を参酌して，条例で，公衆衛生の見地から必要な基準を定めなければならない．

（営業の許可）
第五十五条　前条に規定する営業を営もうとする者は，厚生労働省令で定めるところにより，都道府県知事の許可を受けなければならない．

（第二項，第三項略）
（第五十六条略）
（営業の届出）
第五十七条　営業（第五十四条に規定する営業，公衆衛生に与える影響が少ない営業で政令で定めるもの及び食鳥処理の事業を除く.）を営もうとする者は，厚生労働省令で定めるところにより，あらかじめ，その営業所の名称及び所在地その他厚生労働省令で定める事項を都道府県知事に届け出なければならない．

（第二項略）
（食品等の回収の届出）
第五十八条　営業者が，次の各号のいずれかに該当する場合であつて，その採取し，製造し，輸入し，加工し，若しくは販売した食品若しくは添加物又はその製造し，輸入し，若しくは販売した器具若しくは容器包装を回収するとき（次条第一項又は第二項の規定による命令を受けて回収するとき，及び食品衛生上の危害が発生するおそれがない場合として厚生労働省令・内閣府令で定めるときを除く．）は，厚生労働省令・内閣府令で定めるところにより，遅滞なく，回収に着手した旨及び回収の状況を都道府県知事に届け出なければならない．

一　第六条，第十条から第十二条まで，第十三条第二項若しくは第三項，第十六条，第十八条第二項若しくは第三項又は第二十条の規定に違反し，又は違反するおそれがある場合

二　第九条第一項又は第十七条第一項の規定による禁止に違反し，又は違反するおそれがある場合

（第二項略）
（廃棄命令等）
第五十九条　厚生労働大臣又は都道府県知事は，営業者が第六条，第十条から第十二条まで，第十三条第二項若しくは第三項，第十六条若しくは第十八条第二項若しくは第三項の規定に違反した場合又は第九条第一項若しくは第十七条第一項の規定による禁止に違反した場合においては，営業者若しくは当該職員にその食品，添加物，器具若しくは容器包装を廃棄させ，又はその他営業者に対し食品衛生上の危害を除去するために必要な処置をとることを命ずることができる．

（第二項略）
（許可の取り消し等）
第六十条　都道府県知事は，営業者が第六条，第八条第一項，第十条から第十二条まで，第十三条第二項若しくは第三項，第十六条，第十八条第二項若しくは第三項，第十九条第二項，第二十条，第二十五条第一項，第二十六条第四項，第四十八条第一項，第五十条第二項，第五十一条第二項，第五十二条第二項若しくは第五十三条第一項の規定に違反した場合，第七条第一項から第三項まで，第九条第一項若しくは第十七条第一項の規定による禁止に違反した場合，第五十五条第二項第一号若しくは第三号に該当するに至つた場合又は同条第三項の規定による条件に違反した場合においては，同条第一項の許可を取り消し，又は営業の全部若しくは一部を禁止し，若しくは期間を定めて停止することができる．

2　厚生労働大臣は，営業者（食品，添加物，器具又は容器包装を輸入することを営む人又は法人に限る．）が第六条，第八条第一項，第十条第二項，第十一条，第十二条，第十三条第二項若しくは第三項，第十六条，第十八条第二項若しくは第三項，第二十六条第四項，第五十条第二項，第五十一条第二項，第五十二条第二項若しくは第五十三条第一項の規定に違反した場合又は第七条第一項から第三項まで，第九条第一項若しくは第十七条第一項の規定による禁止に違反した場合においては，営業の全部若しくは一部を禁止し，又は期間を定めて停止することができる．

（改善命令等）
第六十一条　都道府県知事は，営業者がその営業の施設につき第五十四条の規定による基準に違反した場合においては，その施設の整備改善を命じ，又は第五十五条第一項の許可を取り消し，若しくはその営業の全部若しくは一部を禁止し，若しくは期間を定めて停止することができる．

## 第十章　雑則

（第六十二条（財政措置）略）
（中毒の届出）
第六十三条　食中毒患者等を診断し，又はその死体を検案した医師は，直ちに最寄りの保健所長にその旨を届け出なければならない．

2　保健所長は，前項の届出を受けたときその他食中毒患者等が発生していると認めるときは，速やかに都道府県知事等に報告するとともに，政令で定めるところにより，調査しなければならない．
（第三項〜第五項略）
（第六十四条（食中毒患者等の死体の解剖）略）
（第六十五条（厚生労働大臣の調査の要請等），第六十六条略）
（食品等事業者に対する援助及び食品衛生推進員）
第六十七条　都道府県等は，食中毒の発生を防止するとともに，地域における食品衛生の向上を図るため，食品等事業者に対し，必要な助言，指導その他の援助を行うように努めるものとする．

2　都道府県等は，食品等事業者の食品衛生の向上に関する自主的な活動を促進するため，社会的信望があり，かつ，食品衛生の向上に熱意と識見を有する者のうちから，食品衛生推進員を委嘱することができる．

3　食品衛生推進員は，飲食店営業の施設の衛生管理の方法その他の食品衛生に関する事項につき，都道府県等の施策に協力して，食品等事業者からの相談に応じ，及びこれらの者に対する助言その他の活動を行う．
（おもちゃ及び営業者以外の食品供与施設への準用規定）
第六十八条　第六条，第九条，第十二条，第十三条第一項及び第二項，第十六条から第二十条まで（第十八条第三項を除く．），第二十五条から第六十一条まで（第五十一条，第五十二条第一項第二号及び第二項並びに第五十三条を除く．）並びに第六十三条から第六十五条までの規定は，乳幼児が接触することによりその健康を損なうおそれがあるものとして厚生労働大臣及び内閣総理大臣の指定するおもちゃについて，これを準用する．この場合において，第十二条中「添加物（天然香料及び一般に食品として飲食に供されている物であつて添加物として使用されるものを除く．）」とあるのは，「おもちゃの添加物として用いることを目的とする化学的合成品（化学的手段により元素又は化合物に分解反応以外の化学的反応を起こさせて得られた物質をいう．）」と読み替えるものとする．

2　第六条並びに第十三条第一項及び第二項の規定は，洗浄剤であつて野菜若しくは果実又は飲食器の洗浄の用に供されるものについて準用する．

3　第十五条から第十八条まで，第二十五条第一項，第二十八条から第三十条まで，第五十一条，第五十四条，第五十七条及び第五十九条から第六十一条までの規定は，営業以外の場合で学校，病院その他の施設において継続的に不特定又は多数の者に食品を供与する場合に，これを準用する．
（処分違反者の公表等）
第六十九条　厚生労働大臣，内閣総理大臣及び都道府県知事は，食品衛生上の危害の発生を防止するため，この法律又はこの法律に基づく処分に違反した者の名称等を公表し，食品衛生上の危害の状況を明らかにするよう努めるものとする．

（パブリックコメントの実施）
第七十条　厚生労働大臣は，次に掲げる行為をしようとするときは，その趣旨，内容その他の必要な事項を公表し，広く国民の意見を求めるものとする．ただし，食品衛生上の危害の発生を防止するため緊急を要する場合で，あらかじめ広く国民の意見を求めるいとまがないときは，この限りでない．

　一　第六条第二号ただし書（第六十八条第一項及び第二項において準用する場合を含む．）に規定する人の健康

を損なうおそれがない場合を定めること.

二　第七条第一項から第三項までの規定により販売を禁止し，又は同条第四項の規定により禁止の全部若しくは一部を解除すること.

三　第十条第一項，第五十一条第一項，第五十二条第一項又は第五十四条の厚生労働省令を制定し，又は改廃すること.

四　第二十三条第一項に規定する輸入食品監視指導計画を定め，又は変更すること.

五　第五十条第一項に規定する基準を定めること.

2　内閣総理大臣は，次に掲げる行為をしようとするときは，その趣旨，内容その他の必要な事項を公表し，広く国民の意見を求めるものとする．ただし，食品衛生上の危害の発生を防止するため緊急を要する場合で，あらかじめ広く国民の意見を求めるいとまがないときは，この限りではない．

一　第十二条に規定する人の健康を損なうおそれのない場合を定めること.

二　第十三条第一項（第六十八条第一項及び第二項において準用する場合を含む.）に規定する基準又は規格を定めること.

三　第十三条第三項に規定する人の健康を損なうおそれのないことが明らかである物質又は人の健康を損なうおそれのない量を定めること.

四　第十八条第一項（第六十八条第一項及び第三項において準用する場合を含む.）に規定する基準又は規格を定めること.

五　第十八条第三項ただし書に規定する人の健康を損なうおそれのない量を定めること.

六　第十九条第一項（第六十八条第一項において準用する場合を含む.）に規定する表示についての基準を定めること.

3　都道府県知事等は，第二十四条第一項に規定する都道府県等食品衛生監視指導計画を定め，又は変更しようとするときは，その趣旨，内容その他の必要な事項を公表し，広く住民の意見を求めなければならない.

（第四項，第五項略）

（施策の実施状況の公表及び国民の意見の聴取）

第七十一条　厚生労働大臣，内閣総理大臣及び都道府県知事等は，食品衛生に関する施策に国民又は住民の意見を反映し，関係者相互間の情報及び意見の交換の促進を図るため，当該施策の実施状況を公表するとともに，当該施策について広く国民又は住民の意見を求めなければならない.

（第七十二条〜第八十条略）

## 第十一章　罰則

（第八十一条〜第八十九条略）


附　則

第一条　この法律は，昭和二十三年一月一日から施行する．

（第二条以降略）

## 食品，添加物等の規格基準（抄）

※食品衛生法第13条で，「内閣総理大臣は，公衆衛生の見地から，食品衛生基準審議会の意見を聴いて，販売の用に供する食品若しくは添加物の製造，加工，使用，調理若しくは保存の方法につき基準を定め，又は販売の用に供する食品若しくは添加物の成分につき規格を定めることができる．」とされている．この規定に基づき，「食品，添加物等の規格基準」が定められており，食品一般の成分規格，製造，加工及び調理基準，保存基準の他，清涼飲料水，食肉製品などについて個別の規格基準が定められている．また，添加物の成分規格や使用基準が定められている．

| | |
|---|---|
| 清涼飲料水 | 1　清涼飲料水の成分規格<br>(1) 一般規格<br>　1．混濁したものであってはならない．<br>　2．沈殿物又は固形の異物のあるものであってはならない．<br>　　※1，2とも例外あり．<br>　3．金属製容器包装入りのものについては，スズの含有量は，150.0 ppmを超えるものであってはならない．<br>　4．大腸菌群が陰性でなければならない．<br>(2) 個別規格<br>　1　ミネラルウォーター類のうち殺菌又は除菌を行わないもの（略）<br>　2　ミネラルウォーター類のうち殺菌又は除菌を行うもの（略）<br>　3　ミネラルウォーター類以外の清涼飲料水<br>　　a　ヒ素及び鉛を検出するものであってはならない．<br>　　b　りんごの搾汁及び搾汁された果汁のみを原料とするものについては，パツリンの含有量が0.050 ppmを超えるものであってはならない．<br>2　製造基準，3　保存基準，4　調理基準（略） |
| 食肉及び鯨肉 | 1　食肉及び鯨肉の保存基準<br>(1) 食肉及び鯨肉は，10℃以下で保存しなければならない．ただし，細切りした食肉及び鯨肉を凍結させたものであって容器包装に入れられたものにあっては，これを－15℃以下で保存しなければならない．<br>(2) 食肉及び鯨肉は，清潔で衛生的な有蓋の容器に収めるか，又は清潔で衛生的な合成樹脂フィルム，合成樹脂加工紙，硫酸紙，パラフィン紙若しくは布で包装して，運搬しなければならない．<br>2　食肉及び鯨肉の調理基準（略） |
| 食鳥卵 | 1　食鳥卵の成分規格<br>(1) 殺菌液卵（鶏の液卵を殺菌したものをいう．以下同じ．）はサルモネラ属菌が検体25 gにつき陰性でなければならない．<br>(2) 未殺菌液卵（殺菌液卵以外の鶏の液卵をいう．以下同じ．）は，細菌数が検体1 gにつき1,000,000以下でなければならない．<br>2　食鳥卵（鶏の液卵に限る．）の製造基準（略）<br>3　食鳥卵（鶏の液卵に限る．）の保存基準<br>(1) 鶏の液卵は，8℃以下（鶏の液卵を冷凍したものにあっては，－15℃以下）で保存しなければならない．<br>(2) (3)　（略）<br>4　食鳥卵（鶏の殻付き卵に限る．）の使用基準<br>　鶏の殻付き卵を加熱殺菌せずに飲食に供する場合にあっては，賞味期限を経過していない生食用の正常卵を使用しなければならない． |
| 生食用鮮魚介類 | 1　生食用鮮魚介類（切り身又はむき身にした鮮魚介類（生かきを除く．）であって，生食用のもの（凍結させたものを除く．）に限る．以下この項において同じ．）の成分規格<br>　腸炎ビブリオの最確数は，検体1 gにつき100以下でなければならない．<br>2　加工基準，3　保存基準（略） |
| 冷凍食品 | 1　冷凍食品の成分規格<br>(1) 無加熱摂取冷凍食品は，細菌数（生菌数）が検体1 gにつき100,000以下で，かつ，大腸菌群が陰性でなければならない．<br>(2) 加熱後摂取冷凍食品であって凍結させる直前に加熱されたものは，細菌数（生菌数）が検体1 gにつき100,000以下で，かつ，大腸菌群が陰性でなければならない．<br>(3) 加熱後摂取冷凍食品であって，凍結させる直前に加熱されたもの以外のものは，細菌数（生菌数）が検体1 gにつき3,000,000以下で，かつ，E. coliが陰性でなければならない．<br>(4) 生食用冷凍鮮魚介類は，細菌数（生菌数）が検体1 gにつき100,000以下であり，かつ，大腸菌群が陰性であって，腸炎ビブリオ最確数が100以下でなければならない．<br>2　冷凍食品の加工基準（略）<br>3　冷凍食品の保存基準<br>(1) 冷凍食品は，これを－15℃以下で保存しなければならない．<br>(2) （略） |
| 容器包装詰加圧加熱殺菌食品 | 1　容器包装詰加圧加熱殺菌食品（食品（清涼飲料水，食肉製品，鯨肉製品及び魚肉ねり製品を除く．）を気密性のある容器包装に入れ，密封した後，加圧加熱殺菌したものをいう．）の成分規格<br>　容器包装詰加圧加熱殺菌食品は，当該容器包装詰加圧加熱殺菌食品中で発育し得る微生物が陰性でなければならない．<br>2　製造基準（略） |

## 食品添加物の使用基準及び保存基準（抄）

| 添加物名 | 用途 | 使用基準 使用できる食品等[*1] | 使用基準 使用量の限度[*2] | 使用制限 |
|---|---|---|---|---|
| 亜硝酸ナトリウム | 発色剤 | 食肉製品，鯨肉ベーコン | 亜硝酸根としての最大残存量 0.070 g/kg | 食肉製品，鯨肉ベーコン，魚肉ソーセージ，魚肉ハム，いくら，すじこ及びたらこ以外の食品に使用してはならない |
| | | 魚肉ソーセージ，魚肉ハム | 同 0.050 g/kg | |
| | | いくら，すじこ，たらこ | 同 0.0050 g/kg | |
| L-アスコルビン酸 | 強化剤，酸化防止剤 | | | |
| アスパルテーム | 甘味料 | | | |
| アセスルファムカリウム | 甘味料 | 栄養機能食品（錠剤に限る） | 6.0 g/kg | 健康増進法の規定による特別の用途表示の許可又は承認を受けた場合はこの限りでない |
| | | あん類，菓子（除チューインガム），生菓子 | 2.5 g/kg | |
| | | チューインガム | 5.0 g/kg | |
| | | アイスクリーム類，ジャム類，たれ，漬物，氷菓，フラワーペースト | 1.0 g/kg | |
| | | 果実酒，雑酒，清涼飲料水，乳飲料，乳酸菌飲料，はっ酵乳，（希釈して飲用に供する飲料水） | 0.50 g/kg | |
| | | 砂糖代替食品 | 15 g/kg | |
| | | その他の食品 | 0.35 g/kg | |
| 安息香酸 安息香酸ナトリウム | 保存料 | キャビア | 安息香酸として 2.5 g/kg | マーガリンにあっては，ソルビン酸，ソルビン酸カリウム，ソルビン酸カルシウム又はこれらのいずれかを含む製剤を併用する場合は，安息香酸としての使用量およびソルビン酸としての使用量の合計が 1.0 g/kg 以下 |
| | | マーガリン | 同 1.0 g/kg | |
| | | 清涼飲料水，シロップ，しょう油 | 同 0.60 g/kg | |
| | | （以下，安息香酸ナトリウムのみ使用可） | | |
| | | 菓子の製造に用いる果実ペースト，果汁 | 同 1.0 g/kg | |
| イマザリル | 防カビ剤 | かんきつ類（みかんを除く） | 最大残存量 0.0050 g/kg | |
| | | バナナ | 最大残存量 0.0020 g/kg | |
| エリソルビン酸 | 酸化防止剤 | 魚肉ねり製品（魚肉すり身を除く），パン，その他の食品 | | 魚肉ねり製品（魚肉すり身を除く）及びパンにあっては，栄養の目的に使用してはならない．その他の食品にあっては，酸化防止の目的以外に使用してはならない |
| 過酸化水素 | 漂白剤，殺菌剤 | 釜揚げしらす，しらす干し | 過酸化水素としての最大残存量 0.005 g/kg 未満 | |
| | | その他の食品 | 最終食品の完成前に分解又は除去すること | |
| 次亜塩素酸ナトリウム | 殺菌剤，漂白剤 | | | ごまに使用してはならない |
| ジフェニル | 防カビ剤 | グレープフルーツ，レモン，オレンジ類 | 残存量 0.070 g/kg 未満 | 貯蔵又は運搬の用に供する容器の中に入れる紙片に浸潤させて使用する場合以外に使用してはならない |
| D-ソルビトール | 製造用剤，甘味料 | | | |
| dl-α-トコフェロール（ビタミンE） | 酸化防止剤 | | | 酸化防止の目的以外に使用してはならない．ただし，β-カロテン，ビタミンA，ビタミンA脂肪酸エステル及び流動パラフィンの製剤中に含まれる場合は，この限りではない |
| ブチルヒドロキシアニソール（BHA） | 酸化防止剤 | 魚介冷凍品（生食用冷凍鮮魚介類及び生食用冷凍かきを除く）及び，鯨冷凍品（生食用鯨冷凍品を除く）の浸漬液 | 浸漬液に対して 1 g/kg | ジブチルヒドロキシトルエンと併用するときはその合計量 |
| | | 油脂，バター，魚介乾製品，魚介塩蔵品，乾燥裏ごしいも | 0.2 g/kg | |

[*1]：使用できる食品等の欄に記載された食品以外には使用が禁じられている．また，空欄はあらゆる食品に使用できることを示す．
[*2]：断り書きがない限り，数値以下での使用，あるいは残存が認められている．

# 索　引

( ) 内の語は直前の語と同義である場合を示す．
[ ] 内の語は省略されている場合がある．

## 和文索引

### あ

| 亜鉛 | 78 |
| 青梅 | 71 |
| 亜急性毒性 | 111 |
| アクリルアミド | 22 |
| アサリ | 74, 76 |
| 亜硝酸塩 | 106 |
| 亜硝酸根 | 164 |
| あずきばっとう | 57 |
| アスペルギルス[属] | 91, 92 |
| アセプティック包装 | 122 |
| アニサキス | 33, 38, 68, 81 |
| アブラソコムツ | 74 |
| アフラトキシン | 91 |
| アミノカルボニル反応 | 23 |
| アメーバ[性]赤痢 | 86, 87 |
| アメリカ鉤虫 | 83 |
| 亜硫酸塩 | 107 |
| アルカリ剤 | 135 |
| アルカロイド | 71, 94 |
| アルミ缶 | 120, 124 |
| アレルギー表示 | 154, 156 |
| アワビ | 76 |
| 安全性評価 | 110 |
| 安定剤 | 109, 117 |

### い

| イシガキダイ | 73 |
| イシナギ | 73 |
| 異常脂質 | 74 |
| いずし | 57 |
| イーストフード | 118 |
| イタイイタイ病 | 98 |
| 一次汚染 | 41 |
| 一次汚染菌 | 4 |
| 一次包装 | 119 |
| 一日摂取許容量 | 95, 111, 171 |
| 一律基準 | 91, 95 |
| 一括名による表示 | 114 |
| イッテンフエダイ | 73 |
| 一般飲食物添加物 | 113 |
| 一般細菌 | 12, 13, 14 |
| 一般生菌数 | 12 |
| 一般的衛生管理 | 130 |
| 一般的衛生管理プログラム | 130 |
| 遺伝子型 | 62 |
| 遺伝子組換え食品 | 156 |
| 遺伝子組換え表示 | 157 |
| 猪肉 | 66, 82 |
| 医薬品 | 159, 169, 179 |
| 飲料水 | 144 |

### う

| ウイルス | 7 |
| ウイルス性食中毒 | 34, 62 |
| ウェステルマン肺吸虫 | 82 |
| ウェルシュ菌 | 38, 50, 145 |
| ウェルシュ菌食中毒 | 51 |
| 渦鞭毛藻 | 73 |

### え

| 衛生管理 | 41 |
| 衛生検査 | 126, 144 |
| 衛生指標菌 | 4, 12, 13 |
| 栄養機能食品 | 159, 160, 161 |
| 栄養強化剤 | 109, 115, 118 |
| 栄養強調表示 | 156, 158 |
| 栄養成分表示 | 154, 156 |
| 疫学調査 | 79 |
| エキノコックス | 83 |
| エシェリキア・コリ | 13 |
| エタノール | 136 |
| エルゴタミン | 94 |
| エルシニア | 9, 59 |
| エルシニア症 | 89 |
| エルシニア・エンテロコリチカ | 59 |
| 塩蔵 | 27, 107 |
| 塩素消毒 | 33 |
| エンテロコッカス | 11 |
| エンテロトキシン | 44, 50 |
| エンベロープ | 7, 62 |

### お

| 黄色ブドウ球菌 | 13, 36, 54 |
| 黄疸 | 76 |
| 嘔吐型 | 52 |
| 嘔吐毒素 | 53 |
| 黄変米 | 93 |
| オクラトキシン | 92 |
| オゴノリ | 71 |

### か

| 回収 | 132 |
| 改正食品衛生法 | 3 |
| 外装 | 119 |
| 貝毒 | 74 |
| 外部寄生虫 | 80 |
| 界面活性剤 | 135 |
| 海洋細菌 | 72, 107 |
| 外来性異物 | 103 |
| 化学性食中毒 | 33, 77 |
| 化学的活性物質 | 25 |
| 化学的環境因子 | 27 |
| 化学的基準 | 164, 167 |
| 化学的合成品 | 112 |
| 化学的殺菌 | 136 |
| 化学的試験 | 19 |
| 化学物質 | 35 |
| カキ | 74 |
| 加工食品 | 106, 156 |
| 加工助剤 | 115 |
| 過酢酸 | 136 |
| 過酸化物価 | 21 |
| ガス壊疽 | 50 |
| ガス置換包装 | 119, 123 |
| ガスバリア性 | 119, 122 |
| 家畜 | 89 |
| 家畜伝染病予防法 | 180 |
| 顎口虫 | 82 |
| カドミウム | 78, 91, 98 |
| 神奈川現象 | 48 |
| 加熱殺菌 | 30, 136 |
| カネミ油症 | 97 |
| カビ毒 | 77, 91 |
| カフェテリア菌 | 51 |
| 芽胞 | 6, 50, 54 |
| 芽胞形成細菌 | 4, 10 |
| 紙パック | 120, 124 |
| ガムベース | 118 |
| からしれんこん | 57 |
| ガラスびん | 120, 124 |
| カルボニル価 | 21 |
| カロテノイド色素 | 17 |
| 肝炎 | 66 |
| 肝吸虫 | 82 |
| 環境ホルモン | 94 |
| かんすい | 106, 109, 117 |
| 感染型 | 33, 80 |
| 感染経路 | 81 |
| 感染症法 | 43, 86 |
| 感染性胃腸炎 | 33 |
| 乾燥食品 | 27 |
| 乾燥法 | 27 |
| 肝蛭 | 83 |
| 官能試験 | 19, 20 |
| ガンビアディスカス | 73 |
| 癌病(発がん)性 | 111 |
| カンピロバクター | 9, 33, 38, 45, 145 |
| カンピロバクター症 | 89 |
| カンピロバクター・コリ | 45, 47 |
| カンピロバクター・ジェジュニ | 45, 47 |
| 甘味料 | 109, 117 |
| 缶詰 | 28 |

### き

| 危害分析 | 126 |
| 危害分析重要管理点監視方式 | 126 |
| 危害要因 | 1, 139 |
| 危害要因分析 | 132 |
| 危害要因リスト | 141 |
| 規格基準 | 164, 165 |
| 器具 | 123 |
| 寄生生物 | 80 |
| 寄生虫 | 38, 80 |
| 寄生虫疾患 | 80 |
| 寄生虫性食中毒 | 68 |
| 既存添加物 | 113 |
| 機能性表示食品 | 159, 160, 162 |
| 揮発性塩基窒素 | 19 |
| 逆性石けん | 136 |
| キャッサバ | 71 |
| キャリーオーバー | 115 |
| 牛海綿状脳症 | 89 |
| 給食菌 | 51 |
| 急性胃アニサキス症 | 81 |
| 急性胃腸炎 | 33, 40 |
| 急性毒性 | 111 |
| 牛乳 | 89 |
| 狂牛病 | 89 |
| 強度 | 119 |
| 莢膜 | 6, 57 |
| 業務独占資格 | 181 |
| 魚介類 | 68, 72, 81 |

194

| | | |
|---|---|---|
| 許可マーク | | 160, 162 |
| ギラン・バレー症候群 | | 47 |
| キレート剤 | | 135 |
| 金属異物 | | 104 |
| 金属缶 | | 120 |
| 銀杏 | | 71 |

## く

| | | |
|---|---|---|
| 空中浮遊微生物 | | 12, 18 |
| クドア［・セプテンプンクタータ］ | | 38, 68, 81 |
| 苦味料 | | 117 |
| 熊肉 | | 84 |
| グラム陰性菌 | | 6, 11 |
| グラム陽性菌 | | 6, 11 |
| クリプトスポリジウム | | 83 |
| クリプトスポリジウム症 | | 86 |
| グレイ | | 101 |
| クレブシエラ属 | | 13 |
| クロアワビ | | 75 |
| クロイツフェルト・ヤコブ病 | | 90 |
| クロストリジウム | | 11, 18 |
| クロストリジウム属菌 | | 13 |
| クロストリジウム・パーフリンゲンス | | 50, 145 |
| 燻製 | | 28 |

## け

| | | |
|---|---|---|
| 経口感染［症］ | | 63, 86 |
| 経口的寄生虫疾患 | | 80 |
| 鶏卵 | | 41 |
| ゲオバチルス・ステアロサーモフィルス | | 30 |
| 結核 | | 89 |
| 結核菌 | | 89 |
| 血清型 | | 42 |
| 下痢型 | | 52 |
| ゲル化剤 | | 117 |
| 健康増進法 | | 154, 180 |
| 健康被害 | | 3 |
| 健康保菌者 | | 88 |
| 原虫 | | 80 |
| 検便検査 | | 144, 147 |

## こ

| | | |
|---|---|---|
| コアグラーゼ | | 54 |
| 高圧殺菌 | | 136 |
| 広域連携協議会 | | 34, 179, 188 |
| 高温菌 | | 9, 18 |
| 高温殺菌 | | 31 |
| 好気性菌 | | 9 |
| 抗菌性物質 | | 96 |
| 抗酸化剤 | | 107 |
| 香辛料抽出物 | | 117 |
| 厚生労働省 | | 173 |
| 酵素 | | 25, 117 |
| 光沢剤 | | 116 |
| 鉤虫 | | 83 |
| 鉱物性異物 | | 103 |
| 酵母 | | 11 |
| 香料 | | 109, 116 |
| 国際化学物質安全計画 | | 100 |
| 国際規格 | | 152 |
| 国際食品規格委員会 | | 174 |
| コクゾウムシ | | 26 |
| 国連食糧農業機関 | | 1, 174 |
| 古細菌 | | 5 |
| 五色豆 | | 71 |
| 個装 | | 119 |
| コーデックス | | 1, 127 |
| コーデックス「食品衛生の一般原則」 | | 128 |
| コーデックス委員会 | | 1, 31, 169, 174 |
| コーデックス規格 | | 169 |
| 子ども食堂 | | 149 |
| ゴニオトキシン | | 74 |
| 固有宿主 | | 80 |
| コーラベビー | | 78 |
| 糊料 | | 117 |
| コールドチェーン | | 30, 108 |
| コレラ | | 86 |
| コレラ菌 | | 48 |
| 混入異物 | | 103 |

## さ

| | | |
|---|---|---|
| 細菌 | | 4, 5, 11 |
| 細菌性食中毒 | | 33, 34, 36, 40 |
| 細菌性食中毒予防3原則 | | 147 |
| 細菌性赤痢 | | 86, 87 |
| サイクロスポーラ | | 83 |
| 再商品化義務 | | 125 |
| 最大氷結晶生成帯 | | 30 |
| サイトロバクター属 | | 13 |
| サキシトキシン | | 74 |
| サザエ | | 76 |
| 殺菌 | | 133 |
| 殺菌工学モデル | | 31 |
| 殺菌剤 | | 126, 137 |
| 殺菌料 | | 116 |
| サナダムシ | | 81 |
| サニテーション［技術］ | | 26, 107 |
| サルコシスティス［・フェアリー］ | | 38, 68, 84 |
| サルモネラ症 | | 89 |
| サルモネラ食中毒 | | 41 |
| サルモネラ属菌 | | 13, 40, 41, 42, 136, 145 |
| サルモネラ・エンテリカ | | 40 |
| サルモネラ・ボンゴリ | | 40 |
| 酸 | | 135 |
| 酸価 | | 21 |
| 酸型保存料 | | 29 |
| 酸化防止剤 | | 109, 116 |
| 酸素 | | 9, 25, 28 |
| 酸素濃度 | | 18 |
| 酸素要求性 | | 19 |
| 酸敗 | | 16, 20 |
| 酸敗油脂 | | 77 |
| 酸味料 | | 109, 117 |
| 残留基準 | | 91, 95 |
| 残留農薬基準 | | 165 |
| 残留農薬等ポジティブリスト制 | | 177 |
| 残留物質 | | 91 |

## し

| | | |
|---|---|---|
| 次亜塩素酸ナトリウム | | 33, 65, 127, 136 |
| ジアルジア症 | | 83 |
| 紫外線 | | 31 |
| シガテラ | | 73 |
| シガテラ毒 | | 73 |
| シガトキシン | | 73 |
| 志賀毒素 | | 43 |
| 鹿肉 | | 66, 82 |
| 識別表示 | | 125 |
| 識別マーク | | 125 |
| 脂質 | | 16 |
| 糸状菌 | | 11 |
| 施設・設備・機械・器具の管理 | | 131 |
| 自然毒食中毒 | | 33, 35, 69 |
| 指定添加物 | | 113 |
| シトリニン | | 93 |
| シーベルト | | 101 |
| しめサバ | | 84 |
| じゃがいも | | 71 |
| シャコ | | 49 |
| 重金属 | | 77, 78 |
| 終宿主 | | 80 |
| 従属栄養生物 | | 8 |
| 集団食中毒 | | 46 |
| 集団発生 | | 33, 66 |
| 獣肉 | | 83 |
| 重要管理点 | | 128, 132, 138 |
| 宿主 | | 80 |
| 宿主特異性 | | 80 |
| シュードモナス | | 9 |
| 商業的殺菌 | | 31 |
| 消費期限 | | 23, 149, 154, 155 |
| 消費者庁 | | 172 |
| 情報収集 | | 151 |
| 情報提供 | | 151 |
| 賞味期限 | | 23, 149, 154, 155 |
| 食経験 | | 29 |
| 食中毒 | | 33, 34 |
| 食中毒患者数 | | 36 |
| 食中毒細菌 | | 33 |
| 食中毒防止対策 | | 79 |
| 食中毒予防 | | 148 |
| 食中毒予防3原則 | | 126 |
| 食鳥検査 | | 180 |
| 食鳥処理 | | 180 |
| 食品安全 | | 25 |
| 食品安全委員会 | | 108, 158, 172, 183 |
| 食品安全関連法規 | | 176 |
| 食品安全基本法 | | 1, 176, 182 |
| 食品安全行政 | | 169 |
| 食品安全行政組織 | | 172 |
| 食品安全マネジメントシステム | | 126, 130, 141 |
| 食品衛生監視員 | | 177 |
| 食品衛生監視指導計画 | | 173 |
| 食品衛生管理 | | 126 |
| 食品衛生管理者 | | 179 |
| 食品衛生推進員 | | 179 |
| 食品衛生の一般原則 | | 127 |
| 食品衛生法 | | 2, 108, 124, 154, 164, 176, 177, 185 |
| ――改正 | | 179 |
| 食品汚染物質 | | 91 |
| 食品害虫 | | 25, 26 |
| 食品事業者の5つの基本原則 | | 150 |
| 食品事故 | | 151 |
| 食品添加物 | | 29, 106 |
| 食品，添加物等の規格基準 | | 192 |
| 食品の変質 | | 16 |
| 食品廃棄 | | 109 |
| 食品廃棄物 | | 25 |
| 食品ハザード | | 1 |
| 食品表示基準 | | 154 |
| 食品表示制度 | | 154 |
| 食品表示法 | | 154, 155, 176, 179 |
| 食品腐敗菌 | | 17 |
| 食品防御 | | 77, 96, 151 |
| 食品ロス | | 25, 109 |
| 植物性異物 | | 103 |
| 植物性自然毒 | | 35, 69 |
| 食用キノコ | | 70 |
| 食料安全保障 | | 25 |
| 食料自給率 | | 2, 94 |
| 飼料 | | 179 |
| 飼料添加物 | | 96 |
| 真菌 | | 6, 11 |
| 真空包装 | | 20, 119, 123 |

| 真空様包装形態 | 58 |
| --- | --- |
| 真空・ガス置換包装 | 28 |
| 神経毒素 | 57 |
| 新興感染症 | 86 |
| 人獣共通感染症 | 86, 88, 180 |
| 浸透圧 | 9 |

## す

| 水銀 | 78, 91, 98 |
| --- | --- |
| 水生微生物 | 10, 18 |
| 水素イオン濃度 | 9, 18 |
| 水道法 | 180 |
| 水分活性 | 8, 18, 27, 30, 106 |
| スズ | 78, 100 |
| スチール缶 | 124 |
| 酢漬け | 28 |
| ステリグマトシスチン | 92 |
| ストロンチウム90 | 103 |
| ズビニ鉤虫 | 83 |
| スポーツ飲料 | 78 |

## せ

| ゼアラレノン | 94 |
| --- | --- |
| 生育温度帯 | 9 |
| 製菓衛生師法 | 180 |
| 生化学性状試験 | 13 |
| 生活環 | 80 |
| 青果物 | 123 |
| 生菌数 | 12 |
| 生食用食肉 | 43, 164 |
| 生鮮食品 | 156 |
| 製造用剤 | 118 |
| 生物学的試験 | 19, 20 |
| 生物的環境因子 | 26 |
| 成分規格 | 164, 166 |
| 清涼飲料水 | 164 |
| 世界貿易機関 | 174 |
| 世界保健機関 | 173 |
| 赤痢アメーバ | 80 |
| 赤痢アメーバ大腸炎 | 83 |
| セシウム | 103 |
| セスキテルペン | 93 |
| 世代時間 | 7 |
| セミアセプティック包装 | 122 |
| セレウス菌 | 52 |
| セレウリド | 53 |
| ゼロトレランス | 145 |
| 洗浄 | 133 |
| 洗浄剤 | 126, 135, 165, 168 |
| 蠕虫 | 80 |
| 前提条件プログラム | 126, 128, 130 |
| 先天性トキソプラズマ症 | 84 |
| 鮮度 | 19 |
| 旋尾線虫 | 82 |
| 旋毛虫 | 84 |
| 潜伏期間 | 33, 47, 63 |

## そ

| 増殖曲線 | 8 |
| --- | --- |
| 増殖様式 | 7 |
| 増粘剤 | 109, 117 |
| 組織・臓器特異性 | 80 |
| ソラニン | 71 |

## た

| ダイオキシン | 91, 97, 124 |
| --- | --- |
| 大腸菌 | 13, 14 |
| 大腸菌群 | 13, 14 |
| 耐熱性 | 31, 52, 92 |

| 耐熱性溶血毒産生株 | 48 |
| --- | --- |
| 耐容一日摂取量 | 98 |
| 大量調理施設衛生管理マニュアル | 65, 144, 146 |
| 多層フィルム | 120 |
| 多層容器 | 120 |
| 脱アミノ反応 | 16, 17 |
| 脱酸素剤 | 20, 29 |
| 脱酸素剤封入包装 | 119, 123 |
| 脱水 | 27 |
| 脱炭酸反応 | 16, 17 |
| 炭水化物 | 16 |
| 炭疽 | 86, 89 |
| たんぱく質 | 16 |
| 段ボール | 124 |

## ち

| チオバルビツール酸価 | 21 |
| --- | --- |
| チフス菌 | 88 |
| 地方自治体 | 173 |
| 着色料 | 109, 116 |
| チャコニン | 71 |
| 中温菌 | 9, 18 |
| 中間宿主 | 80 |
| 中毒 | 76 |
| 腸炎菌 | 40 |
| 腸炎ビブリオ | 37, 48 |
| 腸管凝集性大腸菌 | 42, 45 |
| 腸管出血性大腸菌 | 42, 146 |
| 腸管出血性大腸菌感染症 | 89 |
| 腸管侵入性大腸菌 | 42, 44 |
| 腸管毒 | 55 |
| 腸管毒素原性大腸菌 | 42, 44 |
| 腸管病原性大腸菌 | 42, 44 |
| チョウセンアサガオ | 71 |
| 腸チフス | 86, 88 |
| 腸内細菌 | 11 |
| 腸内細菌科菌群 | 13, 14 |
| 調味料 | 109, 117 |
| 調理師法 | 180 |
| 調理食品 | 2 |
| チルド | 29 |

## つ

| 通性嫌気性菌 | 9 |
| --- | --- |

## て

| 手洗い | 133 |
| --- | --- |
| 低温菌 | 9, 18 |
| 低温殺菌 | 30 |
| 低温貯蔵法 | 29 |
| 低温流通体系 | 108 |
| 低酸性食品 | 28 |
| 定性法 | 14 |
| 定量法 | 14 |
| デオキシニバレノール | 93 |
| 適性衛生規範 | 128 |
| 適正表示 | 41 |
| 適正包装7原則 | 120 |
| テトラミン | 75 |
| テトロドトキシン | 72 |
| 電磁波［殺菌］ | 31, 136 |
| 伝達性海綿状脳症 | 89 |
| 天然香料 | 113 |
| 天然添加物 | 113 |
| 天然物偏重 | 112 |

## と

| 銅 | 78 |
| --- | --- |

| 糖質 | 16 |
| --- | --- |
| 糖蔵 | 27, 107 |
| 動物性異物 | 103 |
| 動物性自然毒 | 35, 72 |
| 動物腸管内微生物 | 18 |
| 動物由来感染症 | 88 |
| 動物用医薬品 | 96 |
| 豆腐用凝固剤 | 117 |
| トキソプラズマ | 80, 83 |
| 毒化プランクトン | 74, 75 |
| 毒キノコ | 37, 69, 70 |
| 毒性試験 | 111 |
| 毒性等価係数 | 98 |
| 毒性等量 | 98 |
| 毒素型 | 33, 52 |
| 毒素性ショック症候群 | 55 |
| 特定原材料等 | 156 |
| 特定保健用食品（トクホ） | 157, 159 |
| 特別用途食品 | 154, 160, 162 |
| 土壌微生物 | 10, 18 |
| と畜場法 | 180 |
| トランス脂肪酸 | 22 |
| トリカブト | 71 |
| トリコテセン環 | 93 |
| 鶏肉 | 46, 47 |
| トリメチルアミン | 19 |

## な

| 内装 | 119 |
| --- | --- |
| 内部寄生虫 | 80 |
| 内分泌撹乱化学物質 | 91, 94, 100 |
| ナグビブリオ | 48 |
| ナチュラルチーズ | 60 |
| 生ガキ | 63 |
| 鉛 | 78, 91, 100 |
| 軟化剤 | 117 |

## に

| にがり | 106 |
| --- | --- |
| 二次汚染 | 26, 41 |
| 二次汚染菌 | 4 |
| 二次包装 | 119 |
| ニバレノール | 93 |
| 日本海裂頭条虫 | 81 |
| 二枚貝 | 63, 74, 75 |
| 乳化剤 | 117 |
| 乳児ボツリヌス症 | 57, 58 |
| 乳幼児胃腸炎 | 67 |

## ね

| ネズミチフス菌 | 40 |
| --- | --- |
| 熱可塑性プラスチック | 120 |

## の

| ノーウォークウイルス | 62 |
| --- | --- |
| 農産物汚染 | 92 |
| 農薬 | 78, 91, 94, 96 |
| 農薬取締法 | 179 |
| 農林水産省 | 173 |
| ノロウイルス | 11, 33, 36, 37, 62, 146 |
| ノロウイルス食中毒予防4原則 | 126, 147 |

## は

| バイオプリザバティブ | 29 |
| --- | --- |
| 倍加時間 | 7 |
| 肺吸虫 | 82 |
| バクテロイデス | 11 |
| ハサップ→HACCP | |
| ハザード | 1, 100 |

# 和文索引

| | |
|---|---|
| ハザード分析及び重要管理点（HACCP）システムとその適用のための指針 | 128 |
| パーシャルフリージング | 30 |
| はちみつ | 57, 58 |
| バチルス | 18 |
| 麦角菌 | 94 |
| 発がん性物質 | 92 |
| 発色剤 | 109, 116 |
| パツリン | 93 |
| 馬肉 | 84 |
| ハネ品 | 104 |
| パラチフス | 86, 88 |
| パラチフスA菌 | 88 |
| バラハタ | 73 |
| バラフエダイ | 73 |
| バラムツ | 74 |
| バルカン腎症 | 93 |
| 半数致死量 | 91, 111 |

## ひ

| | |
|---|---|
| 光過敏症 | 76 |
| 微好気性菌 | 9 |
| ヒスタミン | 77 |
| ヒスタミン生産菌 | 17 |
| ビスフェノールA | 101 |
| 微生物 | 4, 25, 30 |
| 微生物学的［規格］基準 | 4, 164, 167 |
| 微生物検査 | 145 |
| ヒ素 | 78, 91, 99 |
| ビタミンA急性過剰症 | 73 |
| ヒト・動物由来微生物 | 11 |
| 皮膚爬行症 | 82 |
| ビブリオ・バルニフィカス | 49 |
| ヒメエゾボラ | 75 |
| 日持ち向上剤 | 29, 116 |
| 氷温冷蔵 | 30 |
| 病原体 | 86 |
| 病原大腸菌 | 42 |
| 漂白剤 | 116, 136 |
| 肥料取締法 | 179 |
| ビルマ豆 | 71 |
| 品質管理 | 126, 149 |
| 品質制御 | 26 |
| 品質保証 | 126, 149 |
| びん詰 | 28 |

## ふ

| | |
|---|---|
| 不活性ガス置換 | 20 |
| 複合調理食品 | 38 |
| フグ毒 | 72 |
| 不顕性感染 | 65 |
| 不顕性感染者 | 11 |
| フザリウム属 | 91, 94 |
| 物質名による表示 | 114 |
| 物理的環境因子 | 29 |
| 物理的殺菌 | 136 |
| ブドウ球菌 | 37 |
| ブドウ球菌性熱傷様皮膚症候群 | 55 |
| フードチェーン | 26 |
| フードディフェンス | 77, 96, 151 |
| フードマイレージ | 170 |
| 腐敗 | 16, 19 |
| プラスチック | 121, 124 |
| プラスチック資源循環促進法 | 124 |
| ブラストチラー | 51 |
| ブランチング | 30 |
| プリオンたんぱく質 | 86, 90 |
| ブルセラ菌 | 89 |
| ブルセラ症 | 86, 89 |

| | |
|---|---|
| フローダイアグラム | 140 |
| プロテクティブカルチャー | 27 |
| 糞口感染 | 67 |

## へ

| | |
|---|---|
| ベクレル | 101 |
| ヘテロサイクリックアミン | 22 |
| ペニシリウム属 | 91, 93 |
| ベネルピン | 76 |
| ベロ毒素 | 43 |
| 変異原性 | 111 |
| 変質 | 25 |
| 変質防止法 | 25 |
| 偏性嫌気性菌 | 9 |
| 偏性細胞内寄生性 | 7 |
| 変敗 | 20 |
| 鞭毛 | 6 |

## ほ

| | |
|---|---|
| 防かび剤 | 116 |
| 胞子形成細菌 | 30 |
| 放射性物質 | 91, 101, 103 |
| 放射線 | 31 |
| 包装 | 119 |
| 包装材料 | 120 |
| 膨張剤 | 117 |
| 保健機能食品 | 154, 156, 159 |
| ポジティブリスト制 | 94, 108 |
| ポジティブリスト制度 | 91, 124 |
| ポストハーベスト農薬 | 116 |
| 保存温度基準 | 168 |
| 保存料 | 109, 116 |
| ホタテガイ | 74 |
| ホタルイカ | 82 |
| ボツリヌス菌 | 57 |
| ボツリヌス症 | 86 |
| ボツリヌス毒素 | 57 |
| 哺乳びん | 101 |
| ポリエチレンテレフタレート | 121 |
| ポリ塩化ビニル | 121 |
| ポリ塩化ビフェニル | 78, 97 |
| ポリスチレン | 121 |
| ポリフェノール | 107 |

## ま

| | |
|---|---|
| マイクロプラスチック | 120 |
| マイコトキシン | 91 |
| マウスアッセイ | 59 |
| マウスユニット | 72 |
| 巻貝 | 75 |
| マーケットバスケット方式 | 108 |
| マスターテーブル | 79 |
| 麻痺性貝毒 | 74 |
| 慢性毒性 | 111 |

## み

| | |
|---|---|
| ミクロフローラ | 27 |
| 水俣病 | 98 |
| ミネラルウォーター | 164 |
| 宮崎肺吸虫 | 82 |
| ミリ当量数 | 22 |

## む

| | |
|---|---|
| 無菌化包装 | 122 |
| 無菌包装 | 119, 122 |
| 無鉤条虫 | 84 |
| 無症候性保菌者 | 88 |
| 無毒性量 | 111, 112 |
| ムラサキイガイ | 74 |

## め

| | |
|---|---|
| 名称独占資格 | 181 |
| メチル水銀 | 98 |

## も

| | |
|---|---|
| モーガネラ・モーガニイ | 77 |
| モニタリング検査 | 173 |
| モニタリング調査 | 112 |
| 森永ヒ素ミルク事件 | 78 |
| モルガン菌 | 77 |

## ゆ

| | |
|---|---|
| 有害元素 | 78, 91, 98 |
| 有機JASマーク | 94 |
| 有機化合物 | 78 |
| 有機溶剤 | 135 |
| 有機リン系殺虫剤 | 96 |
| 有鉤条虫 | 84 |
| 遊走性限局性皮膚腫脹 | 82 |
| 有毒植物 | 71 |
| 油脂酸化物 | 77 |
| ユーティリティ | 139 |
| 輸入感染症 | 87 |

## よ

| | |
|---|---|
| 容器包装 | 119, 123 |
| 容器包装リサイクル法 | 119, 124 |
| 養鶏場 | 41 |
| 溶血性尿毒症症候群 | 43 |
| ヨウ素131 | 103 |
| ヨウ素価 | 22 |
| 幼虫移行症 | 81 |
| 用途名の併記 | 114 |
| 浴場水 | 144 |
| 横川吸虫 | 81 |
| 予測微生物学 | 27 |
| 四級アンモニウム塩 | 136 |

## ら

| | |
|---|---|
| ラジカル | 20 |
| ランブル鞭毛虫 | 83 |

## り

| | |
|---|---|
| リスク | 1, 100, 170 |
| リスクアセスメント | 2, 170 |
| リスクアナリシス | 2, 169, 170 |
| リスク管理 | 169, 171 |
| リスクコミュニケーション | 2, 169, 171 |
| リスク評価 | 169, 170 |
| リスクマネジメント | 2, 171 |
| リステリア | 9, 59 |
| リステリア症 | 89 |
| リステリア・モノサイトゲネス | 59 |
| リポ多糖 | 6 |
| 旅行者下痢症 | 44 |
| りんご腐敗菌 | 93 |
| 臨床試験 | 160 |

## れ

| | |
|---|---|
| 冷蔵 | 29 |
| 冷凍 | 29 |
| 冷凍食品 | 30 |
| レジオネラ属菌 | 144 |
| レジオネラ・ニューモフィラ | 144 |
| 劣化要因 | 25 |
| レトルトパウチ食品 | 29, 122 |
| レトルト包装 | 119, 122 |

## ろ

| | |
|---|---|
| ロタウイルス | 67 |

## わ

| | |
|---|---|
| ワックス | 74 |

## 数字・記号索引

| | |
|---|---|
| 3R | 124 |
| 3類感染症 | 34, 85 |
| 4類感染症 | 85 |
| 5類感染症 | 85 |
| 7原則12手順 | 128, 140 |

## 欧文索引

### A

| | |
|---|---|
| A型肝炎 | 86 |
| A型肝炎ウイルス | 65 |
| acceptable daily intake(ADI) | 95, 111, 171 |
| acidic value(AV) | 21 |
| *Anisakis* | 68, 81 |
| Aw | 8, 27, 106 |

### B

| | |
|---|---|
| *Bacillus* | 18 |
| *Bacillus anthracis* | 89 |
| *Bacillus cereus* | 52 |
| *Bacteroides* | 11 |
| bovine spongiform encephalopathy(BSE) | 89, 176 |
| Bq | 101 |
| *Brucella* | 89 |

### C

| | |
|---|---|
| CA貯蔵 | 119, 123 |
| *Campylobacter* | 9 |
| *Campylobacter coli* | 45 |
| *Campylobacter jejuni* | 45 |
| carbonyl value | 21 |
| CCP | 128, 132, 138 |
| CJD | 90 |
| *Clostridium* | 18 |
| *Clostridium botulinum* | 57 |
| *Clostridium perfringens* | 50, 145 |
| Co-PCB | 97, 98 |
| Codex | 1, 127 |
| Codex Alimentarius Commission(CAC) | 1, 174 |
| *Cryptosporidium* | 83 |

### E

| | |
|---|---|
| E型肝炎 | 86, 89 |
| E型肝炎ウイルス | 66 |
| EAEC | 45 |
| EHEC | 42 |
| EIEC | 44 |
| *Enterococcus* | 11 |
| EPEC | 44 |
| *Escherichia coli*(E. coli) | 13 |
| ETEC | 44 |

### F

| | |
|---|---|
| FAO | 1, 174 |
| food additive | 106 |
| food chain | 26 |
| food safety | 25 |
| food security | 25 |
| FSMS | 126, 130, 141 |
| FSSC22000 | 142 |

### G

| | |
|---|---|
| *Gambierdiscus* | 73 |
| *Geobacillus stearothermophilus* | 30 |
| GFSI承認規格 | 152 |
| Gy | 101 |

### H

| | |
|---|---|
| H抗原 | 6 |
| HACCP | 2, 94, 103, 138, 179, 189 |
| HACCPシステム | 127, 129, 138 |
| HACCP制度化 | 129 |
| HACCPプラン | 138 |
| HDLコレステロール | 23 |
| hemolytic uremic syndrome(HUS) | 43 |
| hepatitis A virus(HAV) | 65 |
| hepatitis E virus(HEV) | 66 |

### I

| | |
|---|---|
| IMViC試験 | 13 |
| iodine value | 22 |
| ISO9001 | 152 |
| ISO22000 | 141, 152 |
| ISO/TS22002-1 | 127 |

### J

| | |
|---|---|
| JAS法 | 154 |

### K

| | |
|---|---|
| K抗原 | 6 |
| K値 | 19 |
| *Kudoa septempunctata* | 68 |

### L

| | |
|---|---|
| $LD_{50}$値 | 91 |
| LDLコレステロール | 23 |
| *Legionella pneumophila* | 144 |
| *Listeria monocytogenes* | 59 |
| *Listeria*[属] | 9, 59 |

### M

| | |
|---|---|
| MA包装 | 119, 123 |
| maximum residue limit(MRL) | 95 |
| mEq | 22 |
| mesophiles | 9 |
| *Morganella morganii* | 77 |
| MU | 72 |
| mycotoxin | 91 |

### N

| | |
|---|---|
| NOAEL | 111 |
| Norovirus | 62 |
| Norwalk virus | 62 |

### O

| | |
|---|---|
| O26 | 43 |
| O111 | 43 |
| O139 | 49, 86 |
| O145 | 43 |
| O157 | 36, 43, 44, 146 |
| O抗原[型] | 6, 48 |

### P

| | |
|---|---|
| pathogenic *Escherichia coli* | 42 |
| PCB | 78, 91, 97 |
| PCDD | 97, 98 |
| PCDF | 97, 98 |
| PDCAサイクル | 126, 141, 142 |
| peroxide value(POV) | 21 |
| PET | 121 |
| PETボトル | 121, 124 |
| pH | 9, 18, 19, 28 |
| pH調整剤 | 107, 117 |
| PRP | 130, 138 |
| *Pseudomonas* | 9 |
| psychrophiles | 9 |
| PVC | 121, 124 |

### R

| | |
|---|---|
| rotavirus | 67 |

### S

| | |
|---|---|
| *Salmonella* | 40 |
| *Salmonella bongori* | 40 |
| *Salmonella enterica* | 40 |
| *Salmonella enterica* serover Paratyphi A | 88 |
| *Salmonella enterica* serover Typhi | 88 |
| *Salmonella* Enteritidis | 40 |
| *Salmonella* Typhimurium | 40 |
| *Sarcocystis fayeri* | 68, 84 |
| Sv | 101 |

### T

| | |
|---|---|
| thermophiles | 9 |
| thiobarbituric acid value(TBAV) | 21 |
| tolerable daily intake(TDI) | 98 |
| toxicity equivalency factor(TEF) | 98 |
| toxicity equivalency quantity(TEQ) | 98 |
| *Toxoplasma* | 83 |
| transmissible spongiform encephalopathy(TSE) | 89 |
| TTX | 72 |

### U

| | |
|---|---|
| uniform limit | 95 |

### V

| | |
|---|---|
| VBNC(VNC)状態 | 48 |
| *Vibrio cholerae* | 86 |
| *Vibrio parahaemolyticus* | 48 |
| *Vibrio vulnificus* | 49 |

### W

| | |
|---|---|
| water activity(Aw) | 8, 27, 106 |
| World Health Organization(WHO) | 174 |
| WTO | 173 |

### Y

| | |
|---|---|
| *Yersinia*[属] | 9, 59 |
| *Yersinia enterocolitica* | 59 |

### Z

| | |
|---|---|
| zoonosis | 88 |

## ギリシャ文字索引

| | |
|---|---|
| α-トキシン | 50 |

中山書店の出版物に関する情報は，小社サポートページを御覧ください．
https://www.nakayamashoten.jp/support.html

本書へのご意見をお聞かせください．
https://www.nakayamashoten.jp/questionnaire.html

Visual栄養学テキストシリーズ

## 食べ物と健康 III
### 食品衛生学　食品の安全と衛生管理

2019年 1 月15日　初版第 1 刷発行
2024年 3 月15日　　　　第 2 刷発行

監　修………津田謹輔・伏木　亨・本田佳子
編　集………岸本　満
発行者………平田　直
発行所………株式会社 中山書店
　　　　　　〒112-0006　東京都文京区小日向4-2-6
　　　　　　TEL 03-3813-1100（代表）　振替 00130-5-196565
　　　　　　https://www.nakayamashoten.jp/
装　丁………株式会社プレゼンツ
印刷・製本……株式会社　真興社

ISBN 978-4-521-74290-8
Published by Nakayama Shoten Co., Ltd.　　　　　　　　Printed in Japan
落丁・乱丁の場合はお取り替えいたします．

・本書の複製権・上映権・譲渡権・公衆送信権（送信可能化権を含む）は株式会社中山書店が保有します．

・JCOPY 〈出版者著作権管理機構　委託出版物〉
本書の無断複写は著作権法上での例外を除き禁じられています．複写される場合は，そのつど事前に，出版者著作権管理機構（電話 03-5244-5088，FAX 03-5244-5089, e-mail：info@jcopy.or.jp）の許諾を得てください．

本書をスキャン・デジタルデータ化するなどの複製を無許諾で行う行為は，著作権法上での限られた例外（「私的使用のための複製」など）を除き著作権法違反となります．なお，大学・病院・企業などにおいて，内部的に業務上使用する目的で上記の行為を行うことは，私的使用には該当せず違法です．また私的使用のためであっても，代行業者等の第三者に依頼して使用する本人以外の者が上記の行為を行うことは違法です．

# Visual 栄養学テキスト

## 栄養学を楽しく学べる新しいテキストシリーズ!!

**監修**
- 津田謹輔（京都大学名誉教授／前 帝塚山学院大学学長）
- 伏木　亨（甲子園大学学長・栄養学部教授）
- 本田佳子（女子栄養大学栄養学部教授）

管理栄養士養成カリキュラム準拠

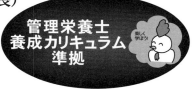
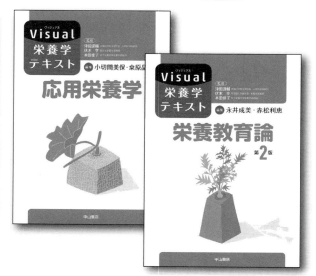

- ❁ 冒頭にシラバスを掲載し，授業の目的や流れ，学習目標が一目で把握できる．
- ❁ 単元ごとに「学習目標」と「要点整理」を明示．重要なポイントが一目瞭然．
- ❁ 文章は簡潔に短く，図表を豊富に用いて，複雑な内容でも一目で理解できる．
- ❁ サイドノートの「豆知識」「MEMO」「用語解説」などで，本文の理解を促進．
- ❁ 理解度を知るために，**過去の国家試験問題から厳選した「過去問」**で腕試し．

### シリーズの構成

| | 価格 |
|---|---|
| ●社会・環境と健康 | |
| ●人体の構造と機能および疾病の成り立ち　I. 解剖生理学 | 定価 2,970円（本体2,700円＋税） |
| ●人体の構造と機能および疾病の成り立ち　II. 生化学 | 定価 2,970円（本体2,700円＋税） |
| ●人体の構造と機能および疾病の成り立ち　III. 疾病の成り立ち | 定価 2,970円（本体2,700円＋税） |
| ●食べ物と健康　I. 食品学総論　食品の成分と機能 | 定価 2,970円（本体2,700円＋税） |
| ●食べ物と健康　II. 食品学各論　食品の分類・特性・利用 | 定価 2,970円（本体2,700円＋税） |
| ●食べ物と健康　III. 食品衛生学　食品の安全と衛生管理 | 定価 2,970円（本体2,700円＋税） |
| ●食べ物と健康　IV. 調理学　食品の調理と食事設計 | 定価 2,970円（本体2,700円＋税） |
| ●基礎栄養学 | |
| ●応用栄養学 | 定価 2,970円（本体2,700円＋税） |
| ●栄養教育論　第2版 | 定価 2,970円（本体2,700円＋税） |
| ●臨床栄養学　I. 総論 | 定価 2,970円（本体2,700円＋税） |
| ●臨床栄養学　II. 各論 | 定価 2,970円（本体2,700円＋税） |
| ●公衆栄養学 | |
| ●給食経営管理論 | |

※タイトルは諸事情により変更する場合がございます．

**ヴィジュアルな誌面構成でわかりやすいシリーズ全15タイトル！**

A4判／並製／2色刷（一部4色刷）／各巻150～200頁程度／本体予価（2,700円＋税）

**中山書店**　〒112-0006　東京都文京区小日向4-2-6　TEL 03-3813-1100　FAX 03-3816-1015
https://www.nakayamashoten.jp/